W0307226

Inhaltsverzeichnis

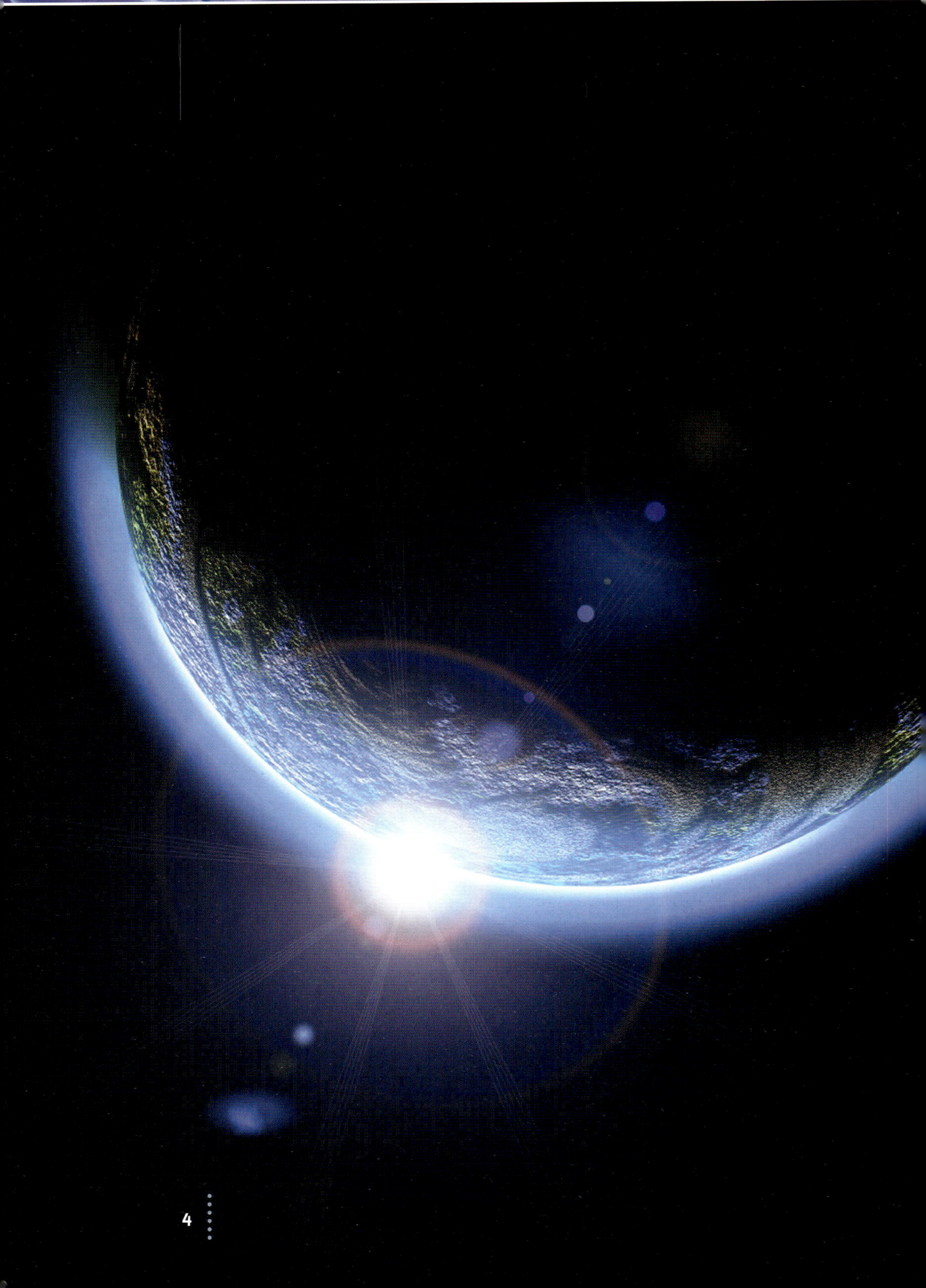

Der kleinste Sprung

Der Quantensprung

Ein Quant ist die kleinste messbare Einheit, die es gibt. Ein Quant von Elektrizität ist ein Elektron, ein Quant von Licht ist ein Photon und ein Quant von Bewusstsein ist ein Gedanke. Wenn sich das kleinste messbare subatomare Teilchen von hier nach dort bewegt, nennen das Quantenphysiker einen Quantensprung. Ein Quantensprung ist also der kleinste Sprung, den die Welt bisher kennt. Wenn jemand eine besonders große Leistungssteigerung erreicht, nennen wir das auch einen Quantensprung. Das sollte übersetzt heißen, er hat eine Dimension erreicht, die spektakulär, überraschend und unerwartet ist.

Wie der kleinste Sprung der Welt zum Synonym einer großen Leistungssteigerung wurde, erklärt sich durch Folgendes: Das große Wunder des Quantensprungs ist, dass diese Teilchen sich von hier nach dort bewegen, ohne den Raum dazwischen zu durchqueren oder zu berühren. Sogar ohne Zeitverlust erscheinen sie irgendwo, verschwinden wieder und erscheinen gleichzeitig woanders. Niemand kann errechnen, wo sie wieder auftauchen werden. Wie das funktioniert, kann die Wissenschaft noch nicht erklären. Das ist so, als könnten Sie sich in diesem Moment irgendwo auf der Welt hinbeamen, ohne in ein Flugzeug zu steigen. Sie würden dort ankommen, ohne dass Zeit vergangen wäre. Wenn man nicht gerade ein Star-Trek-Fan ist, ist das schwer vorzustellen.

Jegliche Kreativität basiert auf einem Quantensprung

Im übertragenen Sinne bedeutet das: Um einen Quantensprung zu erleben, müssen wir uns ins Ungewisse begeben. Viele Menschen tendieren dazu, Ungewisses als gefährlich anzusehen und haben Angst davor. Deswegen bleiben sie wie, wer und wo sie sind. Das ist sicher, verlässlich, und jeder in der

unmittelbaren Umgebung weiß, woran er ist. Ein guter Beobachter kann die Zukunft eines Menschen leicht vorhersehen, weil Menschen dazu tendieren, alles auf die gleiche Art zu wiederholen. Die Gewohnheiten eines Menschen – wie jemand sich bewegt, wie und was er isst –, sein gesamtes Verhalten hat Auswirkungen auf seine Zukunft. Erst in einer Krankheit oder Krise sind Menschen bereit, ihre Sicht auf die Dinge zu ändern. Plötzlich ist man gezwungen, sein Leben auf den Kopf zu stellen, um herauszufinden, dass es andere Perspektiven gibt. Die Welt verändert sich heute schneller als je zuvor. Die Menschen, die sich am schnellsten anpassen können, werden überleben. Wir müssen unsere Überzeugungen ständig infrage stellen, damit wir uns möglichst rasch an neue Erkenntnisse anpassen können.

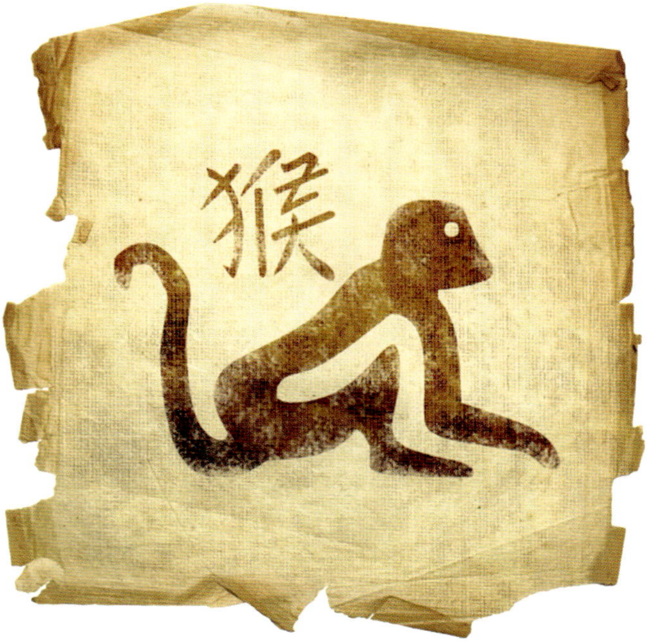

Wie lange braucht etwas Neues, um Wahrheit für alle zu werden?

Haben Sie schon von Imo gehört? Imo ist eine junge Affendame, die im Jahr 1952 auf einer einsamen japanischen Insel lebte. Sie war nicht nur ein Pionier, sondern sie veränderte auch die Sicht der Wissenschaft auf Darwins Evolutionstheorie.

Imo war Mitglied eines Affenstammes, den Forscher mit Essensresten, hauptsächlich Süßkartoffeln, versorgten. Sie warfen das Futter vom Schiff aus auf den Sandstrand. Leider konnten die Affen die Kartoffeln nicht essen, weil sie mit Sand paniert waren.

Dann kam Imo auf die Idee, die Kartoffeln zu einem Bach zu bringen und sie dort zu waschen, so wurden sie essbar. Mit der Zeit lernten die anderen Affen diese Waschtechnik, indem sie Imo kopierten. Imo entdeckte ein weiteres Verfahren: Wenn sie die Kartoffeln gleich im Salzwasser wusch, waren sie nicht nur essbar, sie schmeckten auch besser. Bald nach dieser Entdeckung machten die anderen Affen dasselbe. Für die Beobachter war Imos Entdeckung eine Sensation, die gleichzusetzen war mit der Entdeckung des Rades durch den Menschen. Das war allerdings nur der Anfang.

Sobald eine gewisse Anzahl von Affen diese Waschtechnik

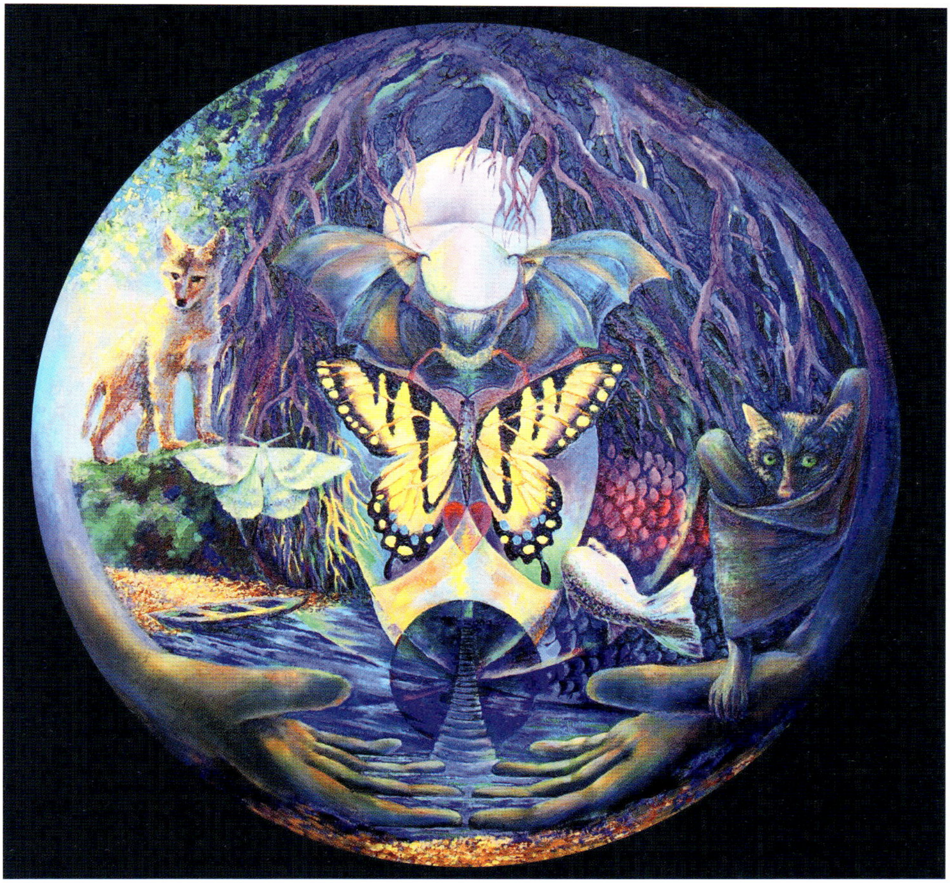

kannte, beobachteten die Forscher, dass die gesamte Affenpopulation sie ausführte. Und nicht nur das, auch auf anderen Inseln entwickelten die Affen dieselbe Technik zur gleichen Zeit, ohne dass sie in irgendeiner Weise physischen Kontakt zu den anderen Inseln hatten.

Das geschah allerdings erst, nachdem der hundertste Affe die Technik erlernt hatte. Biologe Lyall Watson erklärte es so: „Das Hinkommen des hundertsten Affen bewirkte offenbar das Überschreiten einer Schwelle, den Durchbruch der kritischen Masse. Einmal durchbrochen, ist es eine Tatsache, die für jeden gilt. Die kritische Masse haben Wissenschaftler mit 1% der Bevölkerung festgelegt. Wissenschaftler haben das auch bei Forschungen mit Ratten beobachtet. Sobald Ratten in Amerika durch die Wege von Labyrinthen zum Ziel fanden, konnten das Ratten überall anders auf der Welt genauso."

Auch wenn das nicht die einzige Art des Übertragens von Intelligenz ist, sagte Watson eindrucksvoll: Es mag sein, dass, wenn genügend Menschen etwas für wahr halten, dies für jeden wahr wird. Bezogen auf seine Relativitätstheorie war Einstein ähnlicher Meinung.

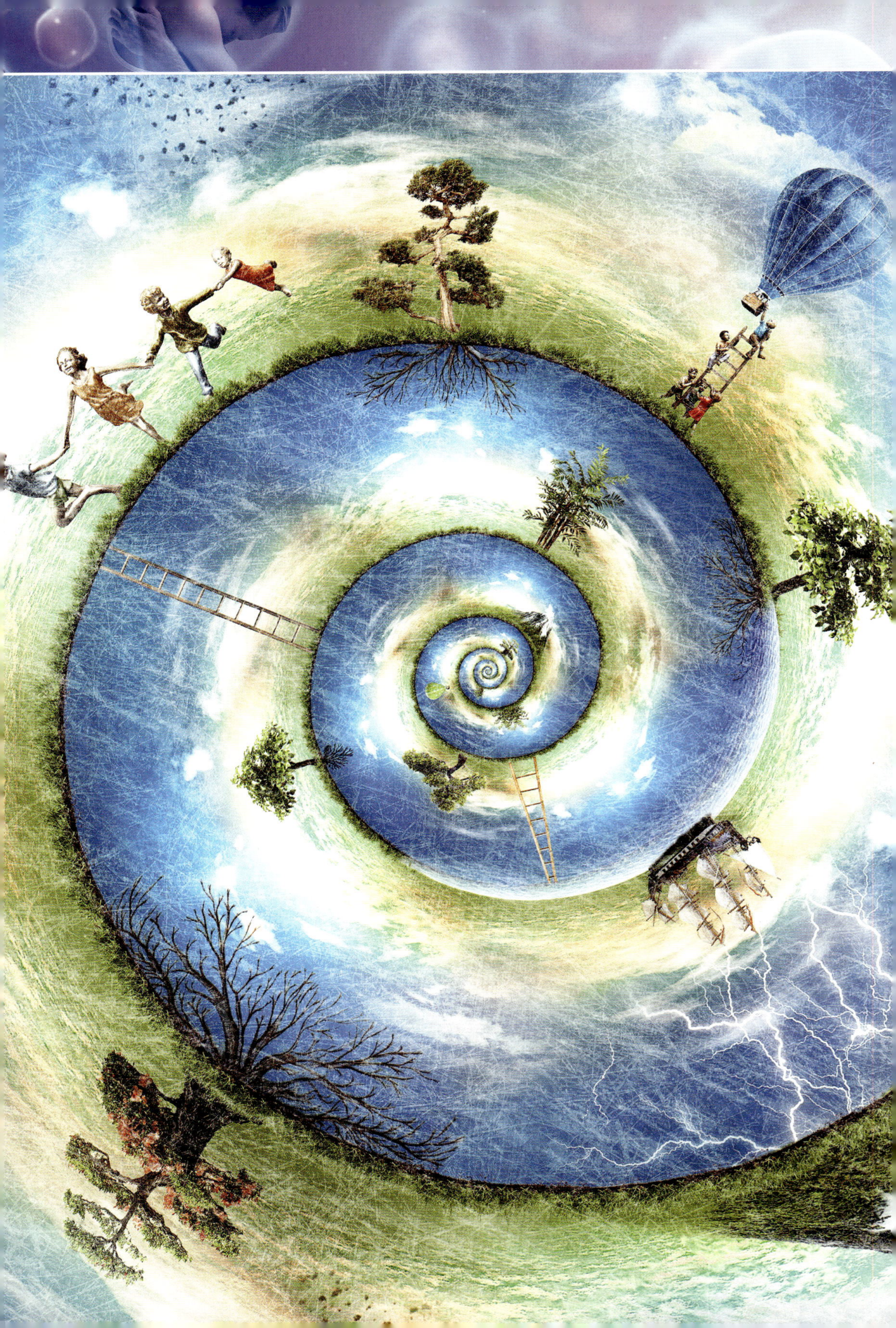

Die Selbstheilungskräfte

Jeder Mensch ist mit Selbstheilungskräften gesegnet, die damit beschäftigt sind, unseren Körper zu erneuern.
Das passiert meist unbewusst, ohne unser bewusstes Zutun. Unser innerer Arzt sorgt dafür, dass beispielsweise ein Schnitt im Finger verheilt, eine Entzündung im Hals oder ein Husten ohne unser Zutun wieder verschwinden und ein gebrochener Knochen wieder zusammenwächst.
All das nehmen wir als selbstverständlich hin und machen uns darüber auch keine großen Gedanken. Wenn es sich jedoch um eine ernstere oder eine chronische Erkrankung handelt, zweifeln die meisten Menschen an der Wirkkraft ihrer Selbstheilungskräfte. Aber was macht unser Körper, um Verletzungen und Erkrankungen zu reparieren?
Eigentlich arbeitet unser Körper wie eine Pharmafabrik, die Schutz- und Heilmittel herstellt: nämlich Blutkörperchen, Enzyme, Hormone, Immunstoffe oder auch körpereigenes Cortison. Selbstheilungskräfte sind bei jedem Menschen unterschiedlich stark ausgeprägt, je nachdem, wie er sein Leben gestaltet.
Wir können die Effektivität dieser Kräfte durch die Art, wie und was wir an unserer Umwelt wahrnehmen, positiv beeinflussen. Unsere persönliche Einstellung und Lebensweise können wir auf jeden Fall durch relativ einfache Methoden beeinflussen.

Unser Körper befindet sich in ständiger Veränderung

Unser Körper ist ein lebendiges System, das sich ständig bewegt, auch wenn man selbst immer den Eindruck hat, dass man sich nicht verändert.
Durch die neuesten Forschungsergebnisse der Quantenphysik ist es möglich nachzuweisen, dass der menschliche Körper ganz und gar nicht starr ist, sondern aus dynamischem Gewebe

besteht, das sich selbst ständig verändert und immer wieder erneuert. Unser Körper besteht aus einer astronomischen Anzahl von Atomen.
Untersuchungen mit radioaktiven Isotopen zeigen, dass der menschliche Körper innerhalb eines Jahres 98 Prozent all seiner Atome austauscht und ersetzt. Das heißt, der physische Körper, den Sie als den Ihren betrachten, ist innerhalb eines Jahres vollkommen verwandelt. Sie könnten also jährlich ein neues Luxusmodell bauen, vorausgesetzt, dass Sie Ihr Körper-Geist-System gut warten und Ihre Gewohnheiten ändern.

Lassen Sie eine Röntgenaufnahme Ihres Knies machen und ein halbes Jahr später eine neue. Wenn Sie die Bilder vergleichen, sehen beide für Sie und die meisten anderen Menschen gleich aus, vorausgesetzt, Sie sind gesund. Auf der materiellen Ebene sind die Bilder allerdings grundverschieden, weil Ihr Knie jetzt aus völlig neuen Atomen besteht. Betrachten Sie Ihre Haut, so ist in einem Monat keines der Atome mehr vorhanden, das Sie gesehen haben. Ihr Skelett, das sich so hart und permanent anfühlt, tauscht seine Atome alle drei Monate gegen neue aus. Alle sechs Wochen erneuern sich die Atome der Leber und alle fünf Tage bekommt die Magenschleimhaut nagelneue Atome.

Wie meinte schon der griechische Philosoph Heraklit:
„Du kannst nie zweimal in denselben Fluss steigen, weil immer wieder neues Wasser fließt." So können auch wir nicht zweimal in demselben Körper agieren, weil sich unser Körper in jeder Sekunde unserer Existenz neu erschafft.
Die Ansicht von einem unveränderlichen Körper bringt auch viele Probleme mit sich. Erkranken wir ernsthaft, bekämpfen wir einen offensichtlichen Feind, den wir bombardieren müssen, als wären wir im Krieg mit unserem Körper. Es ist sicherlich notwendig, manchmal auch Chemotherapie oder Antibiotika einzusetzen. Wir sollten uns aber darüber bewusst sein, dass es immer mehrere Möglichkeiten gibt, mit Krankheiten umzugehen. Informieren Sie sich gut und vergessen Sie nicht, dass die gesamte Intelligenz des Universums in Ihrem Körper steckt.

Heilung ist Überzeugungssache

Wie wichtig die Mitarbeit der Psyche bei einer Heilung ist, zeigen Untersuchungen zur Placebopille. In dem Verfahren wird den Patienten eine Pille, bestehend aus wirkungslosen Substanzen (Milchzucker, Stärke und Kochsalz) verabreicht, die alle möglichen Krankheiten physischer und psychischer Natur heilen soll. In dem Glauben, sie würden ein echtes Medikament einnehmen, kann die Erfolgsrate bei manchen Krankheiten genauso hoch wie bei einer pharmazeutischen Tablette sein. Heilung mit diesen Mitteln, also wenn man nur fest an die Hilfe glaubt, wird in der Medizin als Placebo-Effekt bezeichnet. Von 100 Patienten, die daran glauben, dass sie durch die Medika-

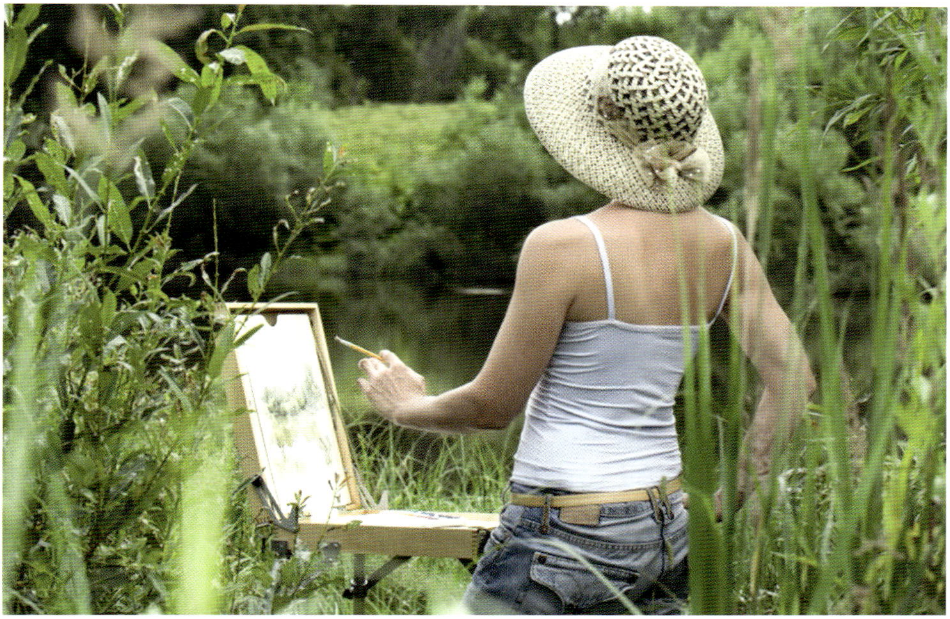

mente geheilt werden, geht es der Hälfte hinterher besser.

In einer Studie wurden arthroskopische Eingriffe am Knie nur zum Schein durchgeführt. Die Patienten konnten am Bildschirm „ihre" vermeintliche Operation beobachten. Unter lokaler Anästhesie und mit nur einem kleinen Schnitt, der sofort wieder genäht wurde, waren alle sicher, tatsächlich eine hilfreiche Arthroskopie erhalten zu haben. Der Effekt: Die Anzahl der Patienten, die nach dem Eingriff schmerzfrei waren, war in der Gruppe der tatsächlich operierten genauso hoch wie in der Kontrollgruppe der nur zum Schein operierten Menschen.

Allein der Glaube daran ist überzeugend genug, um eine Genesung zu ermöglichen.

Placebo bedeutet „ich werde gefallen", ohne Wenn und Aber. Hauptsache, man ist davon überzeugt. Ein Arzt im weißen Kittel ist einer der wirkungsvollsten Placebo-Effekte. Oft spüren Patienten durch den Besuch beim Arzt ihre Symptome schon nicht mehr, weil sie daran glauben, in guten Händen zu sein. Bekommt man vom Arzt etwas zum Einnehmen, dann wirken große Pillen besser als kleine und Kapseln besser als Tabletten. Ärzte mit Spritzen erzielten noch bessere Ergebnisse. Gegen Schmerzen wirken weiß-grüne Präparate besonders gut.

Der Placebo-Effekt ist ein Beleg für die erstaunlichen Selbstheilungskräfte, die jeder Mensch besitzt. Die Schulmedizin registriert den Placebo-Effekt und hat auch bereits intensiv daran geforscht. In der Praxis werden Placebo-Erfolge gerne als skurrile Ausnahmen ab-

gehandelt. Wenn der Placebo-Effekt ein derart wirkungsvoller und noch dazu günstiger Heiler ohne gefährliche Nebenwirkungen ist, sollte er ganz bewusst in die westliche Medizin integriert werden.

Wenn es also den Placebo-Effekt gibt, der eine Heilung durch den Glauben an die Effektivität ermöglicht, stellt sich die Frage: Gibt es dann auch das Gegenteil? Leider ja.

Der Nocebo-Effekt heißt übersetzt „ich werde schaden" und kann genauso mächtige medizinische Auswirkungen haben wie der Placebo-Effekt. Das bedeutet: werden Nebenwirkungen von einem Medikament erwartet, werden diese auch auftreten. Der Geist kann seinem eigenen Körper gesundheitlich sehr schaden.

Mediziner sollten sich bewusst sein, wie viel Macht eine Aussage wie „Sie haben nur noch sechs Monate zu leben" haben kann. Wirklich niemand kann vorhersehen, wann ein Mensch sterben wird. Viel zu viele Einflüsse und Umstände müssen dabei berücksichtigt werden. Einer der wichtigsten Einflussfaktoren ist dabei der menschliche Geist. Immer wieder trifft man jemanden, der eine geringe Restlebenszeit prognostiziert bekam. Allen Prophezeiungen zum Trotz und unerklärlich für die Medizin erfreut er sich noch immer seines Lebens. Dieser Mensch hat es einfach nicht glauben wollen, dass er sterben wird, und all seine Selbstheilungskräfte in diesem Sinn mobilisiert.

Wenn es einem Arzt gelingt, seinen Patienten davon zu überzeugen, dass er sterben wird, bleibt dem Patienten nicht viel Zeit übrig. Solche Botschaften sind absolut unverantwortlich und müssten meiner Meinung nach verboten werden.

In der Sendereihe „Placebo – Mind over Matter" des Discovery-Channel von

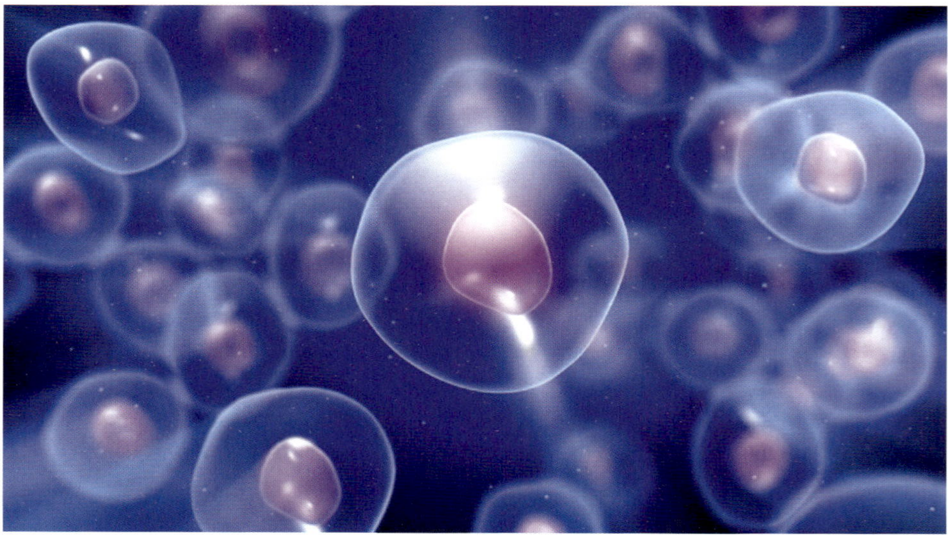

2003 wurde von einem Arzt aus Nashville und seinem an Speiseröhrenkrebs erkrankten Patienten berichtet. Nach seiner Prognose war niemand überrascht, als der Patient nur wenige Wochen nach der Diagnose starb. Diese Krankheit galt damals, im Jahr 1974, als tödlich.
Das Überraschende aber dabei ist, dass man bei der Autopsie keine Spur von einem Speiseröhrenkrebs fand, der für seinen Tod verantwortlich sein sollte. Der behandelnde Arzt Dr. Clifton Meador erklärte dem Discovery-Channel: „Er starb *an der Diagnose Krebs*, aber nicht an Krebs." Meador erklärte Jahrzehnte später: „Ich dachte, er hätte Krebs. Er selbst dachte, er hätte Krebs. Jeder um ihn herum dachte, er hätte Krebs. Ich habe ihm die Hoffnung genommen."

Die Mikrobiologin und Neuropharmakologin Prof. Candace Pert vom National Institute of Health geht noch einen Schritt weiter und sagt: „Jede Heilung ist eine Selbstheilung. Wir wissen, dass es im Gehirn Regionen gibt, die die Aktivität des Immunsystems steuern. Sie können eine massive Freisetzung von Chemikalien anregen, die die Vorgänge im Knochenmark und der Milz beeinflussen."
Neu aktivierte Zellen tauchen plötzlich auf, die Organe reparieren, Entzündungen stoppen und sogar Tumore aushungern können. Stresshormone wie Adrenalin und Kortisol hingegen verhindern im Gehirn die Ausschüttung heilungsfördernder Botenstoffe und schwächen unsere Abwehrkräfte.

Einbildung ist eine mächtige Bildung

Es gibt eine interessante Geschichte von einem kleinen, krebskranken Jungen, der von der westlichen Medizin schon aufgegeben war. Er heilte sich selbst, indem er sich vorstellte, wie die Mini-Kampfflugzeuge seines Computerspiels alle Raketen gegen die Krebszellen in seinem Körper abfeuerten und sie zerstörten. Seine Visionstechnik via Bildschirm war genial, er konnte sich damit identifizieren und der Tumor verschwand – der Junge wurde gesund.
Sie könnten das als Wunder bezeichnen, Ärzte sagen dazu Spontanremission.
Doch jeder Mensch ist dazu fähig; wenn man unsere Veranlagungen betrachtet, ist das eigentlich nichts Besonderes. Unser Körper heilt sich jede Sekunde selbst. Wie kommt es dann aber dazu, dass wir unsere Selbstheilungskräfte vollkommen unterschätzen?

Es gibt inzwischen so viele solche *Wundergeschichten*, dass man fragen muss, ob diese als Wunder nicht überbewertet sind. Die „Wunder" von heute werden die Wissenschaft von morgen sein. Der Mensch tauscht täglich 6 Billionen Zellen aus. Nur ein Prozent davon sind Mutationen; jeder Mensch trägt Krebszellen in sich, und das jeden Tag! Wenn unser Immunsystem intakt ist und unser Körper-Geist-System harmonisch funktioniert, können diese ohne Probleme wieder vernichtet werden.
Eine Schwierigkeit ist, dass die meisten

Menschen denken, Wunder würden immer nur den anderen passieren. Wenn wir die wahre Natur des Menschen und den gigantischen Einfluss des Geistes auf unseren Körper anerkennen und einen natürlichen Prozess nicht als Wunder bezeichnen, dann wären wir in der glücklichen Lage, noch viel mehr solcher Fälle zu erleben. Und wir könnten anerkennen, dass das auch für uns selbst möglich ist.

Sie sind gleichzeitig Arzt, Pharmafabrik und Apotheke

Unsere Gedanken und Gefühle regen die Produktion unserer inneren Apotheke an, die chemische Stoffe in unserem Körper freisetzt.
Im Glücksrausch können wir allein durch unsere Gedanken Substanzen wie Serotonin und Dopamin, so genannte Glückshormone, ausschütten. Fehlen uns diese Substanzen längerfristig, fallen wir in eine Depression. Antidepressiva regulieren medikamentös den Serotonin-Haushalt, allerdings mit vielen Nebenwirkungen und der Gefahr der Abhängigkeit. Wir besitzen die geniale Kraft, selbst in unserem Körper Antidepressiva gratis und ohne Nebenwirkungen herzustellen. Wie? Ganz einfach: tun Sie Dinge, die Ihnen Spaß machen. Egal ob musizieren, tanzen, laufen, schwimmen oder skaten – bewegen Sie sich, lernen Sie Neues oder betrachten Sie schöne Bilder und Landschaften. Ihre Seele braucht viel Futter! Schönes, heilsames Futter!
Forscher zeigten einer Gruppe von Studenten ansprechende, schöne Bilder von Sonnenuntergängen am Meer und einer anderen Gruppe eklige Bilder wie verdreckte Straßen und Müllhalden. Die Betrachtungen lösten bei den Studenten beider Gruppen völlig unterschiedliche physiologische Reaktionen aus. Diese Studenten litten zwar alle regelmäßig an Herpes, aber nur jene Studenten, denen die ekligen Bilder vorgelegt wurden, bekamen schon in den folgenden Tagen Herpesbläschen.
Die Stresshormone, die in den Studenten freigesetzt wurden, hemmten die T-Zellen (Killerzellen). Das in jedem schlummernde Herpes-Virus erwachte sofort.

Wir sind eine perfekt funktionierende Großstadt

Unser Körper besteht aus 100 Billionen Zellen, die sich ununterbrochen erneuern und austauschen.
Alle unsere Zellen kommunizieren und interagieren miteinander, wie die Menschen in einer gut funktionierenden, schönen Stadt. Betrachten Sie diese Stadt, sehen Sie, dass alles perfekt abläuft und gut organisiert ist. So können Sie sich auch Ihren Körper vorstellen. Alles, was es in einer Stadt gibt, haben Sie in Ihrem Körper: eine Regierung, Straßenbahnen, Verkehr, Müllmänner, Polizisten, Ärzte. Jeder hat seinen Platz und erledigt seine Arbeit. Stellen Sie sich nun vor, dass die Müllmänner und die Polizisten für längere Zeit gleichzeitig streiken. Schnell wird die schöne Stadt überlaufen von Kriminellen – und die Müllberge türmen sich. Die

Stadt verändert sich relativ schnell, wird ungemütlich. Sobald der Streik beendet ist, kehren innerhalb kürzester Zeit wieder Ruhe und perfekte Organisation zurück.
Wie eine Stadt bemüht sich unser Körper ununterbrochen Ordnung und Organisation zu erhalten. Um ihn dabei zu unterstützen, müssen wir alles tun, damit es unseren Zellen gut geht. Keine Zelle in Ihrem Körper streikt. Wenn sie das tun würden, stirbt der ganze Körper. Können die Zellen ihre Arbeit nur mehr schlecht ausführen, sind Sie unmotiviert und lustlos, dann werden Sie krank. Jede Zelle, die Sie in sich haben, steht als Beispiel für Ihr ganzes Leben.

Alles eine Frage des Glücks

Laut den neuesten wissenschaftlichen Untersuchungen des US-amerikanischen Gesundheitsamtes gibt es seit einigen Jahren neue Risikofaktoren für Herzkrankheiten. Bis jetzt galt, dass Bluthochdruck, erhöhte Cholesterinwerte, Rauchen und Diabetes die Risikofaktoren Nummer eins sind.
Ein sehr hoher Prozentsatz der unter 50-Jährigen, die durch einen Herzinfarkt gestorben waren, wies allerdings keinen einzigen der bekannten Risikofaktoren auf.
In den Studien stellte sich heraus, dass der neue Spitzenreiter in der Tabelle an Risikofaktoren für Herz- und Kreislauferkrankungen negative Emotionen und deren Einfluss auf das gesamte Körper-Geist-System sind!
Der Risikofaktor Nummer eins ist die Abneigung gegen den eigenen Job und der Stress, den dieser mit sich bringt. Man kann diesen Faktor auch als „keinen Sinn im Leben sehen“ verstehen. Statistiken zeigen, dass in unserer Kultur mehr Menschen montags um 9 Uhr vormittags sterben als an jedem anderen Tag und zu jeder anderen Zeit in der Woche. Warum ist wohl der Freitag um 17 Uhr keine häufige Sterbezeit? Genau – weil Sie noch etwas Schönes vorhaben. Besser Sie warten noch, bis die anstrengende Arbeitswoche wieder beginnt!

Der zweite Risikofaktor ist die persönliche Einschätzung, ob Sie glücklich sind oder nicht. Sich selbst als glücklich einzuschätzen und dankbar zu sein für das, was das Leben uns schenkt, ist eine der wichtigsten Voraussetzungen für Gesundheit in Körper, Geist und Seele!

Liebe und Zuneigung verlängern das Leben

Im Hospital Boston/USA wurde folgende interessante Studie durchgeführt:
Zwei Gruppen von Hasen bekamen hohe Dosen an Cholesterin in ihr Futter gemengt. Eine Gruppe wurde ohne weitere Zuwendung gefüttert und erkrankte relativ rasch an Herz-Kreislauf-Problemen.
Die Hasen der Kontrollgruppe hingegen hatten mehr Glück. Sie wurden, bevor sie das cholesterinreiche Futter bekamen, aus den Zwingern gehoben, gestreichelt, geküsst – es wurde mit ihnen geredet und für sie gesungen. Da-

nach durften sie fressen so viel sie wollten, vom selben überhöhten Cholesterinfutter. Diese mit Liebe gedopten Hasen zeigten auch nach längerer Zeit 60 Prozent weniger Arteriosklerose oder andere Kreislauferkrankungen.

Das Empfinden von Liebe und Zuneigung brachte diese Hasen dazu, andere Neuro-Peptide zu produzieren. Sie transformierten das Futter in eine völlig andere physiologische Realität.

Das Gefühl von Liebe transformiert auch Sie.

Berührung, Sprechen, Lachen, Singen und Umarmungen sind eindeutig Maßnahmen, die Krankheiten zu verhindern helfen.

Ernährungswissenschaftler untersuchen immer wieder, welchen Effekt das Essen auf unseren Körper hat, allerdings wird dabei das persönliche Bewusstsein meist außer Acht gelassen. Das ist zu persönlich und lässt sich schwer in Experimenten nachweisen.

Auch wenn wichtig ist, was wir essen, die Umgebung, die Achtsamkeit auf den Geschmack und das Kauen, die Gespräche, die man führt, das Ambiente, der Genuss, der Zustand unserer Emotionen bilden den emotionalen Rahmen, der für unsere Nahrungsverwertung entscheidend ist. Essen ist nach dem Denken der kreativste Prozess.

Wir transformieren die Nahrung in Lebensenergie. Das ist fast wie bei König Midas. Alles, was er berührte, verwandelte er in Gold. Wie wir essen, kann unser Leben verändern. Lesen Sie mehr dazu im Ernährungs-Kapitel.

Menschen brauchen Berührung

Ein ähnliches Experiment wie in Boston wurde an der Miami-School of Medicine an zwei Gruppen von Frühgeburten durchgeführt. Die Fragestellung war, welchen Einfluss die körperliche Berührung auf die Gesundheit und Gewichtszunahme von Frühchen hat.

Die Babys der ersten Gruppe wurden normal gefüttert und versorgt.

Die Säuglinge in der Kontrollgruppe wurden drei Mal pro Tag für 15 Minuten berührt und gestreichelt. Täglich nahmen diese Babys um 49 Prozent mehr Gewicht zu als die Kinder der ersten Gruppe, die keine Berührung bekamen.

Unsere Haut ist eine Hormonbank. Sämtliche Hormone und Immunzellen, die Wissenschaftler im Gehirn oder in anderen Körperteilen bis jetzt gefunden haben, befinden sich auch in der Haut. Die Natur hat es uns sehr leicht gemacht, indem wir immer Zugang zu unserer Haut haben. Wir brauchen also nur unsere Haut zu stimulieren, zu streicheln, zu massieren, um dadurch einen Fluss von heilenden Substanzen in uns freisetzen zu können. Wachstumshormone sind wahrscheinlich diejenigen, die das Immunsystem am meisten stärken und dem Körper zur Regeneration verhelfen. Sie verzögern auch den Alterungsprozess.

Ungefähr 16 Prozent des menschlichen Körpergewichtes nimmt die Haut ein und sie ist auch der Spiegel unserer Seele. Wird unser Körper zu großem

Stress ausgesetzt, äußern sich diese Symptome oft über die Haut. Kommt unsere Haut mit äußeren Reizen wie Wasser, Wind, Wärme oder Licht in Berührung, wird die Hautatmung auf wunderbare Weise angeregt. Die Haut ist biologisch sehr aktiv. Sie lebt, sie atmet, sie scheidet Giftstoffe aus und sie erneuert sich alle 27 Tage selbst.

Wenn Katzenmütter ihre Jungen abschlecken, passiert genau das Gleiche. Im Körper der kleinen Kätzchen erhöhen sich die Wachstumshormone rasant. Werden die Kleinen von der Mutter isoliert und bekommen sie keine Berührung mehr, dann sterben sie. Liebevolle Berührung ist ein mächtiges Heilmittel, das in unserer Kultur leider mehr und mehr verschwindet. Die Menschen entwickeln immer mehr Ängste, einander zu berühren.

Besorgen Sie es sich selbst

Die tägliche Massage gehört zum Leben dazu. Gönnen Sie sich diesen Luxus. Sie entspannt, bringt das Immunsystem auf Hochtouren und setzt Ihre Wachstumshormone frei. Sie können sich massieren lassen oder selbst Ihrer Haut Streicheleinheiten schenken. Beides wird Ihre Lebensqualität und Ihre Körperbewusstheit erhöhen. Sesam- und biologisches Olivenöl sind am effektivsten für eine Massage. Einige Tropfen eines Duftöls, das Sie lieben, erhöhen den Genuss.
Reiben Sie langsam und sanft das Öl über Ihr Gesicht, die Hände und Arme, weiter über Ihre Brust und den Bauch. Machen Sie kreisende Bewegungen über die Gelenke. Die Füße und Beine sollten Sie mit langen, gleitenden Bewegungen massieren. Versuchen Sie zusätzlich täglich auch selbst Ihren Rücken einzuölen, werden Sie ganz nebenbei auch noch sehr viel gelenkiger. Die Massage sollte nicht zu kräftig sein, sie darf nur sanft die Haut stimulieren. Lassen Sie das Öl ungefähr 20 Minuten einziehen und duschen Sie sich danach warm ab.

Das Öl entzieht dem Körper Giftstoffe, die über die Haut ausgeschieden werden. Jede Massage ist somit auch eine kraftvolle Entgiftung und Selbstreinigung.

Massagen geben Ihnen ein lebendiges, waches Gefühl und sollten unbedingt in Ihren Alltag integriert werden. Falls Sie kein Öl mögen, können Sie sich auch trocken massieren. Verfahren Sie genauso wie bei der Ölmassage. Einige Minuten Investition in Ihre Gesundheit und Ihr Wohlbefinden kurz vor der morgendlichen Dusche, die sich bezahlt machen!

Wir bauen uns täglich neue Körperteile. Täglich bestimmen wir, ob wir uns gesünder und kräftiger machen wollen oder schwächer und kränklicher, als wir im Moment sind. Lenken Sie Ihre Aufmerksamkeit auf das Schöne, das Ihr Leben Ihnen zu bieten hat. Genießen und lachen Sie täglich, tun Sie, was Spaß macht. Das alles wird nicht nur eine lustvolle Lebenserfahrung, es wird auch Ihr neuer, vitaler Körper.

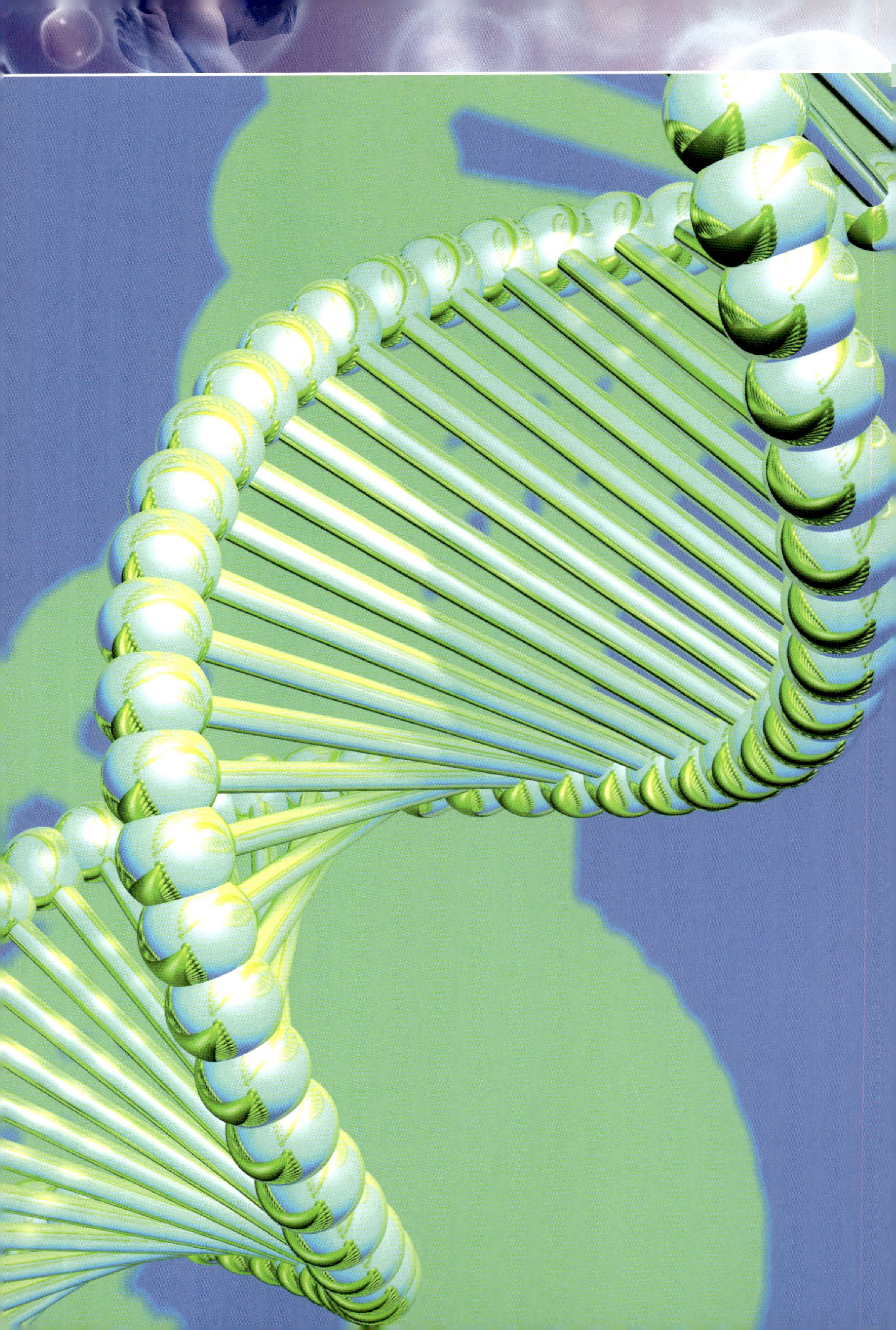

Die Steuerung der Gene

Die Entdeckung der Gene

Verschmelzen ein Sperma des Vaters und eine Eizelle der Mutter, werden Gene auf 23 Chromosomenpaaren an das Kind weitergegeben. Diese 46 Chromosomen enthalten das gesamte Erbgut in der so genannten DNA (Desoxyribonukleinsäure), die in Form von zwei miteinander verbundenen, spiralförmigen Strängen angeordnet sind. Teilt sich die Zelle, wird diese DNA an die Tochterzellen weitergegeben. Charles Darwin belegte 1859 in „Der Ursprung der Arten" die gemeinsame Abstammung aller Lebewesen. Die Wissenschaft wollte den Erbmechanismus beweisen, forschte weiter und suchte bis in die molekularen Einzelheiten der Zelle. Im Jahr 1953 gelang der ersehnte Durchbruch: Die Forscher James Watson und Francis Crick fanden das Erbgut in Form der DNA-Doppel-Helix. In den 80er-Jahren begann das menschliche Genom- Projekt. Die Wissenschaft war darum bemüht, alle menschlichen Gene zu entdecken. Das sollte die Grundlage bieten, um Erbkrankheiten zu erforschen und molekulare Mechanismen, wie z. B. in der Krebsentstehung, besser zu verstehen. Die Forscher erwarteten über 120 000 Gene zu finden. Das Ergebnis war eher ernüchternd, nicht mehr als etwa 25 000 Gene wurden entdeckt. Die Enttäuschung war groß, fand man doch etwa die gleiche Anzahl von Genen bei normalen Mäusen wie bei uns Menschen!

Aber nicht nur das, in den Forschungen stellte sich auch heraus, dass alle Lebensformen denselben Gencode besitzen. Ob Pflanzen, Pilze, Menschen oder Tiere. Das bedeutet, dass wir alle nach dem gleichen Prinzip funktionieren. Die Grundeinheit jedes Lebewesens ist die Zelle.

Wir fühlen uns ausgeglichen und ruhig, wenn wir von Pflanzen und Bäumen umgeben sind. Der Duft und die Farben von Blüten lassen unseren Se-

rotoninspiegel steigen und machen uns glücklich. Viele Menschen spüren eine enge Verbundenheit zu Tieren, wie etwa Hunden, Pferden oder Katzen. Wir sind alle miteinander viel näher verwandt, als man bisher dachte.
Die DNA befindet sich im Zellkern. Nachdem Wissenschaftler den Zellkern aus der Zelle entfernten, entdeckten sie, dass die Gene nicht das Leben steuern. Warum nicht? Weil die Zelle, auch ohne den Kern mit seinen Genen, ganz unproblematisch ihre Arbeit (Atmung, Stoffwechsel, Ausscheidung, Bewegungsvermögen usw.) weiterführte. Sie konnte nur keine Proteine mehr bilden und sich auch nicht mehr teilen. Der Zellkern ist also nicht das Gehirn der Zelle, denn sie kennt und erledigt ihre Aufgaben auch ohne ihn.

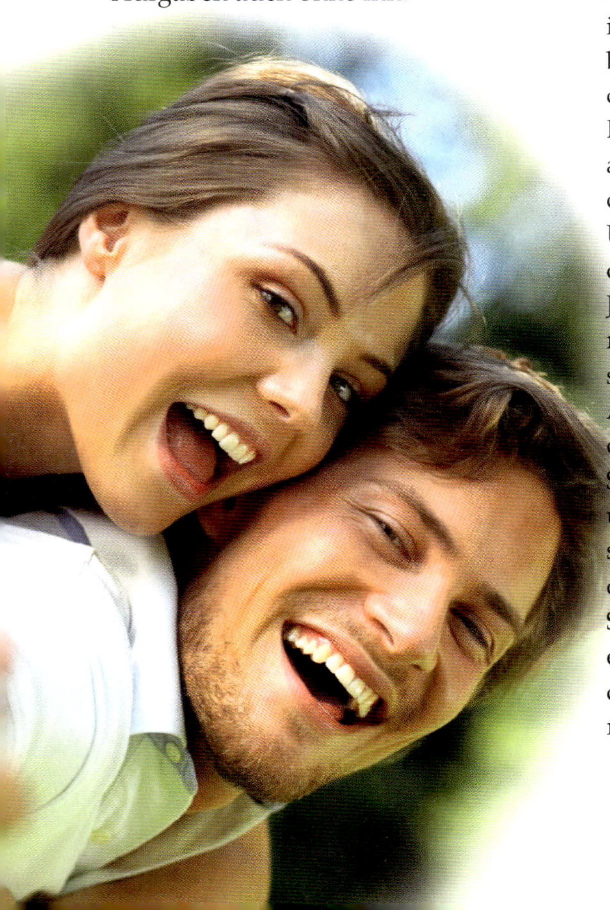

Proteine steuern unser Leben

Proteine tun sich zusammen und bilden zum Beispiel die Atmungs-Kette oder die Stoffwechsel-Kette. Wenn sich tausende davon versammeln, bilden sie gemeinsam eine Zelle. Diese Proteine bewegen sich wie Zahnräder, die einander antreiben. Der Motor, der das Protein bewegt, befindet sich im Protein selbst. Es braucht nur ein Signal von außen, das diesen Proteinmotor ein- oder ausschaltet. Energie oder Moleküle außerhalb der Zelle sind dazu in der Lage. Die Schalter dafür befinden sich in der Zellmembran. Sie ist die Schnittstelle zwischen der Außenwelt und der Zelle, die unser Verhalten steuert. Wenn ein Signal an einen Schalter in der Zellmembran andockt, wird es in biochemische Stoffe umgewandelt, die die Proteinketten in Bewegung setzen. Es gibt tausende solcher Schalter für alle möglichen Körperfunktionen, die durch unsere Wahrnehmung aus der Umwelt ein- oder ausgeschaltet werden.
Je nachdem, wie wir die Welt wahrnehmen, stellen wir uns emotional auf sie ein. Wenn ein bellender Hund Sie in Angst und Schrecken versetzt, dann ist dieses Bellen das Signal, das einen Schalter auf der Zellmembran betätigt und Sie mit Angst reagieren lässt. Sie schütten Adrenalin und Kortisol aus, das Ihr Immunsystem angreift. Wenn Sie etwas sehr Liebevolles erleben, etwa einen leidenschaftlichen Kuss, dann ist das ein Reiz, der einen anderen Schalter anklickt, und Sie reagieren

mit Liebe und Freude. Sofort werden Wachstumshormone freigesetzt und Ihr Körper kann sich schneller reparieren. Es ist also Ihre eigene Wahrnehmung, die Ihren Körper und Ihre Gesundheit steuert, nicht Ihre Gene!

Die eigene Realität beeinflusst unser gesamtes Leben

Unsere Umwelt bestimmt, wer und was wir sind. Unsere Eindrücke über die Welt bekommen wir hauptsächlich aus den Informationen, die wir über unsere Sinne beziehen. Das, was wir persönlich sehen, hören, riechen, schmecken und fühlen, nehmen wir wahr. Wir können das auch als subjektive Realität bezeichnen. Diese Realität ist natürlich von Mensch zu Mensch sehr verschieden, weil im Laufe des Lebens jede Person unterschiedliche und individuelle Erfahrungen macht. Einigt sich eine Gruppe von Menschen auf eine Realität, nennen wir das objektive Realität. Das bedeutet, unsere eigene Version – die subjektive Realität und die Überzeugung einer objektiven Realität – steuert unser Verhalten.

Früher galt als objektive Realität der Menschen, dass die Erde eine Scheibe sei. Jeder glaubte daran und hatte Angst, zu weit in eine Richtung zu gehen, denn man könnte einfach ins All hinunterfallen.

Dank einiger mutiger Pioniere haben wir uns auf die objektive Realität geeinigt, dass die Erde doch kugelrund ist. Jetzt fällt wenigstens die Angst, am Ende der Welt ins Bodenlose zu stürzen, weg.

Vielleicht haben Sie in letzter Zeit öfter mal Angst gehabt, etwas Schlimmes könnte Ihnen passieren. Es stellte sich allerdings heraus, dass Ihre Angst völlig unbegründet war, nichts passierte. Ihre Zellen wissen das allerdings nicht. Sie bekommen von Ihnen nur das Angstsignal, denken, sie müssen sich retten. Das bedeutet, Sie müssen eine bestimmte Erfahrung nicht tatsächlich machen, um alle chemischen Reaktionen in Ihrem Körper auszulösen, es reicht allein, nur daran zu denken und die Situation zu fühlen.

Die epigenetische Steuerung

Epigenetik ist ein neuer Begriff, der noch nicht in den alltäglichen Sprachgebrauch Eingang gefunden hat, noch nicht. Epigenetik befasst sich mit den Zelleigenschaften, die auf Tochterzellen weitergegeben werden, die nicht in den Genen festgelegt sind. Die Epigenetik zeigt auf, wie wir werden, was wir sind. Und Sie allein sind der Steuermann oder die Steuerfrau, Sie steuern Ihr Leben selbst mithilfe Ihrer persönlichen Interpretationen Ihrer Umwelt.

Die alte Ausrede für unangenehme Verhaltensweisen: „Ich kann nicht aus meiner Haut, das habe ich geerbt", gilt heutzutage nicht mehr. Ganz im Gegenteil: Sie allein sind Schöpfer und bestimmen über Ihr Leben.

Und wie genau passiert das?

Im Zellkern befindet sich der DNA-Strang und der ist versteckt unter einer Hülle aus Proteinrezeptoren.

Bekommen Sie ein Signal aus der Umwelt, verbindet es sich mit einem bestimmten, passenden Proteinrezeptor. Es passt wie ein Schlüssel in ein Schloss. Dadurch verändert die Proteinhülle die Form und dieser Teil löst sich vom DNA-Strang. Mehrere Gene werden freigelegt und erst jetzt können sie gelesen werden.
Nur die Gene, die gelesen werden können, sind auch in der Lage, Proteine zu bilden. Die Zelle führt dann die entsprechende Aufgabe durch. Wenn das Signal seine Arbeit erledigt hat, schließt sich die Proteinhülle wieder um die DNA. Nun kann sie nicht mehr gelesen werden, bis ein neues Signal von außen kommt.
Das bedeutet, dass wir alle Gene in jeder Zelle besitzen, aber bei Weitem nicht alle sind in Betrieb. Nur wenn das entsprechende Signal kommt, können bestimmte Körperfunktionen aktiviert werden. Es sind ausschließlich unsere Gewohnheiten, die diese Steuerung bestimmen.

Alles liegt in Ihrer Hand

Wie schon erwähnt, nehmen Sie Ihre Umwelt mithilfe Ihrer Sinnesorgane wahr. Wir interpretieren, was Menschen und Situationen für uns bedeuten. Wenn Sie auf etwas mit Wut, Feindseligkeit oder gar Hass reagieren, dann werden Proteine freigesetzt, die den Körper schwächen und belasten. Reagieren Sie auf eine Situation mit Liebe, Mitgefühl oder Zuneigung, aktivieren Sie automatisch andere Gene, die Ihr Körpersystem stärken. Wie schnell diese sich erneuern, hängt von unseren Gewohnheiten ab. Was wir denken, fühlen und glauben, hat augenblicklich Einfluss auf unsere genetische Situation, also welche Gene gelesen werden können und welche Körperchemie wir produzieren.

Stress kostet uns das Leben

Über 1400 chemische Reaktionen und über 30 Hormone verändern sich während einer Reaktion auf Stressreize. Stress ist nicht nur ein Gefühl, das man spüren kann, Stress verändert sofort Ihre körperliche Konstitution und die Zellerneuerung.

Stress bedeutet für eine Person nicht das Gleiche wie für eine andere. Es sind auch nicht unbedingt die äußeren Umstände, die Stress auslösen, sondern Ihre Sinnesorgane, die verschiedene Situationen interpretieren. Diese Funktion wird hauptsächlich vom Kleinhirn gesteuert, das für die Erinnerung an die eingefahrenen, unbewussten Gewohnheiten, die in der Vergangenheit geformt wurden, zuständig ist.
Wird uns bewusster, wie wir auf bestimmte Situationen reagieren, dann können wir lernen, alternativ zu agieren, nicht mehr so wie in der Vergangenheit.
Oft hört man von gestressten Menschen: „Mir läuft die Zeit davon."
Sie wollen tausend Dinge gleichzeitig erledigen, obwohl sie wissen, dass sie nur Zeit für zehn davon haben. Sie sehen auf die gleiche Uhr wie wir alle, aber für sie drehen sich die Zeiger der

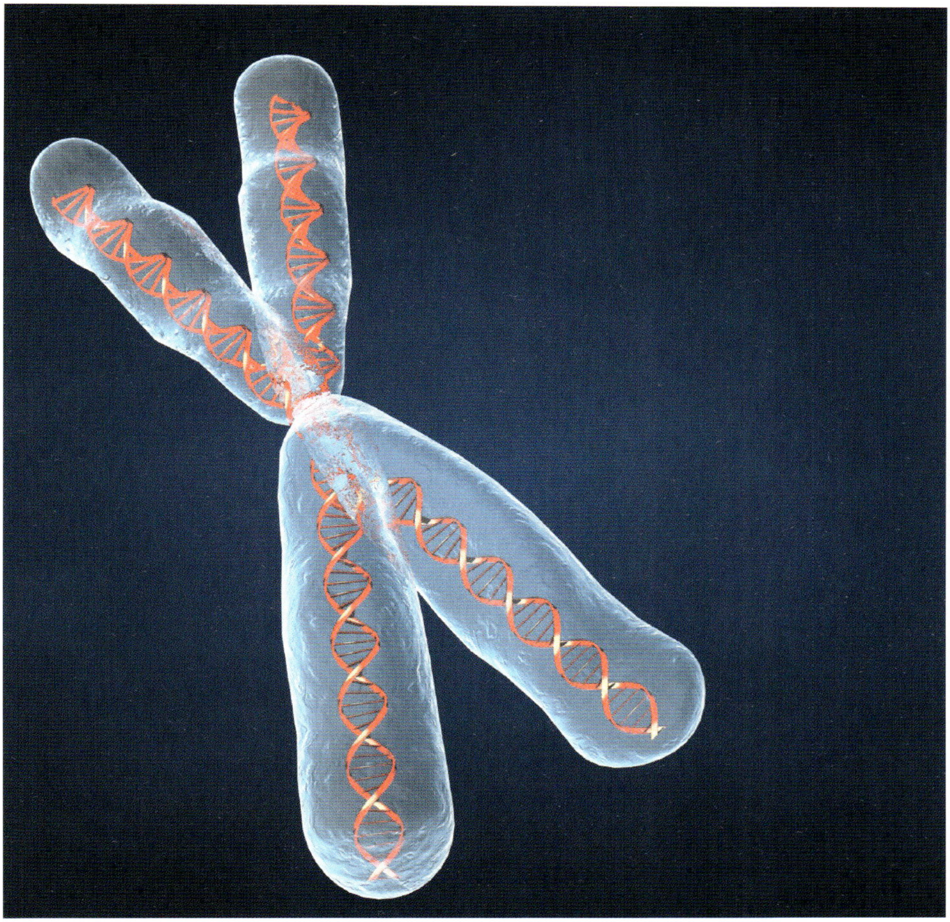

Uhr viel schneller. Ihre Wahrnehmung von Zeit ist beschleunigt. Und der Stress entscheidet wieder, welche Gene eingeschaltet werden. In dem Fall wird eine Reihe von negativen Reaktionen im Körper ausgelöst: Das Herz schlägt schneller, Blutdruck und Insulinspiegel steigen, Entzündungsmediatoren stören und zerstören Zellen, sie haben mehr Kortisol im Körper und die Ausschüttung von Wachstumshormonen wird gehemmt, um nur einige davon zu nennen. Das alles passiert gleichzeitig und blitzschnell. Alle Zellen empfangen gleichzeitig dasselbe Signal und reagieren sofort mit Angst darauf. Alles in ihnen ist nun zur Flucht bereit. Wenn ein Gestresster in dieser Situation nicht sofort losläuft, sondern in seinem Sessel hocken bleibt, erhält er den Fluchtreflex im gesamten Körper über lange Zeit aufrecht.

Stirbt dieser Mensch eines Tages an einem vorzeitigen Herzinfarkt, dann ist ihm tatsächlich die Zeit davongelaufen. Seine tagtägliche Wahrnehmung bestimmt, welche Gene er ununterbrochen einschaltet, und der krankhafte, belastende Prozess nimmt seinen Lauf.

Aber es gibt sie auch noch, die Menschen, die immer Zeit haben und den Überblick bewahren. Nicht nur sind diese Wesen angenehme und gemütliche Zeitgenossen, in deren Gegenwart man sich gerne aufhält, auch all ihre biologischen Prozesse laufen in positiven und ruhigen Bahnen ab. Ihre Herzfrequenz ist langsamer, der Blutdruck und Kortisolspiegel niedrig und all ihre Zellen arbeiten wie in einem harmonischen Orchester optimal zusammen, um den Körper zu erneuern. Die Gene werden genauso oft eingeschaltet wie bei der gestressten Person. Aber der Unterschied ist, dass andere Gene gelesen werden, die dem Körper heilende Kräfte bringen. Das hohe Alter der Griechen hat nicht nur mit der mediterranen Ernährung zu tun, sondern hauptsächlich mit einem Lebensstil, der ein Sich-Zeit-Lassen erlaubt. Siga, siga – langsam, langsam, ist dort das Lebensmotto!

Ist unser Körper andauernd mit Stressbewältigung beschäftigt, bleiben ihm keine Energiereserven für die Regeneration übrig. Wenig Schlaf tut ein Übriges dazu. Die Zellen können sich nur mehr teilweise reparieren oder erneuern, Knochen und Wunden heilen langsamer und das Immunsystem ist nicht mehr in der Lage, seinen Job optimal zu erledigen.
Stress kann sogar über mehrere Mechanismen die Hirnzellen schädigen. Man merkt sich mit der Zeit nichts mehr, sogar die Alzheimer-Krankheit und Parkinson werden begünstigt. Muskelmasse und Knochenbau nehmen ab, das heißt, die Osteoporose nimmt zu. Beinahe jede der weit verbreiteten Zivilisationskrankheiten wird mit chronischem Stress in Verbindung gebracht.

Die meisten Menschen leben wie Sprinter, die in ihren Startlöchern auf den erlösenden Startschuss warten. Das Blut ist voll mit Adrenalin und anderen Stresshormonen. Nur, dem Sprinter geht es besser, der kann loslaufen und baut seinen Stress wieder ab. Sogar nach dem Rennen joggt er sehr langsam aus, damit der Körper noch Zeit hat, um alle Abfallprodukte auszuschwemmen. Der Körper der meisten Menschen wartet allerdings noch immer gespannt, aber vergebens auf den Startschuss. Allein der Stress nimmt seinen Lauf zu den Zellen, die krank machenden Gene lassen sich aktivieren. Besser wäre, Sie aktivieren sich! Laufen Sie, rennen Sie los, dann stoppen Sie den negativen Verlauf, bauen Ihren Stress wieder ab und schalten Ihre gesund erhaltenden Gene ein.

Sie sind Ihren Genen nicht hilflos ausgeliefert

Unsere Gefühle und Gedanken, Einstellungen und Glaubenssätze sind keine genetisch programmierten Tatsachen. Wir haben sie von der Umwelt, in der wir aufgewachsen sind, gelernt. Die Einstellungen und das Verhalten der eigenen oder der Ersatz-Eltern waren die Vorlage, die wir als Kind haargenau kopiert haben. Wir glauben oft, dass die Vererbung der Gene von einer Generation zur nächsten schuld an den verschiedenen Krankheiten ist. Wir fühlen uns als Opfer, unseren Genen hoffnungslos ausgeliefert. Doch so ist es nicht, die neue Wissenschaft lehrt uns eines Besseren.

Wir müssen nur bewusster werden. Dann könnten wir erkennen, dass unser Verhalten ständig gewohnheitsmäßig gleich abläuft. Wir spielen immer das gleiche Lied, sind fixiert in dem Glauben, dass es kein anderes gibt.

Bewusst werden heißt zu erkennen, was wir tun. Erst dann entsteht die Möglichkeit für Veränderung. In der Veränderung liegen die Kraft und die Hoffnung auf eine unvorhersehbare wunderbare Zukunft.

Sind wir in der Lage, uns zu verändern, könnten wir 95 Prozent aller Krankheiten verhindern. Es bleiben ungefähr 5 Prozent übrig, die tatsächlich genetisch bedingt sind. Diese genetisch bedingten Krankheiten resultieren allerdings wieder nur aus stressbedingten Situationen unserer Vorfahren, wie etwa einem Krieg. Statt aber Opfer zu sein, müssen wir lernen, Schöpfer unserer Zukunft zu werden. Dann leben wir unser Leben mit Leidenschaft und in Selbstbestimmung, mit Liebe und Mitgefühl. Das ist ein Quantensprung, weil wir die Vergangenheit für eine bessere Zukunft eintauschen.

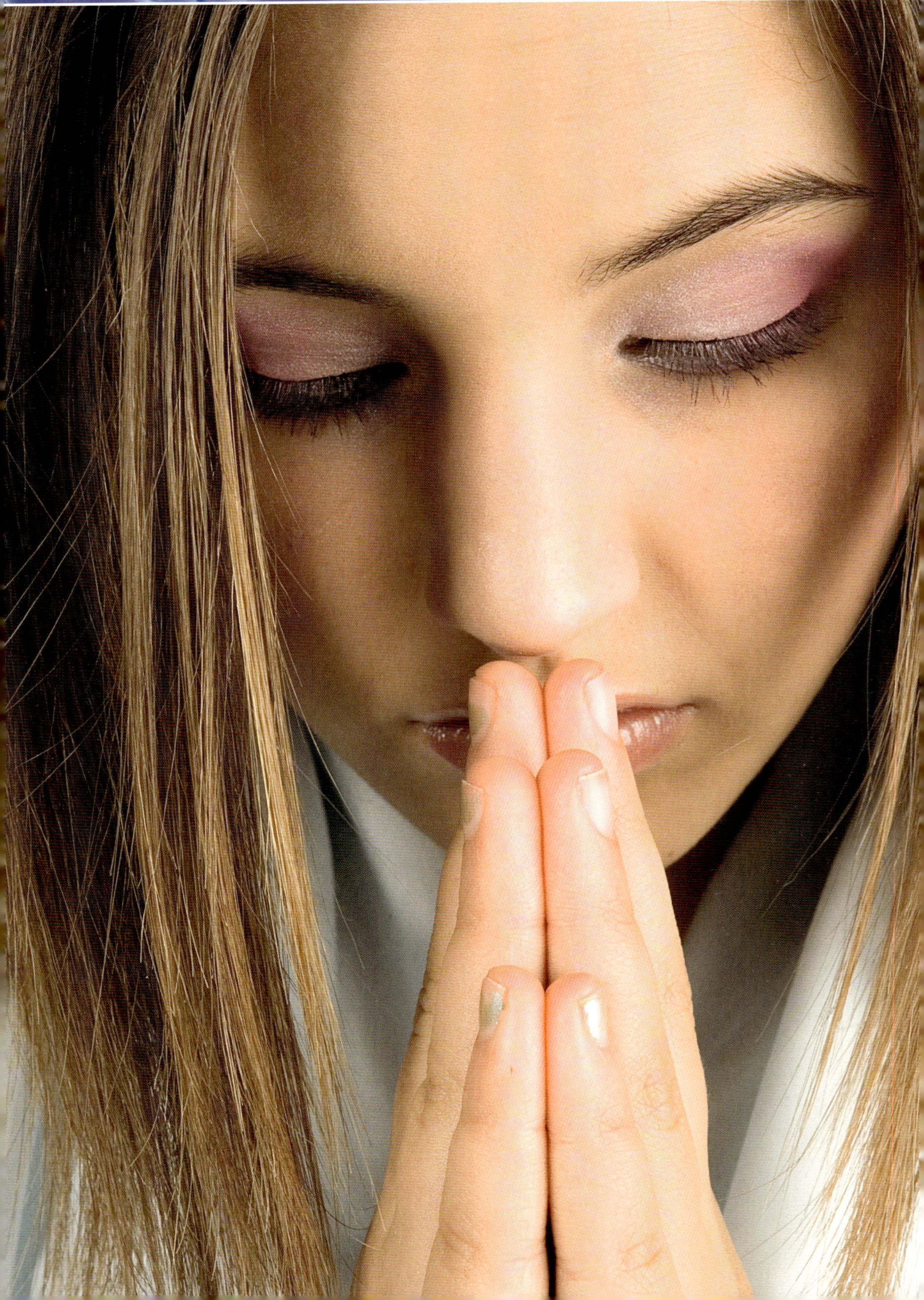

Die Macht der Gedanken

Agieren statt Reagieren

Wir Menschen wurden darauf konditioniert, reflexartig auf Reize aus unserer Umwelt zu reagieren. Diese Reaktion ist im Unterbewusstsein verankert. Wiederholt sich derselbe Reiz, reagieren wir mit derselben Reaktion, die wir im Gehirn gespeichert haben. Vielleicht erinnern Sie sich aus der Schulzeit an das klassische Beispiel dafür. Pawlow brachte seinen Hunden bei, beim Klingeln einer Glocke zu geifern. Zuerst gab er den Hunden bei einem Klingelton ihr Futter. Sie lernten so also unbewusst, dass das Klingeln, die notwendige Speichelerzeugung und die darauf folgende Nahrungsaufnahme zusammengehörten. Nach einer Weile brauchte Pawlow nur die Glocke zu läuten, ohne Futter anzubieten, und die Hunde begannen zu geifern. Dies ist ein unbewusst erlerntes, somit konditioniertes Reflexverhalten. Die neurologischen Verbindungen zwischen dem auslösenden Reiz und der Reaktion werden durch den Lernprozess so fest verdrahtet, dass immer die gleiche Reaktion erfolgt. Diese fest verankerten Reaktionsmuster nennen wir „Gewohnheiten“.

Nehmen wir an, Sie fahren mit dem Auto durch eine unbekannte Umgebung und Sie sehen im Rückspiegel ein Polizeiauto mit blinkenden Lichtern. Sie hören die laute Sirene. Sie werden gestoppt und müssen eine saftige Rechnung wegen überhöhter Geschwindigkeit bezahlen. Wie fühlen Sie sich? Vielleicht sinkt Ihr Herz bis in die Kniekehlen. Monate später fahren Sie zufällig an der gleichen Stelle wieder vorbei – und was spüren Sie? Genau das gleiche Gefühl, das Sie damals hatten. Nur diesmal gibt es weit und breit keinen Polizisten. Vorsichtshalber sind Sie trotzdem auf die Bremse gestiegen. Das ist ein neurokonditionierter Reflex. Neuro, weil er im Gehirn gespeichert

wird. Konditioniert, weil es ein Reiz ist, der mit einem bestimmten Verhalten verknüpft wird. Und Reflex, weil der Reiz gleichzeitig ein Verhalten hervorruft.

Wir können uns jederzeit ändern

Was uns von allen anderen Spezien unterscheidet, ist die Verbindung unseres frontalen Stirnlappens zu dem restlichen Teil des Gehirns. Er ist die Region, die für Entscheidungsfindung, Inspiration, dezidierte Absicht, Verhaltenskontrolle und selbstbewusstes Denkvermögen verantwortlich ist. Dort ist der Sitz der Informationsverarbeitung, wo wir Entscheidungen treffen können, die eventuell von denen der Vergangenheit abweichen. Der freie Wille residiert im frontalen Kortex. Durch Übung sind wir in der Lage, intelligente und bewusste Entscheidungen zu treffen. Die meisten Menschen verwenden sehr wenig von ihrem frontalen Stirnlappen. Das Ergebnis ist, dass es einfacher erscheint, die schon vorhandenen Schaltkreise, Reize und Moleküle zu nutzen, die Teil dieser automatischen Schaltungen sind, als diese Schaltungen zu stoppen und nach weiteren Möglichkeiten und Potenzialen zu suchen.

Die automatisierten Programme finden in einem anderen Teil des Gehirns statt, wenn wir diese benutzen, fordern wir unseren Frontallappen nicht und er verkümmert. Also, auch wenn wir denken, dass wir aus freien Stücken handeln, verfügen wir im Moment meist über keinen freien Willen. Wir wählen lediglich das, was wir schon gut kennen.

Mit unserem Frontallappen könnten wir unser eigenes programmiertes Verhalten beobachten, es bewerten und auch entscheiden, ob wir dieses Verhalten verändern wollen oder nicht. Wir können in jeder Sekunde unseres Lebens wählen, ob wir anders agieren oder ob wir durch die ständig auf uns einströmenden Umwelteinflüsse auf die gewohnte Art reagieren wollen.

Gewohnheiten sind erlernte Reflexe

Psychologen schätzen, dass der Mensch rund 60 000 Gedanken am Tag hat. Überrascht Sie das? Erstaunlich dabei ist allerdings, dass wir 95 Prozent der Gedanken, die wir heute haben, gestern auch schon hatten. Tag für Tag wiederholen wir alles, was wir täglich tun, und denken auf gleiche Art und Weise, wie eine zerkratzte Schallplatte, die immer wieder den gleichen Teil eines Liedes spielt.

Wir ärgern oder regen uns immer über die gleichen Dinge auf, wir tendieren das Gleiche zu essen, und alles passiert tagtäglich auf die gleiche Art und Weise. Unsere Gefühle hängen an einem seidenen Faden, weil wir sie durch Menschen und Situationen von außen bestimmen lassen, so führen sie in eine sehr vorhersehbare Zukunft. Das glauben Sie nicht? Probieren Sie mal Folgendes aus:

Schließen Sie Ihre Augen und verschränken Sie die Arme vor der Brust, wie Sie das normalerweise machen. Öffnen Sie nun die Augen und schauen Sie, welcher Arm oben liegt. Es kann nur einer sein: der linke oder der rechte? Schließen Sie danach nochmals die Augen und legen Sie die Hände kurz auf die Oberschenkel. Jetzt verschränken Sie die Arme nochmals vor der Brust, diesmal aber spiegelverkehrt. Wechseln Sie die Arme so, dass nun der andere Arm oben liegt. Können Sie das überhaupt? Fühlt sich fremd an, ungewohnt, nicht wahr? Manche Leute meinen sogar, das sei falsch und kehren ganz schnell zu der gewohnten Art zurück. Irgendwann als kleines Kind, als Sie nach genauesten Beobachtungen Ihrer Eltern das erste Mal Ihre Arme verschränkten, haben Sie so lange geübt, bis es automatisch ging. Jedes darauf folgende Mal haben Sie die Arme auf die gleiche Art verschränkt. Die Gewohnheit Ihre Arme auf diese Art zu verschränken und nicht anders herum, steckt nicht in Ihren Genen. Sie haben es geschafft, sich die Bewegung durch viel Übung genau so einzuprägen. Wie alle anderen Bewegungs-Gewohnheiten, fühlt es sich so ganz normal und richtig an, und es gibt keinen Grund für Sie, es anders zu machen.

In diesem Beispiel gibt es nur zwei Möglichkeiten: links oben oder rechts oben. Ob wir uns anders verhalten, wenn wir mehrere Wahlmöglichkeiten zur Verfügung hätten? Alles, was wir grundsätzlich erlernt haben, Denken, Sprechen, Essen, Sitzen, Gehen, Laufen und alle Handgriffe des täglichen Lebens, sind erlernte Gewohnheiten, die jeder Mensch anders ausführt.

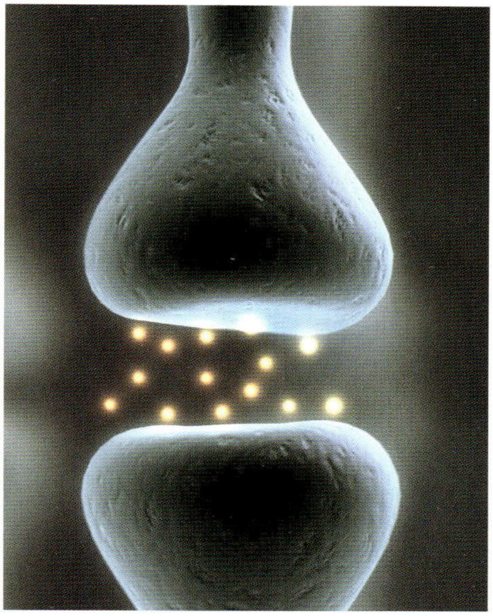

Sogar die Art, wie Sie atmen, ist erlernt. Manche Menschen haben gelernt, sich mühevoll zu bewegen, und andere leicht. Es gibt Menschen, die in Lösungen denken, andere in Problemen. Was und wie man isst, macht den einen krank und den anderen gesund. Für manche Menschen liegt Geld auf der Straße, andere müssen hart dafür arbeiten. Probieren Sie doch einmal aus, mit der linken Hand, falls Sie Rechtshänder sind, Ihre Zähne zu putzen oder umgekehrt. Trocknen Sie sich nach dem Duschen mal in einer anderen Reihenfolge ab – beginnen Sie bei dem Körperteil, bei dem Sie normalerweise aufhören. Verwenden Sie Ihren Körper als Übungsbeispiel für Ihre Gedankenwelt. Sie werden sehen, wenn Sie in Ihrem Alltag bewusst agieren, statt nur gewohnheitsmäßig zu reagieren, werden sich viel mehr Möglichkeiten bieten. Ihr Leben wird auf allen Ebenen reicher. Alle chronischen Probleme, an

denen Menschen leiden, sind direkt auf Ihre Gewohnheiten zurückzuführen.
Meistens halten wir unsere gewohnten Reflexe für richtig. Wir klammern uns daran, als wären sie genetisch vererbt oder existenziell für unser Überleben. Der Großteil unserer Gewohnheiten aber wurde uns auferlegt. Wir haben uns meist nicht selbst dafür entschieden, sondern unsere Mitmenschen haben das für uns übernommen. Diese Gewohnheiten richten sich nach dem Land, der Kultur, der Sprache und der Religion, in die wir hineingeboren wurden. Wir sollten unsere Gewohnheiten deshalb nicht so persönlich nehmen. Schließlich haben wir eher selten an deren Entstehung bewusst mitgewirkt. Wir kopieren alles so gut wir können, erst von unseren Eltern und dann von anderen Erziehern oder Mitmenschen, so lange, bis es im Gehirn gespeichert ist.

Gewohnheiten erleichtern uns vielleicht bis zu einem gewissen Grad das Alltagsleben, weil alles ganz einfach von der Festplatte abgerufen wird und deshalb auch extrem limitiert ist. Neue Gewohnheiten befreien und bereichern, verhindern Überlastungen und bringen uns eine andere Lebensqualität. In welcher Form die Wiederholung unserer heutigen Gewohnheiten von Atmen, Trinken, Essen, Denken und Bewegen passiert, beeinflusst unser gesamtes Leben, unsere Gesundheit und unser weiteres Wohlergehen grundlegend.
Einstein sagte, eine Erklärung für Verrücktheit ist, immer die gleichen Dinge zu tun und zu erwarten, dass man damit ein anderes Resultat erzielt. Wir wollen alle glücklicher sein. Werden wir glücklicher, wenn wir immer die Dinge tun, die uns unglücklich machen?

Die Freiheit ruft

Der Mensch ist das einzige Lebewesen, das eine freie Wahl in seiner Lernfähigkeit hat. Im Vergleich zu Tieren, die viele Anlagen schon bei der Geburt gespeichert haben, werden Menschen mit einem plastischen, lernfähigen Gehirn geboren. Menschenkinder brauchen zum Beispiel knapp ein Jahr, um aufrecht gehen zu können. Ein Fohlen oder anderes Herdentier hat das Laufen schon genetisch angelegt

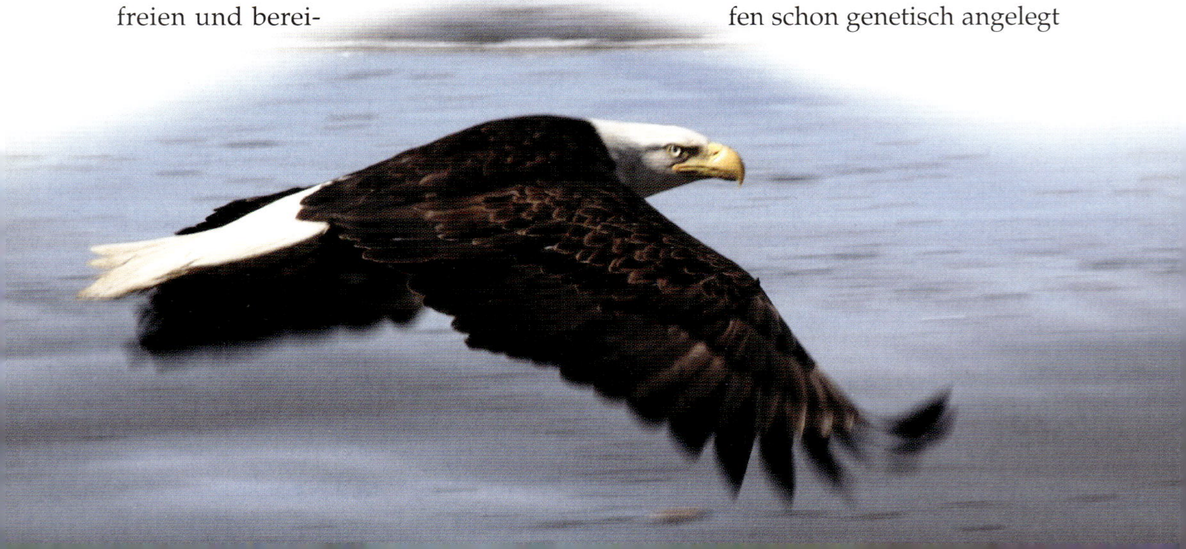

und im Gehirn gespeichert. Es ist somit in der Lage, schon wenige Minuten nach der Geburt aufzustehen und zu laufen. Für den Menschen bedeutet das, dass ihm nach der Geburt alle Möglichkeiten offenstehen. Ob Spitzensportler, Musiker, Maler, Arzt oder Mathematiker, allein der Mensch kann entscheiden, was und in welcher Intensität er lernen möchte. Mensch sein heißt also frei sein. Mit den Jahren verschwinden durch das Erlernte auch die Möglichkeiten für Neues. Das steckt allerdings nicht in unserem Bauplan, sondern ist eine Folge der Überzeugung, selbst nicht mehr als seine Gewohnheiten zu sein. So wie die Pawlow'schen Hunde sind wir in all unseren Lebensbereichen konditioniert.

Denken ist alles

Denken Sie kurz an alle Beziehungen, die Sie zu anderen Menschen im Moment haben: Ihre Ehe, Ihre Kinder, Mutter, Vater, Freunde oder Ihre Arbeitskollegen.
Schließen Sie die Augen und stellen Sie sich vor, dass Sie jetzt alleine sind. Niemand ist anwesend außer Ihnen.
Was unsere Beziehungen in unserem Leben ausmachen, sind nur unsere Gedanken.

Was Sie erlebt haben in Ihrem Leben bis zu diesem Zeitpunkt und was Sie erleben werden in der Zukunft, ist nicht mehr und nicht weniger als einfache Gedanken, die Sie selbst produzieren. Sie können Gedanken weder sehen noch riechen oder anfassen.
Jetzt schauen Sie jemanden an, Ihr Kind oder Ihren Ehepartner.
Was Sie sehen, sind Ihre eigenen Gedanken. Alle Erfahrungen, die wir machen, nehmen wir wahr im Geist. Der Geist ist der, der sieht, und seine Sprache sind Gedanken. Sie sehen nicht mit Ihren Augen, sondern durch Ihre Augen. Das Gehirn entschlüsselt die Bilder, die durch Ihre Augen dringen. Was wird entschlüsselt? Ihre Gedanken zum Bild.

Alles, was Sie in Ihrem Leben jemals gefühlt, gerochen, gehört und gesehen haben, all die Erfahrungen, die Sie gesammelt haben und zur Gewohnheit gemacht haben, sind Gedanken. Erinnern Sie sich zum Beispiel an Ihre erste Liebe. Und was ist es, woran Sie sich erinnern? Ihre Gedanken. Ihre erste Liebe ist nicht hier (außer Sie sind noch mit ihr zusammen), Sie können ihn oder sie nicht anfassen oder hören, fühlen oder riechen, aber daran denken können Sie schon. Es sind Ihre Gedanken, die Sie benützen, um sich genau zu erinnern, wie das alles damals war. Das Geniale an Gedanken ist, dass Ihre Gedanken nur Ihnen gehören und dass Sie mit ihnen erreichen, *was immer Sie sich wünschen.*

Benützen Sie Ihre Gedanken in einer Art, die mit der Welt in Harmonie ist, dann können Sie bekommen, was immer Sie nur wollen. Das bedeutet, dass all die Erfahrungen und Erlebnisse, die Sie in Ihrem Leben hatten und haben werden, Sie transformieren können, sodass Sie mehr Liebe, Harmonie und Glücksgefühle empfinden. Ihr Le-

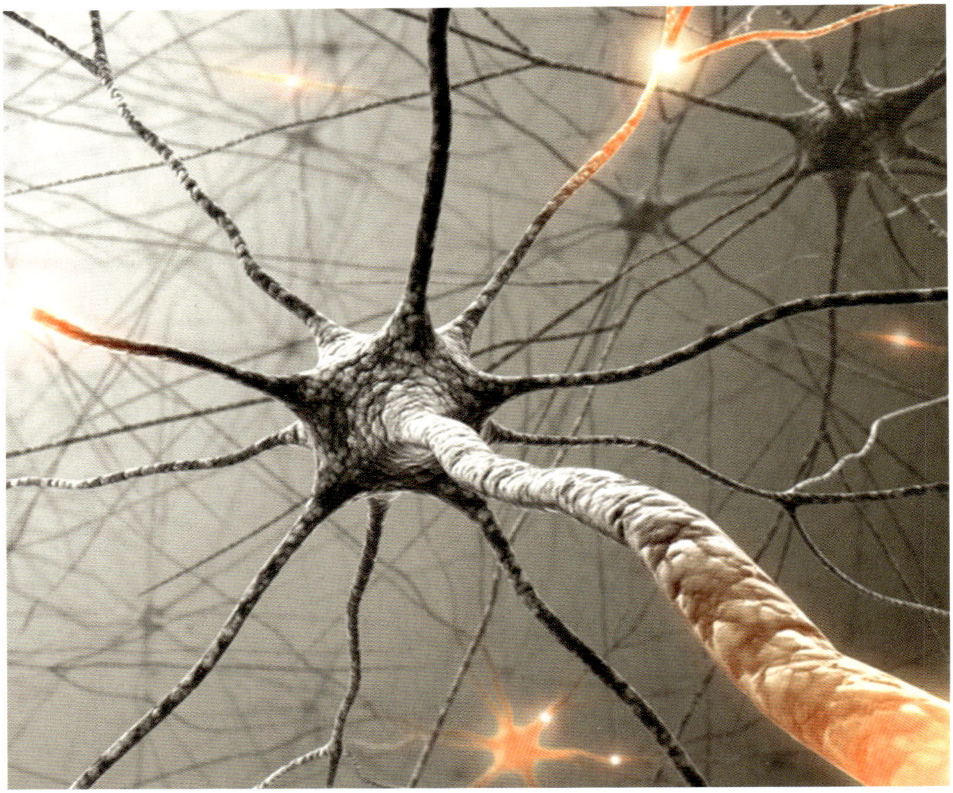

ben kann sich nur durch Ihre eigenen Gedanken ändern, genauso wie Sie sich das perfekte Leben wünschen werden. Und was wünschen Sie? Glücklich zu sein natürlich.

Die Gedanken von heute bestimmen unser Leben von morgen

Die wissenschaftliche Forschung unter der Leitung von Dr. Candace Pert hat nachgewiesen, dass, während wir denken oder Gefühle hegen, unser Gehirn chemische Substanzen erzeugt, die man Neuropeptide nennt.

Neuro, weil man sie zuerst im Gehirn entdeckt hat, und Peptide, weil diese Moleküle Proteinen ähneln.

Gehirnzellen unterhalten sich untereinander in der Sprache chemischer Botschaften. An der Oberfläche der Gehirnzellen befinden sich die Rezeptoren für diese chemischen Botenstoffe. Möchte nun eine Gehirnzelle mit anderen sprechen, stellt sie Neuropeptide her, die an den Empfangsstellen der anderen andocken. Wenn wir denken, produzieren wir also Gehirnchemie.

Unsere Gedanken bestimmen unsere Gefühle und unsere Gefühle unsere Gedanken.

Die Gehirnchemie, die wir selbst mit einem positiven Gedanken produzieren, unterscheidet sich gänzlich von den Chemikalien, die ausgeschüttet werden, wenn wir einen negativen Gedanken hegen.

Positive Gedanken lösen Gefühle wie Liebe, Zuneigung, Vertrauen, Freude, Glück, Hoffnung, Faszination und Lust aus.

Negative Gedanken lassen uns Hass, Feindseligkeit, Ärger, Verzweiflung, Angst, Zorn, Eifersucht, Neid und Missgunst fühlen.

Jeder Mensch sollte realisieren, dass die eigenen Gedanken nicht von anderen Menschen und Situationen bestimmt werden. Nur wir selbst sind dafür verantwortlich, was und wie wir denken. Nur wir selbst sind die Produzenten unserer Gedanken. Da wir Menschen sind, haben wir immer die Möglichkeit zu entscheiden, welche Gefühle wir in uns selbst auslösen möchten.

Der denkende Körper

Denken findet allerdings nicht nur im Gehirn statt. Wissenschaftler fanden auch in anderen Teilen des Körpers Rezeptoren für die chemischen Botenstoffe des Denkens. Überall im Körper, in den Herzzellen, Magenzellen, Darmzellen, Nierenzellen oder Lungenzellen, werden ebenfalls chemische Substanzen ausgeschüttet, wie sie das Gehirn erzeugt, wenn es denkt.

Das bedeutet, dass wir nicht ausschließlich mit dem Kopf denken, nicht nur Gehirnchemie praktizieren, und der Rest des Körpers davon unbeeinflusst bleibt.

Wenn wir sagen: Hör auf dein Herz und vertraue deinem Bauchgefühl, dann ist das nicht nur eine Metapher. Unser Bauch, genauso wie unser Herz, produziert dieselben chemischen Stoffe, die unser Gehirn herstellt. Wir haben also einen „denkenden Körper". Mehr noch, Sie können Ihrem Herz und Ihrem Bauchgefühl sogar mehr vertrauen als Ihrem Kopf. Weil Ihr Herz und Ihr Bauch weder Misstrauen noch Zweifel kennen, das haben sie nie gelernt. Diese Reaktionen sind bislang nur Ihrem Kopf vorbehalten. Herz-, Bauch- und andere Körperzellen denken in einem tiefen, unbewussten Zustand für uns. Sie sitzen sozusagen an der Quelle unseres Lebens.

Auch die Zellen, die unser Immunsystem ausmachen, die uns vor Krebs oder Infektionskrankheiten schützen, sind denkende Zellen und verfügen über diese Rezeptoren, an denen die chemischen Boten andocken können.

Das Immunsystem ist ein komplexes Netzwerk und es ist überaus intelligent. Alle inneren Dialoge, die wir ständig mit uns selbst führen, werden von unseren Immunzellen „belauscht".

Kein Gefühl, das wir spüren, kein Wunsch, den wir hegen, kein Gedanke, den wir denken, und auch kein nächtlicher Traum bleiben von unserem Immunsystem ungehört.

Psychoneuroimmunologie heißt die Wissenschaft, die die Wechselwirkungen zwischen dem Nervensystem, dem Hormon- und dem Immunsystem untersucht. Sie erforscht, wie Gedanken und Gefühle direkt auf das Immunsystem einwirken.

Was bedeutet das konkret? Wenn Sie jemand anhustet und Sie denken: Oh, mein Gott, er hustet mir seinen gesamten Virencocktail ins Gesicht, morgen bin ich bestimmt auch krank, dann werden Sie es wahrscheinlich auch.
Sie könnten aber vielleicht denken: Husten Sie, so viel Sie wollen, mich geht das nichts an. Bei meinem hervorragenden Immunsystem haben Viren schlechte Karten, ich bin gesund. Sie sollten es lieber bei meinem Nachbarn probieren – mit solchen stärkenden Gedanken bleiben Sie auch gesund.
Negative Gefühle beeinflussen also das Immunsystem genauso wie positive.
Es gibt natürlich auch einen Haken am positiven Denken. Wir wissen schon, dass es besser ist, positiv als negativ zu denken, gar keine Frage. Das Problem besteht darin, dass positives Denken auch irgendwann zur Arbeit werden kann. Manchmal möchte man nicht positiv sein – und dann wird es ein Zwang, das zu ändern. Manche Menschen wirken sehr künstlich, wenn sie in einer an sich tragischen Situation behaupten, es gehe ihnen hervorragend. Man meidet solche Personen sehr schnell, weil sie nicht authentisch wirken. Richtig zu trauern kann sehr reinigend wirken.
Ein übertrieben positiver und negativer Geist ist auch ein unruhiger Geist.
Liebe kann schnell zu Hass werden. Mut verwandelt sich plötzlich in Angst. Gefühle anzunehmen, sie bewusst zu betrachten und dann zu überlegen, wie man adäquat auf sie reagiert, ist das Ziel, das es zu erreichen gilt.

Gedanken können Berge versetzen

Stellen Sie sich eine schöne gelbe, saftige Zitrone vor. Schneiden Sie sie mit einem scharfen Messer in der Mitte durch. Dann legen Sie eine Hälfte auf Ihre Zunge. Jetzt beißen Sie langsam hinein, bis sich der Saft in Ihrem Mund ausbreitet. Was spüren Sie? Genau, Speichel. Der Speichel hat die Aufgabe, die Säure zu neutralisieren, bevor Sie den Saft hinunterschlucken. Schon das Denken an diese Situation erzeugt in Ihrem Mund Speichel. Ein Gedanke produziert Unmengen von chemischen Reaktionen, die sich in Ihrem Körper manifestieren. Wenn Sie sagen: Ich bin auf sie oder ihn sauer, dann ist das eine physiologische Tatsache. Sie übersäuern damit Ihren gesamten Körper. Wenn ein Mann eine Erektion bekommen kann, die nur durch erotische Gedanken ausgelöst wird, was können Gedanken sonst noch alles bewirken?

Die Medizin des Glaubens

Sind Sie ein kritischer Mensch? Nörgeln Sie an allem herum und zweifeln Sie ständig an allem? Wenn ja, dann sollten Sie das Ihrer Gesundheit zuliebe schleunigst ändern. Menschen, die an eine höhere Macht glauben, nennen Sie es Gott, Buddha oder Allah, aktivieren allein durch dieses Vertrauen an das Göttliche im Universum ihre Selbstheilungskräfte, werden seltener krank und erholen sich schneller von Erkrankungen als Nicht-Gläubige. Das Wichtigste ist, dass man etwas findet, worin man seine Hoffnung setzen kann, vielleicht ist es ja das Gute im Menschen.

Unzählige Studien belegen, dass religiöse Menschen ein stärkeres Immunsystem haben als Ungläubige. Sie leiden seltener an Depressionen und haben weniger Herz-Kreislauf-Erkrankungen. Gläubige tendieren dazu, weniger zu rauchen, sind glücklicher, sind eher bereit, Sport zu treiben und sich gesund zu ernähren. Sie leben also insgesamt bewusster.

Sehen Sie die Welt durch eine rosarote Brille

Diese Aussage ist in unserer Kultur negativ besetzt. Es bedeutet, dass Sie Ihre Augen vor der ach so grausamen Realität verschließen, vielleicht sogar naiv sind und nur das Schöne im Leben betrachten. Sie sollten doch endlich aufwachen und auch die schlechten Dinge im Leben sehen, meinen Ihre Mitmenschen. Ein schlechter Rat, den Sie auf keinen Fall annehmen sollten!

Vergessen wir nicht: *Alles, worauf wir unsere Aufmerksamkeit lenken, wird in unserem Leben stärker.* Wenn wir etwas in unserem Leben haben oder erreichen möchten, dann lenken wir unsere Aufmerksamkeit darauf. Wenn wir etwas nicht in unserem Leben haben möchten, dann sollten wir unsere Aufmerksamkeit davon komplett abziehen.

Sie können sich täglich die neuesten, meist negativen Nachrichten über Terroranschläge, Morde und Überfälle, Staatskrisen usw. im Fernsehen ansehen oder sich in derselben Zeit über die neuesten wissenschaftlichen Erkenntnisse im Internet informieren und sich damit im positiven Sinne weiterbilden. Auf einen Bildschirm sehen Sie in beiden Fällen. Und doch sind Sie in einem Fall das hilflose Opfer und im anderen der Schöpfer.

Die Relativierung der Horrorszenarien in Bezug auf die Gesamtheit des Weltgeschehens, der Ausgleich der Eindrücke mit positiven Erlebnissen und Wahrnehmungen helfen Ihnen, den Schönheiten unseres Lebens wieder ihren Platz zu geben und Ihr Bewusstsein und Unterbewusstsein mit positiver Energie zu laden. Gewalttätige Filme und Videospiele, von denen es leider viel zu viele gibt, schaden Ihren Zellen und schwächen Ihr gesamtes Körper-Geist-System. Der Körper-Geist kann keine Unterscheidung machen, ob etwas tatsächlich passiert, oder ob es „nur" im Fernsehen zu sehen ist. Sie machen die Erfahrung, Sie denken die Gedanken, also produzieren Sie die passenden Moleküle.

Durch eine rosarote Brille zu sehen, macht Ihren Geist und Ihr Immunsystem stark. Es schützt Sie vor negativen Einflüssen und kann auch helfen, Probleme aus einer anderen, bewussteren Sicht zu betrachten.

Gedanklich erschaffen wir unseren Körper ständig neu

Nehmen wir an, Sie lieben Vergnügungsparks und besonders die Achterbahn. Sie lieben dieses grandiose Gefühl, das die rasante Überraschungs-

fahrt Ihnen bereitet, und Sie spüren die Freiheit, wenn der Wind um Ihre Nase weht, und die pure Lust am Leben. Dieses Gefühl bewirkt in Ihnen, dass der Körper Substanzen wie Interleukin 2 und Interferon produziert. Das sind starke, körpereigene Substanzen, die das Immunsystem stärken und gegen Krankheiten schützen.

Sind Sie allerdings ein ängstlicher, vorsichtiger Typ und klettern schon mit den schlimmsten Befürchtungen in eine Achterbahn, dann wird Ihnen das kein Vergnügen bereiten. Diese Fahrt könnte Sie in panische Angst versetzen, Herzklopfen, Schwindel, Übelkeit, Schweißausbrüche bis zur Ohnmacht könnten die Folge sein. Unter diesen Umständen schüttet Ihr Körper andere chemische Substanzen aus. Der Stress, dem Sie ausgesetzt sind, erzeugt dann Hormone wie Kortisol, Adrenalin, Interleukin 6, Tumornekrosefaktor alpha und noch andere Substanzen, die Ihr Immunsystem angreifen und schädigen.

Der Unterschied zwischen positiver Stimulation des Immunsystems und der Störung des Immunsystems kann in meiner individuellen Interpretation der Situation liegen, die aus meinen eigenen Erfahrungen resultiert.

Die Achterbahn, ein Mensch, eine Situation, egal was es ist, ist nicht der Stress. Stress macht einzig und allein mein Gedanke und welche Bedeutung diese Erfahrung im Moment für mich hat.

Erleben wir Aufenthalte in wunderschöner Natur oder tiefe Entspannung in der Meditation, empfinden wir absoluten Frieden und Ruhe. In dieser Phase produziert unser Körper eifrig Valium. Dieses Valium ist anders als die Pillen aus der Apotheke, weil es, wie auch das selbst erzeugte Serotonin, keine gesundheitsgefährdenden Nebenwirkungen mit sich bringt. Exakt in der richtigen Dosis, abgestimmt auf Ihr Geschlecht, Alter und Ihre Körpergröße, sind Sie in der Lage, alle für Sie positiven Chemikalien selbst im Körper zu produzieren. Nur indem Sie etwas Wunderschönes betrachten, hören oder etwas erleben, das Sie tief im Innersten freudig berührt: Ein Derwisch-Tänzer, der Sie ins Träumen versetzt. Sanfte, melodiöse Musikstücke oder das Kuscheln mit Ihrem geliebten Haustier lösen solche Gefühle und die Produktion dieser Substanzen aus.

Glück bleibt selten allein

Wenn wir Gedanken und Gefühle von Liebe, Verbundenheit oder Dankbarkeit zulassen, empfinden wir Glück. Glück ist nicht nur etwas, das wir oberflächlich spüren. Glück ist ein existenzieller Zustand, der verhindert, dass wir erkranken. Gefühle sind im Grunde chemische Stoffe, die sich überall im Körper verbreiten. Warum aber tun sich viele unserer Mitmenschen so schwer damit, Glück zu empfinden? Ein wichtiger Hinderungsgrund ist die Tatsache, dass die meisten ihr Glück von äußeren Umständen abhängig machen: Ich bin nur glücklich, wenn ich dies und jenes besitze. Ich bin nur glücklich, wenn das Wetter schön ist. Ich bin nur glücklich, wenn ein bestimmter Mensch bei mir ist …

Unser soziales Umfeld hat einen entscheidenden Anteil daran, was wir fühlen, wie wir denken und handeln. Es hängt davon ab, wie gut wir uns generell fühlen.
Doch wir sind nicht nur allein unseres Glückes Schmied. Positive wie auch negative Emotionen von Mitmenschen verbreiten sich in Wellen, wie wenn ein Stein ins Wasser fällt. Sie können sich, je nach ihrer Frequenz, verstärken oder gegenseitig behindern und löschen.

Eine Studie des Soziologen Nicholas A. Christakis von der Harvard-Universität belegt: Wer mit einem glücklichen Menschen befreundet ist, fühlt sich selbst um 15 Prozent glücklicher. Ein optimistischer Freund, der maximal eineinhalb Kilometer entfernt wohnt, hebt Ihr Glücksniveau sogar um 25 Prozent! Im Gegensatz dazu fördert ein zusätzliches Jahreseinkommen von 14 000 Euro das eigene Glücksempfinden nur um zwei Prozent. Freunde haben also einen viel größeren Einfluss auf die Befindlichkeit als das Bankkonto. Das gilt leider auch für notorische Jammerer. Nur ein Unglückswurm in Ihrer näheren Umgebung senkt die Glücksrate wieder um neun Prozent. Es lohnt sich also in jedem Fall, gut hinzusehen und bewusst zu entscheiden, mit welchen Menschen man sich umgibt, mit wem man seine wertvolle Zeit verbringen möchte. Alles, was Menschen tun, tun Sie in der Hoffnung, irgendwann glücklich zu sein. Glück ist das Ziel.
Machen Sie sich unabhängig von äußeren Umständen, insbesondere von der

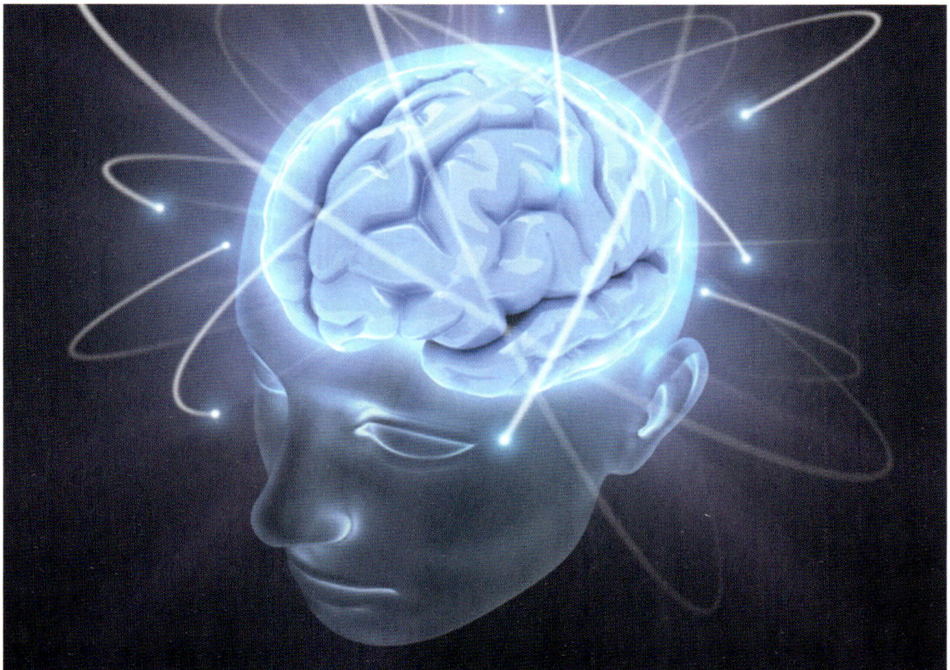

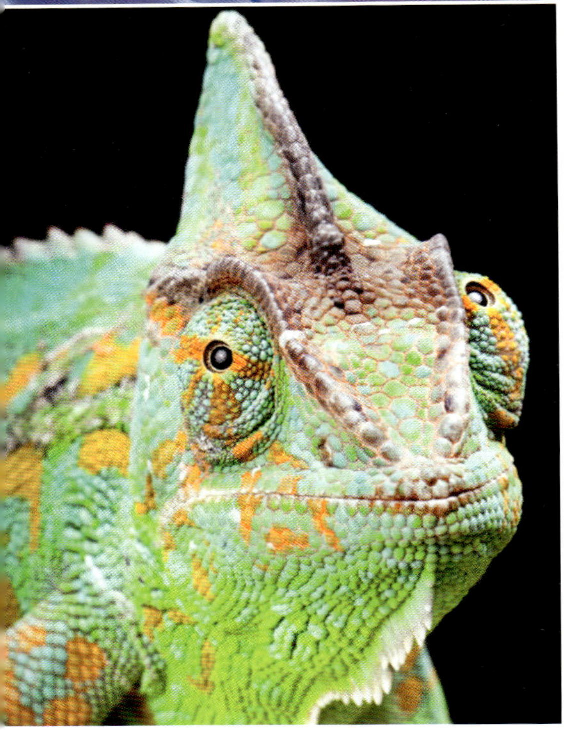

Meinung, die andere Menschen über Sie haben. Dann sind Sie der Schöpfer Ihrer eigenen Realität. Und dann können Sie sich glücklich fühlen.
Glück bringt Gesundheit, daher ist Glück der normale, natürliche menschliche Zustand. Alles in der Natur ist im Ursprung positiv angelegt.
Realisieren wir, dass Glücklichsein aus einer Entscheidung resultiert, für die wir selbst verantwortlich sind, produzieren wir damit auch selbst unsere Gesundheit. Damit kommen wir unseren Träumen ein großes Stück näher.

Unsere Gewohnheiten erschaffen täglich unseren Körper

Wie und was wir denken, wie wir atmen und uns bewegen, wie und was wir essen und wie wir mit uns selbst und unserer Umwelt umgehen, das sind unsere Gewohnheiten.
Meist wird jedoch der eigene Körper immer wieder auf die gleiche Weise erneuert und aufgebaut, das gesamte, unendlich große, kreative Repertoire, das wir als hoch entwickelte Menschen zur Verfügung haben, wird nur zu einem verschwindend geringen Prozentsatz genützt. Das kommt daher, dass wir das Material, also die Impulse, durch Informationen täglich aufs Neue auf die exakt gleiche Art transformieren. Welche Impulse diese Informationen haben? Denken und Atmen, Bewegung, Ernährung und die Interpretationen unserer Umgebung.
Sie können das am besten anhand folgenden Beispiels verstehen:
Stellen Sie sich vor, Sie könnten einmal im Jahr die Mauersteine Ihres Hauses austauschen und durch neue Mauersteine ersetzen. Genau das machen Sie mit Ihrem Körper, weil Sie so gut wie alle Atome einmal pro Jahr austauschen. Behalten Sie die Vorstellung bei, dass Ihr Haus nur auf diese eine und keine andere Art aufgebaut werden kann, werden Sie die Steine in exakt derselben Stellung wieder aufmauern, Jahr um Jahr. Das Haus sieht immer gleich aus, es kann sich nicht verändern, genauso wenig wie Ihr Körper, wenn immer nur dieselben gewohnheitsmäßigen Informationen auf ihn einströmen.

Wenn das für Sie schwer zu glauben ist, dann schreiben Sie zehn Dinge auf, die Sie dieses Jahr anders gemacht haben als im letzten Jahr. Selbst wenn Sie auch nur

fünf Veränderungen erwähnen könnten, wäre das schon ungewöhnlich.
Ändern wir aber den Input für unseren Körper, bekommen wir ein anderes Resultat.

Wenn du tust, was du immer getan hast, wirst du bekommen, was du immer bekommen hast.

Hatten Sie jemals im Dunkeln Angst vor einem Mann, der für Sie gefährlich und unfreundlich aussah? Vielleicht haben Sie Ihre Angst unterdrückt und statt auf die andere Straßenseite zu flüchten, lächelten Sie ihn an. Er strahlte zurück, sagte freundlich „Guten Abend", und Sie gingen mit einem angenehmen Gefühl weiter. Ihre Angst war verschwunden. Das war ein Quantensprung. Sie durchbrachen Ihre alten Muster und tauschten Ihre Angst gegen Freude aus, die ein gutes Gefühl hinterließ.
Wir beurteilen auch andere Menschen und die Welt nach unseren Erinnerungen, den Gewohnheiten aus der Vergangenheit und reagieren immer auf die gleiche Weise. Würden wir das nicht tun und alles nur ruhig beobachten, ohne dabei Interpretationen zuzulassen, dann würden uns unendliche Möglichkeiten zur Verfügung stehen. In diesen unendlichen Möglichkeiten steckt unendliches Potenzial.

Wir interpretieren die Welt durch unsere Sinnesorgane

Unsere Augen sehen, dass die Sonne im Osten auf- und im Westen untergeht. Doch in Wirklichkeit dreht sich die Erde um die Sonne. Seit dem Jahr 1543 wissen wir, dank Kopernikus, dass weder die Erde noch die Sonne der Mittelpunkt des Universums ist. Wir wissen auch, dass die leuchtenden Sterne, die wir am klaren Himmel in der Nacht sehen, schon seit Millionen von Jahren nicht mehr existieren.
Unsere Augen und keiner unserer anderen Sinne kann uns die Information liefern, die wir brauchen, um zu sehen, wie die reale Welt wirklich aussieht. Fledermäuse machen sich ein Bild von der Welt, indem sie das Echo ihres Piepsens interpretieren. Bienen sehen die Welt in ultraviolettem Licht. Ein Chamäleon besitzt zwei Augen, die sich unabhängig voneinander auf zwei Achsen bewegen können. Wir haben nicht mal eine Vorstellung, wie die Welt für ein Chamäleon aussieht.
Die magnetischen Felder der Erde werden von Tauben dazu benützt, um über tausende Kilometer hinweg ihr Zuhause zu finden.

Es ist unvorstellbar, was die reale Welt tatsächlich ist. Die reale Welt hängt also nur davon ab, wer hinschaut, welche Instrumente er benützt und welche Fragen er sich dabei stellt.
Mit dem Fortschritt der zukünftigen Technologie wird sich, was wir für Wahrheit halten, immer mehr verändern.
Aus allen Impulsen und Informationen, die zu jeder Zeit um uns einfach da sind, nehmen die meisten Menschen nur ein Milliardstel wahr. Und welche Impulse kommen in unserem Körpergeist an?

Die, die wir schon kennen natürlich. Wenn wir bewusster werden und unsere Aufmerksamkeit auf etwas Ungewohntes lenken, dann wird das zu einem neuen Bereich in unserem Leben. Zum Beispiel, ein Fotograf oder Kameramann hat eine bessere Wahrnehmung von Licht und Schatten als beispielsweise jemand, der im Büro mit künstlicher Beleuchtung seine Tage verbringt. Ein Musiker kann Töne viel besser voneinander unterscheiden als jemand, der sich noch nie musikalisch beschäftigt hat.
Wenn Sie im Moment sitzen, ist Ihnen vielleicht nicht so bewusst, wo genau der Kontakt Ihres Beckens mit dem Stuhl ist. Oder wie weit der Abstand Ihrer Füße voneinander ist. Dadurch, dass ich Ihre Aufmerksamkeit darauf lenke, wird das etwas, das für Sie bis jetzt unsichtbar und nicht präsent ist, plötzlich ein Teil Ihres Lebens. Daher ist es wichtig zu verstehen, dass das, worauf ich meine Aufmerksamkeit lenke, sich in meinem Leben verstärken wird. Was hätten Sie gerne? Sie müssen Ihre Aufmerksamkeit darauf richten.

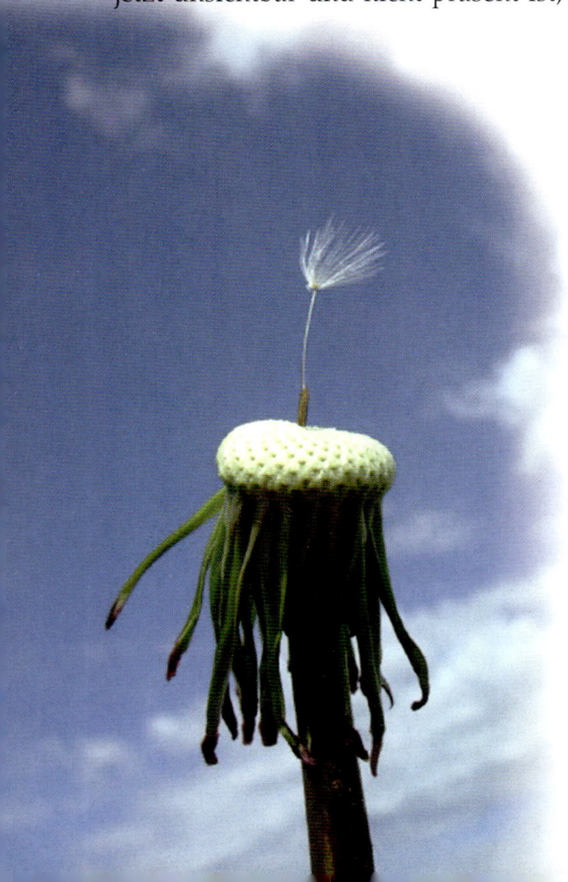

Die menschliche Wahrnehmung ist stark von unserer Erziehung und unserem Umfeld geprägt. Meist erleben wir Dinge auf die Art, wie sie schon unsere Eltern oder Großeltern wahrgenommen haben – sie haben uns darauf aufmerksam gemacht und wir lernten schnell, verschiedene Situationen mit bestimmten Gefühlen zu verknüpfen.
In einer Studie ließen Architekten und Stadtplaner verschiedene Personen durch eine Straße gehen mit dem Auftrag, alles zu fotografieren, das ihnen ins Auge springt, für sie interessant, besonders schön oder auch extrem unangenehm ist.
Daraus resultierten völlig verschiedene Fotostrecken. Männer nahmen ganz andere Dinge wahr als Frauen. Ältere Personen sahen anderes als Jugendliche. Auch die Wahrnehmungsunterschiede von Personen aus unterschiedlichen sozialen Schichten wurden sichtbar. Kein Wunder also, dass es im zwischenmenschlichen Bereich ständig zu Missverständnissen kommt – wie kann man sich verstehen, wenn man dieselben Dinge völlig unterschiedlich wahrnimmt?
Unsere Gedanken kommen nicht einfach zufällig zu uns. Wir kreieren sie selbst.
Alles, worüber wir nachdenken, breitet sich aus wie eine Welle. Wenn Sie daran

denken, was Sie alles nicht können, breitet sich dieses Gefühl der Unzulänglichkeit in Ihrem Leben aus. Sie fühlen sich schwach und lustlos.
Wenn Sie aber alle Gedanken an Ihre Erfolge in Ihrem Gehirn herzlich begrüßen, an all das denken, was Sie sehr gut können, dann empfinden Sie Freude. Sie sind sich Ihrer selbst bewusst und marschieren stolz durchs Leben. So werden wir mutiger, Neues auszuprobieren, das wir noch niemals getan haben.

Was sind Gedanken eigentlich?

Wenn Sie über diese Frage längere Zeit nachdenken, werden Sie wahrscheinlich verschiedene Antworten bekommen. Diese Antworten werden Sie zu widerlegen versuchen und neue Fragen werden aufkommen. Könnte es vielleicht sein, dass Denken nicht mehr ist, als Fragen zu stellen und zu versuchen, Antworten darauf zu finden?
Sie können auch behaupten, dass Gedanken Beobachtungen sind, wie zum Beispiel: Diese Blume ist schön. Steckt hinter dieser Behauptung allerdings nicht schon wieder eine Frage? Müssen wir uns nicht zuerst in einem Bruchteil einer Sekunde die Frage stellen, ob diese Blume schön ist, bevor wir diese Entscheidung treffen? Und es kommen immer noch mehr Fragen dazu. Vielleicht fragen Sie sich nun, warum es wichtig ist zu wissen, was Denken ist und wie man es beeinflussen kann.
Wenn nachweisbar ist, dass wir mit schönen, positiven Gedanken und Gefühlen ein gesundes, glückliches und erfülltes Leben führen können und mit negativen Gedanken das Gegenteil bewirken, dann ist diese Frage mit Sicherheit wichtig, ja sogar lebensnotwendig.
Jede Zelle unseres Körpers hört ständig unseren inneren Dialog. Also sollten wir bewusster mit diesem inneren Dialog umgehen und das Affengeschnatter abstellen, wenn es uns schadet. Wenn wir uns selbst bewusst bessere Fragen stellen, dann können wir unsere Gefühle leichter positiv verändern und unseren Körper schneller und müheloser heilen.

Denken Sie sich positive Fragen aus

Was macht nun den Unterschied zwischen glücklichen Menschen und Unglückswürmern? Wie wird man von der Pechmarie zur Goldmarie?
Machen Sie den Test, nehmen Sie sich Zeit und sprechen Sie mit jemandem, der ständig unzufrieden ist, einem notorischen Jammerer. Er wird Wörter wie Pech, Neid, Ärger, gemein, frustrierend, mühsam, sauer, krank, anstrengend oder schwer verwenden. Das sind die Attribute, die sein Leben bestimmen und sich wie ein Virus in seinem Gehirn festgesetzt haben.
Derjenige, der das Glück anscheinend gepachtet hat, besitzt einen völlig anderen Wortschatz. Er spricht ständig von Glück, Spaß, Liebe, Lust, Freude, Herzlichkeit und fühlt sich leicht, wohl, dankbar und schön. Du bist, was du denkst!

Denkübung:
Versetzen Sie sich in eine unangenehme Situation und stellen Sie sich folgende Fragen:

- Was ärgert mich im Moment?
- Warum bin ich so frustriert?
- Wieso ist er so gemein zu mir?

Ihr Gehirn wird schwer damit beschäftigt sein, sich Gedanken über diese Fragen zu machen und versuchen, sie zu beantworten. Unangenehme Gefühle schleichen sich ein, Stresshormone werden ausgeschüttet. Das Interessante dabei ist, dass Ihr Denkapparat keine Unterschiede macht zwischen gegenwärtiger Realität und tatsächlichem Geschehen oder frei erfundenen Fantasien.

Noch eine Übung:
Gehen Sie ein paar Schritte im Raum, öffnen Sie das Fenster und atmen Sie tief durch. Nun denken Sie über diese Fragen nach:

- Wofür bin ich dankbar in meinem Leben?
- Was kann ich tun, um mehr Spaß zu haben?
- Was ist besonders liebenswert an diesem Menschen?
- Was fasziniert mich an dieser Person?
- Was kann ich tun, um mich noch wohler zu fühlen?

Ihr Gespräch mit sich geht jetzt in eine ganz andere Richtung, nicht wahr?
Ihre Gehirnzellen senden nun auf der positiven Frequenz und die ausgeschütteten Glückshormone Serotonin, Dopamin und Oxytocin machen Sie noch freudvoller.
Formulieren Sie die nächsten Fragen, die Sie sich stellen möchten, mit stärkenden Worten wie Lust, Lernen, Lieben, wohler, unternehmen usw.
Wie fühlen Sie sich jetzt?

Es ist sehr wichtig, sich selbst bewusst zu werden, welche negativen Wörter Sie in Ihrem gewohnten Wortschatz verwenden. Erst dann können Sie einen entschärften Ersatz dafür überlegen und Wörter finden, die Sie nicht zu einem hoffnungslosen Opfer machen.
Ein sehr persönliches „Das ärgert mich" könnte man etwa ersetzen durch das eher unpersönliche „Da ist der Wurm drin".
„Ich hasse das" könnte werden zu „Ich liebe …" – das Gegenteil davon.
Aus „Das verletzt mich" machen Sie einfach „Das spornt mich an …".
Nehmen Sie nicht alles zu persönlich, stehen Sie über den Dingen und lassen Sie Unangenehmes nicht mehr Ihr Herz belasten. Allein mit Ihren Gedanken haben Sie die Macht dazu!

Schöne Gefühle machen positive Gedanken, schlechte Gefühle negative Gedanken

Bevor Sie versuchen ein Problem gedanklich zu lösen, denken Sie erst an etwas, das ein schönes, freudiges Gefühl in Ihnen auslöst: die Liebe zu Ihren Kindern oder Ihrem Partner. Vielleicht auch der letzte lustige Abend mit Freunden, an dem stundenlang gelacht wurde. Oder etwas, das Sie gerne tun und das Ihnen das Gefühl der Freiheit

oder Leichtigkeit vermittelt. Ein Lauf in der Natur, oder Sie erklimmen einen Berggipfel. Fühlen Sie diese Erinnerungen intensiv, Sie werden ein Lächeln auf Ihre Lippen zaubern. Mit diesem Gefühl und den positiven Gehirnströmen versuchen Sie nun das Problem aus einer neuen Sicht zu betrachten. Ihr innerer Dialog wird mit positiven Worten und Anregungen gesättigt und neue Perspektiven öffnen sich wie von selbst.
Unsere Überzeugungen, seien sie positiv oder negativ, beeinflussen nicht nur unsere Gesundheit, sondern jeden Aspekt unseres Lebens. Henry Ford sagte: „Ob du glaubst, du kannst es, oder du glaubst, du kannst es nicht – du hast in jedem Fall recht."

Machen Sie den Quantensprung

Egal wie lange und mit welchen Instrumenten verschiedene Wissenschaftler suchten, sie konnten weder im Gehirn noch sonst wo im Körper eine Stelle finden, an der konkret Entscheidungen getroffen werden. Man findet Bereiche im Gehirn, an denen Entscheidungen ausgeführt werden. Bereits Mikrosekunden nach ihrer Entstehung können sie isoliert und weiterverfolgt werden. Derjenige, der entscheidet, der Wähler sozusagen, ist bis heute unauffindbar.
Dieser Wähler ist überall im Allgemeinen und nirgends spezifisch. Überall im Allgemeinen, weil es unendliche Möglichkeiten gibt, und nirgends spezifisch, weil er nicht lokalisierbar ist.
Zwischen einem Gedanken und der Ausführung dieses Gedankens entsteht eine Lücke, ein kleines Zeitfenster. Genau in dieser Lücke bietet sich das Potenzial der unendlichen Wahlmöglichkeit der Aktion. Dort ist der einzige Platz, wo Veränderung passieren kann. Diejenigen, die bewusst agieren, statt nur auf die Reize der Vergangenheit unbewusst zu reagieren, machen Quantensprünge. Sie machen ihre neue Zukunft unvorhersehbar und spannend. In dieser Ungewissheit entsteht Kreativität.

Lernen Sie das Denken zu stoppen

Ein ruhiger Geist versucht nicht, Situationen oder Menschen als positiv oder negativ einzuordnen und vergleicht nicht mit Erinnerungen oder Interpretationen der Vergangenheit. Wenn Sie lernen, in der Lücke zwischen den Gedanken zu verweilen, werden Sie zum stillen Beobachter. Sie werden derjenige, der die Freiheit besitzt, in verschiedenen Situationen angemessen zu agieren, anstatt nur auf programmierte Reflexe zu reagieren.

Gedankenübung:

Schließen Sie die Augen. Folgen Sie bewusst eine Zeit lang Ihrem Gedankenfluss. Bewerten Sie nicht, ob etwas gut oder schlecht ist. Beobachten Sie nur, wie Ihre Gedanken kommen.
Jetzt stellen Sie sich eine Frage.
Woher kommt mein nächster Gedanke?
Haben Sie die Lücke bemerkt?
Nachdem Sie die Frage stellten, war eine kurze Pause. Verweilen Sie dort und warten Sie, bis der nächste Gedanke kommt.

Wiederholen Sie diese Frage regelmäßig, um den Gedankenfluss zu stoppen. Verlängern Sie die Zeit zwischen den Gedanken. Sie werden sich dort wohlfühlen. In der Lücke können Sie sich zentrieren und entspannen. Sie werden immer öfter eine kurze Pause machen, bevor Sie handeln. Diese Pause lässt Sie entscheiden, wie Sie sich als nächstes verhalten werden.

Entscheiden Sie, welchen Gedanken Sie nach der Lücke denken?
Wenn es keine Reize von außen gibt, die Sie ablenken können, werden Sie etwas Unglaubliches bemerken. Welcher Gedanke Ihnen als nächster in den Sinn kommt, wird nicht von Ihnen entschieden. Sie wissen gar nicht, welcher Gedanke das sein wird. Es kommt irgendwas. Sie wählen das aber meist nicht selbst aus. Woher kommt der Gedanke also? Gedanken kommen aus dem Feld der unendlichen Möglichkeiten. Aus dem reinen Bewusstsein des Universums.
Wir können unsere Gedanken mit bestimmten Fragen, die wir zu beantworten versuchen, steuern. Wenn wir allerdings unsere Willenskraft loslassen, dann beobachten wir, dass die Gedanken von außen angedacht werden. Reagieren wir darauf, entsteht etwas Neues. Geistesblitze oder der kreative Geist können sich entfalten. Wenn wir offen sind und es zulassen, dann werden wir gedacht.
Anhand der Atem-Meditations-Übung können Sie lernen, diesen ruhigen Geist in Ihnen weiter zu schulen. Die Stille, die man zwischen dem Aus- und Einatmen erlebt, der Moment, in dem Sie nicht atmen, ist auch der Zeitpunkt, wo das Denken für einen kurzen Augenblick aufhört. Betrachten wir etwas Wunderschönes, wie eine untergehende Sonne im Meer, sagen wir darüber: „Der Blick war atemberaubend schön." In diesem Moment verlieren wir unser Konzept von Zeit. Sie scheint stehen zu bleiben und unsere Gedanken machen eine Pause.

Selbstdialoge vermeiden

In Indien nennt man unseren inneren Dialog Affengeschnatter, weil wir niemals aufhören, mit uns selbst zu sprechen. Jetzt lesen Sie, aber nachts rattert die Mühle und im Supermarkt und auch im Auto. Wir hören nie damit auf zu überlegen: Was hat denn der gesagt oder was hätte ich noch alles sagen sollen. Genau deshalb kommen immer wieder die gleichen Gedanken in unser Gehirn, als Reflexe, 60 000 davon jeden Tag, fast alle alt und abgelutscht und von gestern. Sie können versuchen, es zu stoppen, aber das schaffen Sie kaum bewusst.
Es funktioniert nur, indem man gezielt einen Gedanken denkt, sich darauf konzentriert. Also, denken Sie ausschließlich an eine rote Rose. Geht nicht lange. Warum? Weil rote Rosen besetzt sind. Ihr Gedankenfluss fängt sofort an, alle Assoziationen, die Sie mit roten Rosen verbinden, durchzukauen. Darum gibt es Mantras: Wörter, die keine Bedeutung haben.
Nach einem entsprechenden Meditationskurs wird einem meist feierlich ein streng geheim zu haltendes „Mantra"

zugewiesen. Dieses Mantra ist ein Wort aus dem Sanskrit und wird vom frisch Eingeweihten sowieso nicht verstanden. Dieses Wort soll nun zur Meditationseinleitung monoton innerlich gesprochen werden. Da es streng geheim ist, darf es natürlich nicht laut ausgesprochen werden.

Meditation

Transzendentale Meditation nennt man diesen Prozess. Klingt mystisch, esoterisch, ist aber eine äußerst praktische Technik, um das Denken anzuhalten. Sich des negativen Gedankenmülls zu entledigen. Dieses Murmeln eines Wortes ohne ersichtliche Bedeutung hemmt alle anderen intellektuellen Gehirnaktivitäten und schirmt exogene sensorische Einflüsse ab. Dadurch gerät das Gehirn in den so genannten Alphazustand, ein Zustand absoluter Ruhe und Erholung. Eine zweite Möglichkeit, Ihre Gedanken zu stoppen, ist also, einfach etwas auf die gleiche Art ununterbrochen gedanklich dahinzudenken oder dahinzumurmeln. Sie können selbst auch ein Wort auswählen, erfinden besser gesagt. Dieses darf es allerdings in Ihrem Wortschatz noch nicht geben, es muss für Sie unbekannt sein.

Ein Wort, das leicht von der Zunge rollt, sollte es sein. Es kann auch ein ausländisches Wort sein, Sie dürfen aber die Übersetzung nicht wissen. Zum Beispiel: „enoma" oder „umini" oder „Zumia".
Sie nehmen eines dieser Wörter und sprechen dies leise, ununterbrochen vor sich hin. Zumia, Zumia, Zumia, Zumia, Zumia. Stellen Sie sich in Ihrem geistigen Auge vor, dass Z U M I A groß an die Wand geschrieben ist. Lesen Sie es und murmeln Sie es vor sich hin.
Es braucht natürlich, wie alles, Übung, um sich nur auf eine Sache konzentrieren zu können. Fangen Sie am besten damit an, wenn Sie einschlafen wollen. Denken Sie fünf Minuten lang ununterbrochen Zumia. Das Gehirn wird irgendwann vor dieser Sinnlosigkeit kapitulieren und abschalten. Üben Sie allmählich länger. Nun können Sie mit der Bahn, dem Bus oder Taxi von Termin A zu Termin B eilen und sich dabei möglichst tief entspannen. Sie schließen einfach die Augen und murmeln unmerklich und ununterbrochen Zumia vor sich hin. Die Welt existiert nicht mehr, Sie hören und sehen nichts mehr. Es gibt nur mehr Sie und das sinnlose Zumia. Kommen Sie am Ziel an, fühlen Sie sich, als hätten Sie zwei Stunden tief geschlafen. Das ist die effizienteste Art, sich zu entspannen.

Musikalische Menschen brauchen keine Wörter dazu. Sie wiederholen automatisch Musik. Sie haben ständig Melodien im Kopf. Schamanen trommeln und Sänger singen, um diesen Zustand zu erreichen. Wenn ich laufe, habe ich immer Musik im Kopf, das hat mir meine Mutter beigebracht. Sie ist Sängerin, und genauso wie sie singe ich ununterbrochen innerlich vor mich hin. Meine Füße geben den Takt an, wenn sie den Boden berühren, die Melodie kommt von allein, der Geist fängt an zu fliegen.

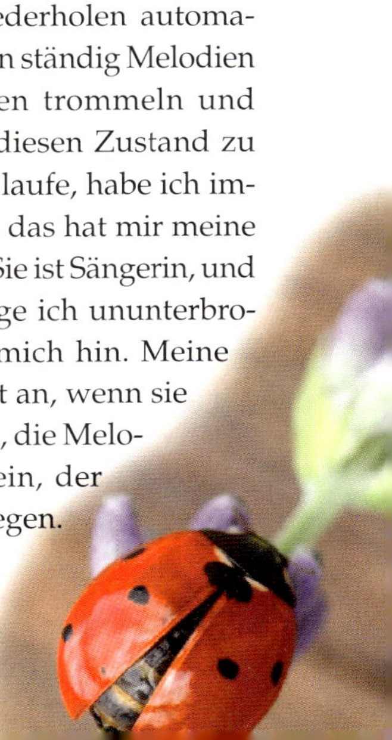

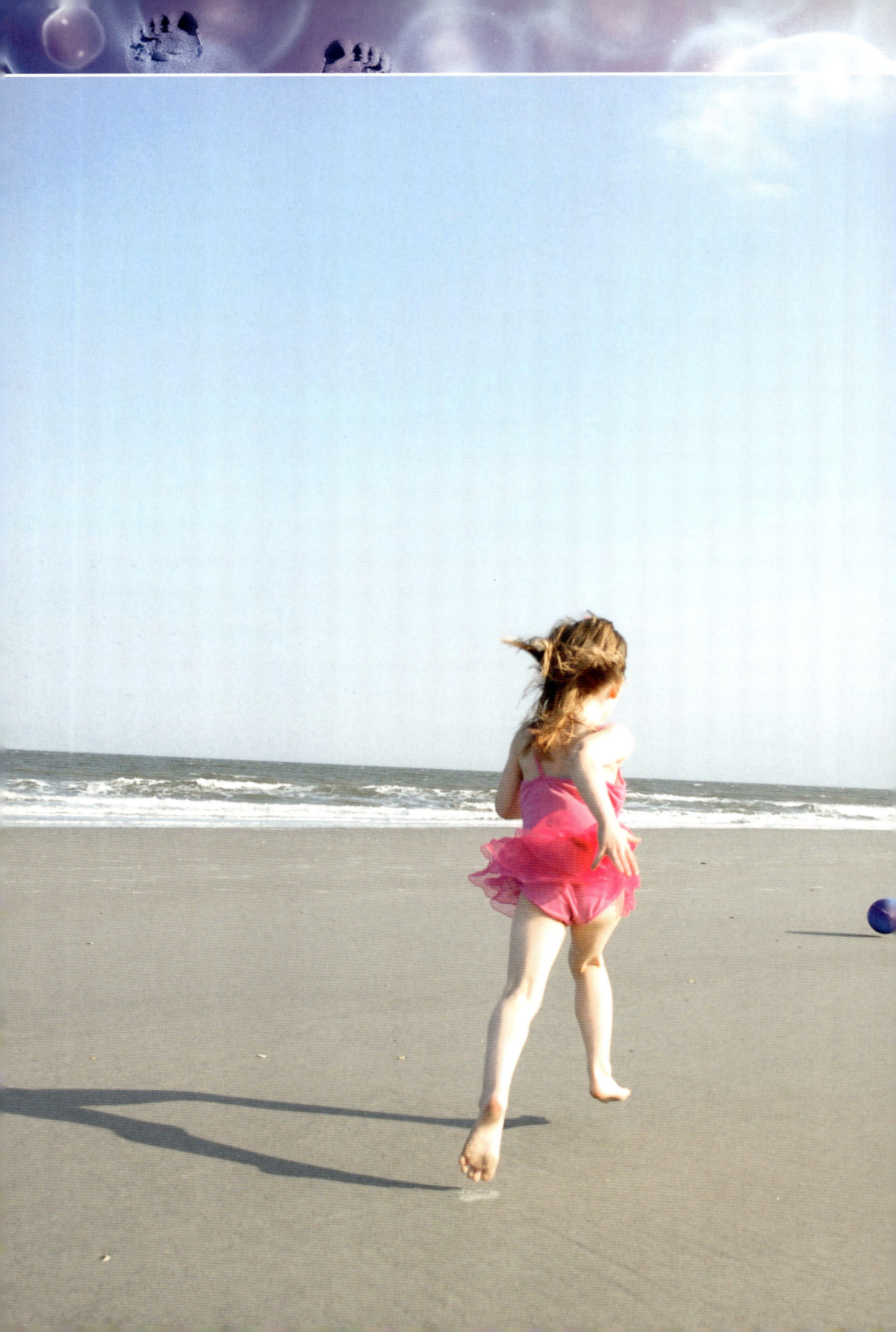

Bewegung

Bewegung ist eine Orchestersymphonie

Sie hören eine wunderschöne Symphonie, gespielt von vielen Musikern mit verschiedenen Instrumenten. Sie hören die Summe ihres Wirkens. Nur sehr schwer können Sie die Stimmen der einzelnen Instrumente heraushören, ja Sie wollen es gar nicht.

Unsere Bewegungen funktionieren ähnlich. Nur die Summe aller Aktionen von Muskeln, Gelenken, Knochen, Knorpeln, Stoffwechsel, Botenstoffen ergibt einen sinnvollen Bewegungsablauf.

Haben Sie sich jemals Gedanken darüber gemacht, was Sie tun, wenn Sie sich bewegen? Nicht nur im Sport, sondern in all den kleinen Alltagsbewegungen, angefangen vom Aufstehen in der Früh bis zu dem Zeitpunkt, an dem Sie sich wieder ins Bett legen, sind Sie ununterbrochen in Bewegung und das meist völlig unbewusst. Kein Wunder also, wenn es mal hier und mal da zwickt und die Bandscheiben, der Nacken oder auch die Knie melden, dass sie sich gar nicht mehr wohl in dieser unreflektierten Situation fühlen.

Tatsache ist: Es gibt sehr wenige Menschen, die sich Ihrer Bewegungen bewusst sind. Nicht einmal Spitzensportler können genau erklären, wie sie ihren Körper einsetzen, um ihre Leistungen zu erbringen. Balletttänzer oder Akrobaten sind diejenigen, die die größte Bewusstheit in ihren Bewegungen entwickelt haben. Und stellen Sie sich mal vor, dass jeder von uns Menschen mit demselben Potenzial geboren wurde! Was haben wir daraus gemacht?

Erst wenn wir durch eine Verletzung beeinträchtigt sind, fällt uns auf, wie schwer auch die einfachsten alltäglichen Bewegungen auszuführen sind. Unser Körper kann nur mühelos und optimal funktionieren, wenn alle Teile harmonisch zusammenwirken.

Verletzen Sie auch nur Ihre kleine Zehe, wird jeder Schritt, den Sie machen, sehr mühsam. Die Sinfonie der Bewegung ist gestört.

Der Mensch ist für Bewegung gebaut

Das menschliche Skelett ist in absoluter Perfektion dafür entwickelt, alle nur erdenklichen Bewegungen mühelos und mit großer Leichtigkeit auszuführen. Es besteht aus etwa 206 bis 214 Knochen, die fünfmal stärker sind als Stahl.

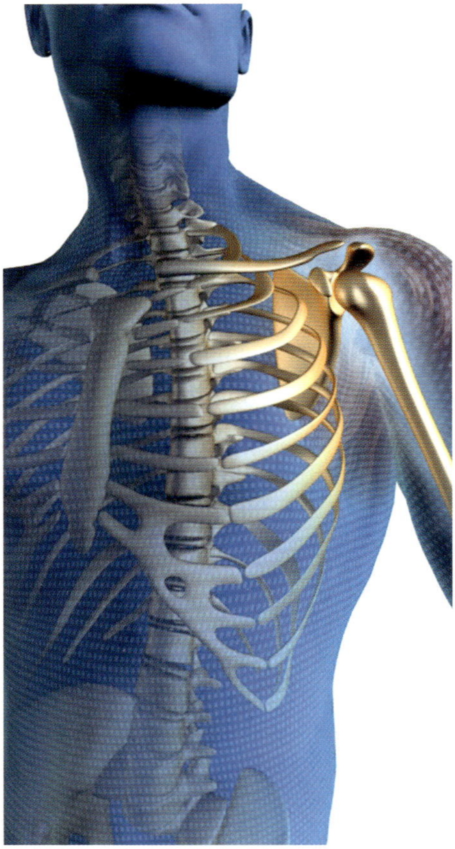

Die Anzahl variiert, da unterschiedlich viele Kleinknochen in Fuß und Wirbelsäule vorhanden sein können.

Viele Menschen behaupten beim Blick auf die Waage, dass ihre Knochen besonders schwer sind. Das können wir leider nicht bestätigen nur 10–15 Prozent unseres Gewichts beanspruchen die Knochen für sich. Bei einem 70 Kilo schweren Mann sind das gerade mal 7–10 Kilogramm. Unser Skelett fühlt sich zwar hart und permanent an, doch dieser Eindruck trügt. Es ist ständig damit beschäftigt, sich zu erneuern, je nach Gebrauch und Beanspruchung. Liegt man beispielsweise nur faul herum, baut es sich relativ schnell ab. Wird ein Arm oder Bein für einige Wochen in Gips ruhiggestellt, nimmt die Knochendichte während dieser Zeit schon signifikant ab. Allerdings geht es auch andersrum: Bei regelmäßigem Körpertraining, wie etwa beim Laufen, baut sich der Knochen je nach Belastung auch bald wieder auf. Die Stärke und Dichte eines Knochens bestimmen nur Sie selbst, sie werden beeinflusst von Ihren Gewohnheiten. Wenn der Knochen brüchig wird, weil er mehr abbaut als er zunimmt, nennen wir das Osteoporose. Über die Medien wird uns glaubhaft gemacht, das wäre eine normale Alterserscheinung. Osteoporose ist aber meist hausgemacht. Durch Bewegungsmangel, ständige oder schlechte Diäten, Alkoholkonsum, Übersäuerung, Kalzium- und Vitamin-D-Mangel wird dem Knochen mehr genommen als gegeben. Gefühle wie Angst und Wut erhöhen den Kortisolspiegel, genauso wie auch

Pessimismus und überkritisches Verhalten.
Die beweglichen Verbindungen zwischen unseren Knochen sind die Gelenke. Ihre Aufgabe besteht darin, Druck abzufangen und Kraft zu übertragen. Zwischen den einzelnen Wirbeln liegen die Bandscheiben. Sie benötigen Sauerstoff und Nährstoffe von außen, um zu überleben. Diese holen sie sich wie ein Schwamm aus der sie umgebenden Flüssigkeit. Bei Entlastung der Wirbelkette saugen sie diese Flüssigkeit in sich ein und werden entsprechend dicker, bei Belastung pressen sie die mit Stoffwechselendprodukten beladene Flüssigkeit wieder heraus und reinigen sich damit. Man kann das mit dem Ein- und Ausatmen vergleichen. Daher sind wir morgens nach längerem Liegen und entsprechender Entlastung etwas größer als abends, wenn die Bandscheiben schon zusammengedrückt und ausgequetscht sind. Wir können also sagen:
Knorpel und Bandscheiben leben durch und von Bewegung.

Jede Bewegung wirkt im Knorpel wie eine Pumpe. Dieser Vorgang hält den Knorpel, somit auch all unsere Gelenke und Bandscheiben, elastisch und gesund. Fehlt diese Bewegung, bilden sich feine Risse in der Knorpelmasse. Diese bewirken, dass die Oberfläche rau wird. Der Knorpel reibt sich ab und bildet sich zurück, er verhungert sozusagen. Das schmerzt und wird als Arthrose bezeichnet. Auch Arthrose ist keine Alterserkrankung, der man hilflos ausgeliefert ist, sie ist genauso hausgemacht wie Osteoporose. Diese Beschwerden haben aber auch nichts mit dem Altern zu tun, denn heutzutage leiden schon viele der 20-Jährigen an Gelenksarthrosen oder Bandscheibenvorfällen. Das Problem liegt vornehmlich an der fehlenden Bewegung und an falschen, belastenden Bewegungsmustern.

Wir Menschen tragen, gemeinsam mit vielen Tieren, eine der genialsten Konstruktionen in uns, die es auf diesem Planeten gibt: eine Wirbelsäule.
In Wirklichkeit ist es aber gar keine Säule, sondern eher eine Kette aus 24 beweglichen Gliedern. Diese Wirbelkette ist S-förmig gebogen und verbindet das Becken mit dem Kopf. Die größten Wirbel beginnen beim Kreuzbein und werden nach oben bis zum Kopf allmählich kleiner. Sie besitzen die Fähigkeit, sich nach vorn und seitlich zu biegen, nach hinten zu strecken und in sich drehen zu können. Die Struktur der einzelnen Wirbel ist sehr unterschiedlich gestaltet.
Die fünf unteren im Lendenbereich können sich zum Beispiel nicht so weit drehen oder seitlich bewegen, dafür aber umso weiter vor und zurück. Jeder der 12 Brustwirbel ist mit zwei Rippen verbunden, also mit 24 Rippen insgesamt. Diese Brustwirbel wiederum sind weitaus beweglicher und verfügen über die Fähigkeit, sich sehr weit zu drehen, weil sie Flächen haben, die aufeinander gleiten.
Leider missbrauchen die meisten Menschen ihr wunderbar bewegliches Rückgrat in Bewegungslosigkeit und lassen es verkümmern, zur „Säule“

erstarren. Unsere Erziehung erledigt das Weitere. Der Anspruch, sich beim Sitzen, Stehen und Gehen möglichst gerade und steif zu halten, hat katastrophale Auswirkungen auf die Bandscheiben und den gesamten restlichen Bewegungsapparat. Wie ist es möglich, eine Struktur, die gebogen ist, die keine einzige gerade Fläche hat und ausschließlich für dynamische Bewegung konzipiert ist, gerade zu halten? Das ist in sich schon ein Widerspruch. Schmerzvolle Bandscheibenvorfälle und andere Erkrankungen an Hüften, Knien oder Schultern sind die logischen Folgen. Beobachten Sie einen Schlangenmenschen in seiner Artistik, wird schnell klar, für welche enormen Leistungen unsere Wirbelkette gebaut ist. Und wir haben alle dieselbe Kette wie dieser

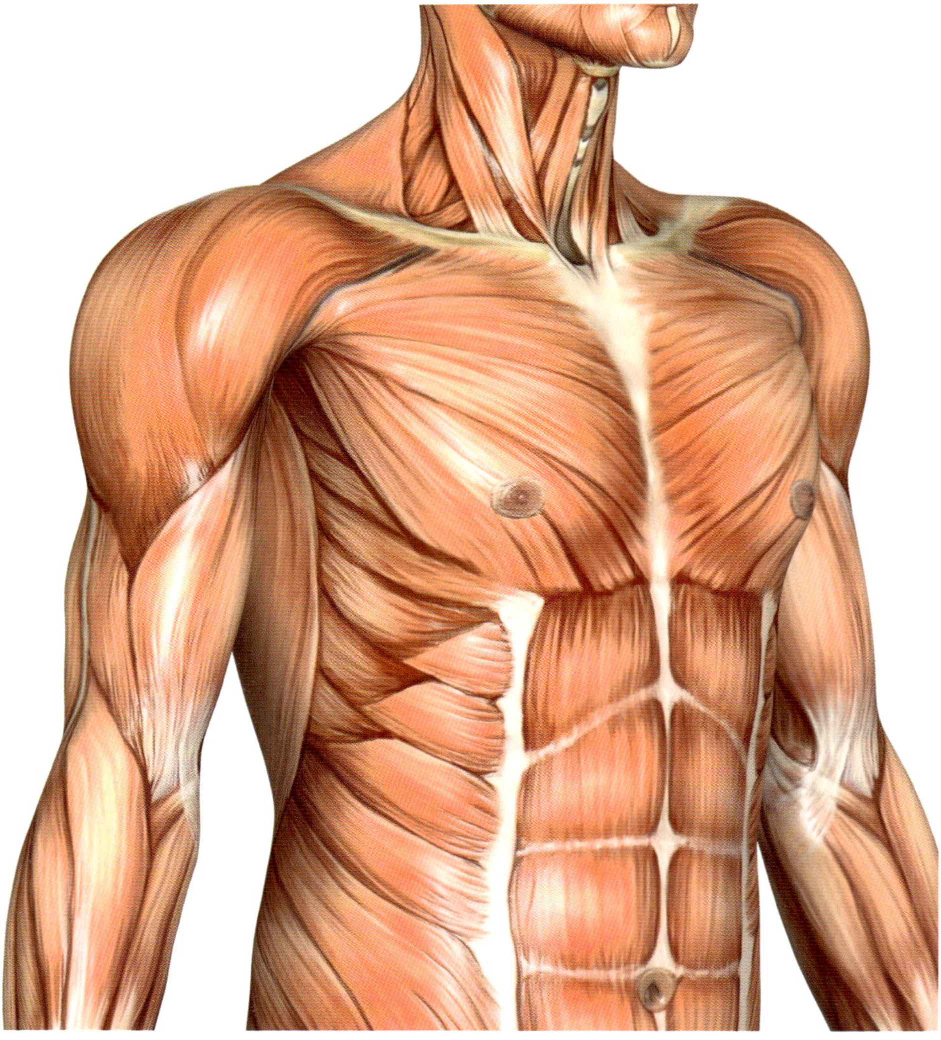

Akrobat! In der Kindheit oder im jugendlichen Alter schon fällt die erste Entscheidung, was aus Ihrem Rückgrat wird – eine bewegliche, vitale Kette oder eine erstarrte und schmerzende Säule, die Wahl liegt immer bei Ihnen. Auch jetzt ist es noch nicht zu spät. Der Körper hat, so lange er lebt, immer die Möglichkeit, sich zu regenerieren und zu verändern, sich neu aufzubauen. Sie werden vielleicht kein Schlangenmensch mehr, aber Sie werden mit Sicherheit ein gesunder, flexibler Mensch, der sein bewegtes Leben in jeder Minute genießen kann.

Muskeln bewegen das Skelett

Jeder Mensch verfügt über 665 Muskeln. Die Anordnung der Muskulatur in unserem Körper könnte kein Physiker besser konstruieren. Da sind die Muskeln, die uns aufrecht gegen die Schwerkraft halten, die so genannten Streckermuskeln oder Extensoren. Ein Beispiel dafür ist der vordere Muskel des Oberschenkels, er streckt das gesamte Bein. Oder der Wadenmuskel, der den Fuß streckt. Auch alle Muskeln des Rückens sind Streckermuskeln. Diese sind ausdauernd, haben also die Fähigkeit, lange Zeit die Spannung zu halten, und werden kaum müde. Dafür arbeiten sie aber relativ langsam im Vergleich zu den Antagonisten, den Flexoren.

Oft suchen wir den Grund für Rückenschmerzen bei den Bandscheiben, meistens jedoch kommen die Schmerzen anfangs nur durch die andauernde Überspannung der Streckermuskeln. Dadurch, dass wir unseren Rücken steif halten, uns nicht mehr in alle Richtungen biegen, bleibt die Spannung lange Zeit gleich bleibend erhalten. Nicht mal durch willentliche Entspannung lassen sie mehr los.

Bei Männern, die an Rückenschmerzen im Lendenbereich leiden, kann der Grund noch mit etwas anderem verbunden sein: mit Sex. Sie gehen beispielsweise am Abend mit einer begehrenswerten Frau aus, Ihre Erwartung steigt. Ihr Gehirn sendet schon mal alle notwendigen Signale zu Ihrer Muskulatur. Die sollte sich auf jeden Fall mal bereithalten für einen Einsatz. Dann kommt es allerdings anders, als Sie hofften. Sie gehen allein ins Bett, nur: das wissen die Streckermuskeln noch nicht. Die warten noch immer gespannt auf das, was Ihr Gehirn ankündigte und da noch kommen sollte. Diese andauernde Spannung tut weh. Die Bewegung des Lendenbereiches während des Liebesaktes könnte den Zug auf die Muskeln wegnehmen. Sobald der Zug nachlässt, verschwindet auch der Schmerz wieder.

Die Beugemuskeln oder Flexoren bewirken das Gegenteil der Streckermuskeln. Wie schon der Name sagt, beugen sie den Körper oder Teile davon. Die Muskeln des hinteren Oberschenkels beugen das Bein, die des vorderen Armes biegen den Arm. Die Bauchmuskeln rund um die Hüften und die Halsmuskeln, Hals usw. biegen den Körper. Diese Muskeln können sich schneller kontrahieren und werden auch schneller müde als die Streckermuskeln.

Die Anordnung der Muskulatur ist bei jedem Menschen gleich. Gute Bewegung ist wie eine gute Ehe: Sie kann nur optimal ablaufen, wenn die Beuger und Strecker sich ergänzen, koordinieren und harmonieren. Je besser sie das tun, desto beweglicher ist der Mensch. Wird ein Mensch jedoch steif und unbeweglich, sei es aus Bewegungsmangel, durch Krankheit oder etwa einen Unfall, dann arbeiten diese Muskeln gegeneinander, wie die Partner in einer schlechten Beziehung. Sie können das leicht fühlen, indem Sie Ihren ganzen Arm anspannen, vorne und hinten, Ober- und Unterarm. Ihr Arm wird komplett steif und fixiert sich in der gleichen Position. Jetzt können Sie Ihren Arm nicht mehr beugen.

Der Körper ist für Leichtigkeit gebaut

Nichts an der Struktur unseres Körpers deutet darauf hin, dass Bewegung mühevoll oder anstrengend sein muss. Also müssen es wohl die Gedanken und Gewohnheiten sein, die das verursachen. Mehr noch, man kann sogar sagen: Wenn Bewegung sich nicht mühelos und leicht anfühlt, dann arbeiten wir eindeutig gegen unsere Natur.
Alles in der Natur ist positiv und für mühelose Leichtigkeit angelegt. Kein Tier strengt sich an beim Laufen, kein Fisch kommt außer Atem, wenn er durch die Ozeane tausende von Kilometern schwimmt. Ich hab auch noch nie einen schnaufenden Vogel gehört – nur der Mensch macht sich sein Leben schwer.

Der Schlüssel zur Leichtigkeit und zu der Vielfalt an Bewegungsmöglichkeiten, die der Mensch zur Verfügung hat, liegt in dem hohen Schwerpunkt durch den aufrechten Gang. Wenn der Körperschwerpunkt so hoch wie möglich beibehalten werden kann, dann ist es möglich, dass sich der menschliche Körper praktisch ohne Energieaufwand in jede Richtung bewegen kann. Er kann sich extrem schnell vorwärts, rückwärts, seitwärts und um die eigene Achse drehen. Unser Körper ist im Grunde viel perfekter gebaut als der der meisten Tiere. Die können sich vielleicht schneller in eine bestimmte Richtung bewegen, haben allerdings nicht die grundsätzliche Rundum-Freiheit, die den Menschen gegeben wurde.

Übung:

Möchten Sie sich leichter bewegen? Dann gibt es einen einfachen Trick: Sie müssen nur so viele Körperteile wie möglich gleichzeitig bewegen.

Hier ein Übungsbeispiel:

- Stehen Sie auf und drehen Sie nur Ihren Kopf so weit wie möglich nach links und wieder zurück. Wie fühlt sich das an? Wie weit können Sie nach links sehen? Fixieren Sie diesen Punkt.
- Jetzt drehen Sie auf dem Fußballen die rechte Ferse weiter nach rechts.
- Während sich nun der ganze Körper nach links dreht, drehen Sie Ihren Kopf auch nach links. Wie fühlt sich das jetzt an? Können Sie jetzt weiter nach links hinten blicken?

Drehen Sie sich in einem Bewegungsfluss mit dem ganzen Körper mit, dann spüren Sie keinen Widerstand, deshalb ist das leicht. Wenn Sie nur den Kopf drehen, isolieren Sie die Bewegung des Kopfes und ziehen dabei zwei Teile des Körpers zueinander, die Schulter und den Kopf. Das bewirkt eine Konzentration von Energie in den Nackenmuskeln. Es ist nicht nur anstrengend, sondern überlastet auch die zwei Wirbel, die nun gegeneinander arbeiten müssen. So können Sie auf dem schnellsten Wege einen Bandscheibenvorfall in der Halswirbelsäule produzieren.

Experiment zum Verständnis

Ein Experiment mit einem Stück Draht hilft Ihnen, das Konzept des mühelosen und schonenden Bewegens besser zu verstehen:
Halten Sie mit dem Daumen und dem Zeigefinger die Enden eines dünnen, ungefähr 50 cm langen Eisendrahtes zwischen Ihren beiden Händen. Versuchen Sie ihn zu brechen, indem Sie beide Enden gleichzeitig zusammen- und auseinanderbiegen. Es ist kaum möglich, den Draht so zu brechen, weil Sie sein gesamtes Potenzial zum Biegen benützen.
Bringen Sie Ihre Hände ganz nah zueinander, nur mehr einen Zentimeter voneinander entfernt, und biegen dann den Draht einige Male am selben, genau gleichen Punkt hin und her. Konzentrieren Sie die Belastung nur auf diesen einen kleinen Teil des Drahtes, er bricht in wenigen Sekunden.

Das könnte auch eine Ihrer Bandscheiben sein! Jetzt wissen Sie, wie man sich Probleme mit der Wirbelkette und den dazugehörenden Bandscheiben ganz einfach selbst machen könnte. Oder aber auch, wie diese zu vermeiden sind. Wir müssen nur die gesamte Kette von Wirbeln gleichzeitig in Bewegung bringen – jeder Wirbel muss beteiligt sein. Dafür haben wir sie bekommen, dafür sollten wir sie auch nützen. Ob wir uns drehen, beugen, strecken oder seitlich biegen, spielt keine Rolle. Das ist die beste Möglichkeit, das volle Potenzial unseres Körpers, den wir als Kinder hatten, wiederzuentdecken.

Der älteste Teilnehmer meiner Gentle-Moving-Seminare war 82 Jahre alt. Und genau wie die anderen Menschen, die zu mir kamen, wurde auch er innerhalb kurzer Zeit wieder beweglich und schmerzfrei. Nebenbei bemerkt, gründete er im Anschluss an das Training eine Seniorenlaufgruppe und trainiert diese heute noch!

Es ist nie zu spät, wieder in Schwung zu kommen – Ihr Körper verzeiht Ihnen vieles und wartet sehnsüchtig auf die Wiederentdeckung Ihrer Beweglichkeit!

In den Kapiteln der Bewusstseins-Übungen werden Sie die Beweglichkeit Ihres Körpers verbessern, indem Sie Ihre Wahrnehmung schulen. Grundfunktionen des Körpers wie drehen, seitlich oder nach vorne biegen und strecken werden verbessert und erleichtert.

Gefühle verändern Körperhaltungen

Der menschliche Körper und seine Art sich zu bewegen ist manifestierter Ausdruck seiner Gedanken und Interpretationen.

Stellen Sie sich eine ängstliche Person vor. Sie ist vielleicht gebückt, ihre Schultern sind nach vorne gebeugt? Geht sie knieweich, vorsichtig und langsam?

Die Reaktion auf Angst löst im Körper die Zusammenziehung sämtlicher Flexoren, besonders der im Bauchbereich, aus. Die Angst sitzt uns im Nacken und im Unterleib. Bei Hunden ist das ganz deutlich zu beobachten: sie ziehen auf der Flucht den Schwanz ein, in extremer Panik verlieren sie Kot und Urin, ihre Nackenhaare stellen sich auf, wenn sie ängstlich sind. Genau so hätten wir früher mal auch ausgesehen. Nun haben wir aber Nackenhaare und Schwanz im Laufe der Evolution verloren, unsere Muskeln sind allerdings noch an derselben Stelle geblieben. Auch die Reaktion im Gehirn, die Ausschüttung von Kortisol und Adrenalin, hat sich nicht verändert. Die körperlichen Reaktionen sind die gleichen geblieben. Wir verspannen uns, man wird automatisch kleiner und steifer. Die Atmung wird angehalten und der Puls beschleunigt. Bei starker Angst, wie etwa Panikattacken, folgen Schweißausbrüche, Herzrasen bis hin zu Ausscheidung von Urin. Wenn sich jemand vor lauter Angst in die Hose macht, haben die Streckermuskeln im Rücken losgelassen.

Übrigens: Menschen, die an chronischer Obstipation leiden, haben sehr oft das Problem, sich nicht mehr gut genug biegen zu können. Ihre überspannten und verhärteten Streckermuskeln im Rücken hemmen das Biegen. Bevor es Sitztoiletten gab, musste man tief in die Hocke gehen, um sich des Abfalls zu entledigen. Allein der mehrmalige tägliche Toilettengang trug schon zur Erhaltung der Flexibilität bei. Damals dachten wir noch, die Südländer, bei denen sich diese Toiletten am längsten hielten, seien unzivilisiert, gab es doch nur ein Loch im Boden und auf beiden Seiten Abstellplätze für die Füße.

Jetzt haben wir unseren hohen Thron und müssen immer mehr Zeit darauf verbringen, weil nichts mehr passiert. Altersheime werden mit noch höheren Toilettensitzen ausgestattet, um die Ausscheidung noch mehr zu behindern.

Dabei haben wir Menschen noch immer den Ausscheidungsreflex wie vor Urzeiten in uns. Durch das Nachvornebiegen und die Berührung der nackten Oberschenkel mit der Bauchdecke wird die Ausscheidung angeregt und alles passiert leicht und automatisch. Dafür müssen Sie sich tief bücken und in die Hocke gehen. Also „Zurück zur Natur" wäre die Devise. Sollten Sie die Möglichkeit haben, Ihre Toilette baulich zu verändern, hängen Sie den Sitz niedriger oder stellen Sie die Füße mittels eines kleinen Podests höher. Ihr Darm wird es Ihnen danken.

Die innere Haltung spiegelt sich in unserem Auftreten

Stellen Sie sich eine Person vor, die offen und fröhlich ist, keine Sorgen hat. Wie würde die gehen? Ist sie aufrecht? Sind ihre Schultern stolz nach hinten unten gezogen? Geht sie schwungvoll und leichtfüßig? Wie ist ihr Gesichtsausdruck?

Egal ob jemand arrogant, niedergeschlagen, nervös, unsicher oder glücklich ist, unsere Muskeln verändern unser Skelett und die Mimik so, dass unsere Gefühle kongruent mit unserer Haltung und unseren Gedanken sind. Der gesamte Körper ist somit eine Darstellung unserer Gefühle und Gedanken. Wie innen, so außen. Auch im Gesicht lassen die kleinsten Muskelzuckungen, wie etwa ein kurzes Blinzeln, die Mundwinkel nur einige Millimeter weiter nach unten gezogen, auf Gefühlsregungen schließen, die wir zu verbergen versuchen. Der Mensch verfügt über mehr als 10 000 Gesichtsausdrücke, die von 43 Muskeln gesteuert werden. So entstehen für Sekundenbruchteile so genannte Mikroausdrücke, wer sie zu deuten weiß, ist dem Gegenüber einen Schritt voraus. Der US-Psychologe Paul Ekman hat seine jahrzehntelange Forschungsarbeit darüber in einer Art Enzyklopädie der Menschenkenntnis, dem Facial Action Coding System, dokumentiert.

Eine Fähigkeit, die jeder lernen kann, vorausgesetzt, man weiß, wo genau die unbewussten Body Tells auftreten.

Die schnellste und effektivste Möglichkeit, die der Mensch hat, um seine Gefühle zu verändern, ist durch Bewegung. Verändern wir unsere Haltung, regt sich sofort ein anderes Gefühl in uns. *Wie außen, so auch innen.* Mit diesem neuen Gefühl kommen andere Gedan-

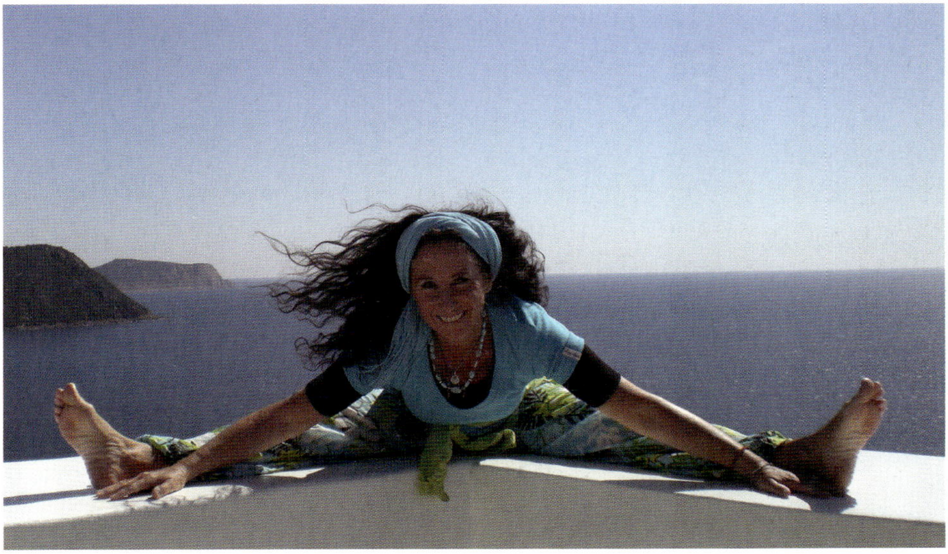

ken und Wahrnehmungen, die unser gesamtes Leben verändern können.

Somit finden jeder Gedanke und jedes Gefühl ihren Ausdruck in der Bewegung – ob große Muskelbewegungen, ausgelöst durch Angst oder Wut, oder kleinste Veränderungen der Pupille, verursacht durch einen vorüberziehenden Gedanken.

Alle Ausführungen unserer Bewegungen sind im Gehirn gespeichert. Wir erkennen verschiedene Menschen nicht nur an ihrer unterschiedlichen Hautfarbe oder dem Haar, sondern auch durch die Einzigartigkeit, wie sie stehen, gehen, laufen, der Gestik der Hände usw. Unsere Gewohnheiten prägen unsere Individualität. Bewegungsmuster, die wir irgendwann mal erlernt haben, sind in unserem Gehirn gespeichert. Wollen Sie aufstehen, dann feuert das Gehirn Impulse ab, die durch das Nervensystem zu den Muskeln gelangen. Sie aktivieren die Muskulatur und bewegen damit das Skelett.

Wie wir schon bei unseren Denkgewohnheiten erkannt haben, sind es auch genau diese gewohnten Bewegungsmuster, die sehr vielen Menschen Probleme verursachen.

Die Zahlen sind beeindruckend:

- 90 Prozent aller Europäer leiden irgendwann unter Rückenschmerzen.
- 82 Prozent der Bevölkerung leiden unter chronischen Problemen oder Erkrankungen am Bewegungsapparat.
- 50 Prozent aller Frührenten werden aufgrund von Wirbelsäulenbeschwerden genehmigt.

Alleine in Deutschland entstehen dadurch jährliche Kosten von über 25 Milliarden Euro. Die Belastung für Kranken- und Pensionsversicherungen und der volkswirtschaftliche Schaden sind enorm, Tendenz steigend, denn die Menschen leben immer länger mit den Erkrankungen, und dazu werden die Patienten immer jünger. Inzwischen sind sogar oft schon Schüler davon betroffen.
Wie immer machen wir es uns leicht, indem wir einen anderen Schuldigen dafür suchen, um von uns abzulenken. Zum Feind von außen wird der Arbeitsplatz, der schuld sei an unseren Problemen. Man sitzt zu viel oder muss zu schwer heben.
Der Bürosessel ist schlecht oder irgendwelche andere äußere Umstände tragen dazu bei, dass sich Schmerzen entwickeln.
Allein die Tatsache, dass wir sitzen oder dass wir schwer heben, ist aber nie der Grund für Beschwerden, sondern wie wir sitzen und wie wir heben. Machen wir zusätzlich zum Erlernen neuer alltäglicher Bewegungsmuster auch noch Ausgleichsbewegungen und Entspannungsübungen, können wir selbst vieles verbessern.
Auf der Suche nach einem Schuldigen für diese Misere müssen wir uns schon selbst an der Nase nehmen. Meist verursacht unsere gewohnte Art des Bewegens den Großteil der körperlichen Beschwerden. Sie ergeben sich immer

aus einer Kombination von zu wenig Bewegung, falschen Bewegungsmustern, schlechter Körperhaltung, psychischen Belastungen, Rauchen, Alkoholkonsum und vitalstoffloser Ernährung.

Das Gehirn wächst

Das Gehirn ist äußerst anpassungsfähig. Viele meinen, es ist einfach ein Körperteil aus Materie, der genetisch vorprogrammiert ist, bis ins Alter unverändert bleibt und dann langsam seine Fähigkeiten verliert. Doch hier kommt die erfreuliche Nachricht für alle: Es gibt kein genetisch vorprogrammiertes, altes und dummes Gehirn! Jetzt beweist die Forschung, dass genau das Gegenteil der Fall ist.

Das Gehirn sieht jeden Tag anders aus. Es bildet täglich neue Neuronen. Mit jeder Erfahrung, die wir machen, verdrahtet sich dieses gigantische Netzwerk neu.

Darin liegt der Grund, dass wir unser ganzes Leben lang lernen können. Ja, sogar bei über Hundertjährigen haben Wissenschaftler diese Lernfähigkeit festgestellt. Durch die Erfindung des Kernspintomographen können Forscher auch in Ihr Gehirn blicken. Es gibt also keine Ausreden mehr, eine neue Sprache, eine neue Sportart, ein Instrument, singen, tanzen, malen oder was auch immer zu erlernen, selbst wenn Sie sich schon im fortgeschrittenen Alter befinden.

Jeder Mensch kann zu jeder Zeit Neues erlernen, wir müssen es nur wollen!

Möchten Sie Ihr Erinnerungsvermögen verbessern? Dann verwenden Sie einen Tag lang nur Ihre linke statt der gewohnten rechten Hand. Oder umgekehrt natürlich, wenn Sie Linkshänder sind. Bei jeder ungewohnten Bewegung, die Sie ausführen, ist das Gehirn gezwungen, neue Netzwerke aufzubauen. Und weil das Nervensystem hauptsächlich mit Bewegung beschäftigt ist, werden geistige Fähigkeiten wie schon das einfache Merken einer Einkaufsliste um ein Vielfaches verbessert. Das haben Forscher in zahlreichen Experimenten bewiesen.

Manager, Unternehmer und auch der deutsche Gedächtnisweltmeister Gunther Karsten schwören auf das Jonglieren, um ihre Denkleistung zu verbessern. Drei Bälle oder Orangen in die Luft zu werfen und wieder zu fangen, lässt einen Strom von elektrischen Blitzen durch das Gehirn rasen. Die Sprachleistung, die Merkfähigkeit, die Konzentration, die Feinmotorik und auch Ihre Reaktionsfähigkeit werden simultan verbessert. Das klingt doch nach Quantensprung, oder was meinen Sie?

Das Gewohnheitstier Mensch wird also gescheiter, älter, leistungsfähiger und fitter, einfach nur dadurch, dass es seine Gewohnheiten verändert und irgendetwas Neues auf eine ungewohnte Art macht. Gehen wir immer dieselben Wege, bleiben wir fixiert auf eine Art des Handelns, und unser Frontallappen im Vorderhirn schläft ein. Neuronen werden relativ schnell abgebaut. Das Gehirn arbeitet also nach dem „Use it or lose it"-Prinzip – nutze es oder verliere es. Das ist eine Sensation; wenn Sie kein kleines Schrumpelhirn besitzen möchten, müssen Sie sich nur verändern, so einfach ist das! Einen kleinen Haken gibt es allerdings noch …

Denn Sie wissen nicht, was und wie Sie es tun

Wissen Sie, wie Sie gehen? Dass Sie gehen, wissen Sie. Aber auch wie? Wie genau kommen Sie überhaupt vorwärts? Gut, Sie wissen, dass Sie einen Fuß vor den anderen setzen, aber bewegen sich auch Ihre Schultern und Ihre Hüften dabei mit? Und wenn ja, wie genau? In welchem Bereich wird die Wirbelsäule gedreht? Erfreuen Sie sich bei jedem Schritt eines beschwingten, geschmeidigen Ganges, der Ihre Mitmenschen beeindruckt? Oder sind Sie eher einer der vielen „Hatscher", denen man am Gang schon ihr belastendes Leben ansieht?
Gehen ist physisch gesehen eine sehr komplexe Bewegung, an der der gesamte Körper beteiligt sein muss. Wie jeder Bewegung, die einmal erlernt wurde und nun den Rest unseres Lebens automatisch abläuft, schenken ihr die meisten Menschen kaum Aufmerksamkeit. Im Grunde hoffen wir nur, dass alles einigermaßen funktioniert, mehr wollen wir gar nicht wissen. Die einfachsten alltäglichen Bewegungen sind für die meisten Menschen ein unerforschtes Mysterium. Wir haben nicht die leiseste Ahnung von dem, was wir tun. Was im Gehirn einmal gespeichert ist, wird nur mehr reflexartig ausgeführt. Und darin steckt die größte Gefahr, wie auch gleichzeitig das meiste Potenzial. Erst wenn wir durch Verletzungen eingeschränkt sind, überlegen wir, wie wir Handgriffe ausführen oder schmerzfrei gehen können.
Nicht nur, dass wir nicht wissen, wie wir gehen, wir wissen grundsätzlich sehr wenig über uns selbst, unsere Gedanken und unsere Bewegungsmuster. Der Grad unserer Bewusstheit spielt dabei eine entscheidende Rolle. Wir haben erst die Möglichkeit etwas zu verändern, wenn wir uns bewusst werden, wie wir Dinge tun. Damit können wir zur freien Wahlmöglichkeit gelangen und sind nicht mehr in unseren Gewohnheiten gefangen. Wir werden der Regisseur in einem bewegten Leben.

Das Licht geht auf

Spürübung:

Setzen Sie sich ganz vorne auf die Kante eines Stuhls und stehen Sie einfach auf. Nun setzen Sie sich wieder hin. Jetzt stehen Sie bitte noch mal auf, diesmal aber ganz langsam. Wie viel Kraft brauchen Sie, um aufzustehen? Spüren Sie die in den Oberschenkeln?
Setzen Sie sich wieder und versetzen Sie Ihre Füße zehn Zentimeter weiter nach hinten, also weiter unter Ihren Stuhl. Stehen Sie wieder auf und beobachten Sie dabei, ob Sie jetzt weniger Kraft brauchen als vorher.

Versuchen Sie nun die Füße viel weiter nach vorne zu stellen, als Sie sie zu Anfang hatten, bevor Sie aufstehen. Ist das anstrengender?

Probieren Sie auch andere Positionen der Füße aus. Welche Fußstellung braucht aus Ihrer Sicht am wenigsten Kraft zum Aufstehen? Ist es leichter aufzustehen, wenn die Füße und Knie zusammen sind oder weiter auseinander? Experimentieren Sie mit dieser Aufgabenstellung. Haben Sie die optimale Position für Ihre Füße gefunden, dann stellen Sie sich vor, dass ein Faden an Ihrem Scheitel befestigt ist. Dieser Faden zieht Sie in einem schönen Bogen zuerst nach vorne und dann nach oben. Die Vorstellung zieht Sie aus Ihrem Stuhl und über Ihre Füße. Wie fühlt sich das jetzt an? So leicht kann Aufstehen (und alles, was Sie tun) sein!

Vergleichen Sie nun das neue Aufstehen mit Ihrer alten Aufsteh-Gewohnheit. Was fällt Ihnen auf? Was gefällt Ihnen besser? Möchten Sie vielleicht auch wissen, wie Sie sich dabei besonders anstrengen könnten? Dann stellen Sie sich vor, dass jemand seine Hand auf Ihren Kopf legt und Sie nach unten in den Stuhl drückt. Stehen Sie jetzt auf. Bitte schön. Jetzt können Sie wählen, was Sie lieber empfinden wollen. Leicht oder schwer – Ihre Bewegungen und Ihr gesamtes Leben liegen in Ihren Gedanken.

Diese Demonstration zeigt uns, wie wir die Wirkung der Schwerkraft auf uns ändern können. Wir können sie nutzen, indem wir die Füße näher unter unseren Schwerpunkt stellen, oder wir können dagegen kämpfen, indem wir die Kniewinkel vergrößern. Verglichen mit kleinen Kindern, führt der Großteil der erwachsenen Menschen in unserer Kultur fast alle Bewegungen auf eine schwere, anstrengende Art aus. Diese wird gewohnheitsmäßig ein Leben lang beibehalten, ohne darüber nachzudenken. Wir meinen zu wissen, dass Gefühle, die wir haben, wenn wir uns bewegen, die Realität seien. Wir könnten sie aber genauso schnell ändern, wie wir unsere Kleidung wechseln können, in der Absicht, uns irgendetwas leichter zu machen. Ein Mehr an Anstrengung wird von unserem Körper nicht belohnt und bedeutet auch nicht, dass es uns damit besser geht. Im Gegenteil: leichter ist immer auch schonender und vor allem vergnüglicher.

Sind Sie mit der Einstellung „Ohne Fleiß kein Preis" aufgewachsen? Diese Ansicht haben Sie in Ihrem Gehirn eingeprägt und sie ist in jeder Ihrer Handlungen präsent. Nicht nur das einfache Sich-Erheben aus dem Stuhl, sondern auch jeder Handgriff, den Sie machen, wird immer anstrengender sein, als es physiologisch notwendig wäre. Diese Anstrengung, die Sie fühlen, ist blockierte Energie, die Sie nicht fließend in Bewegung umsetzen. Wir wissen aus der Physik, dass Energie niemals verloren geht. Energie kann sich nur transformieren. Diese Energie wird in Ihnen umgewandelt in Muskelverhärtungen – und die machen Ihre Gelenke und Knorpel kaputt.

Wir bewegen uns so, wie wir denken

Menschen gehen, wie sie denken, je nach Ihrem Selbstbild. Nehmen wir an, dass Sie der Überzeugung sind, dass Sie ein schweres Leben haben. In dem

Fall gehen Sie auch mühevoll und schwerfällig. Sie spüren diese Mühe buchstäblich bei jedem Schritt. Vielleicht fühlen Sie das auch gar nicht mehr, weil Sie sich schon so sehr an diese Belastung gewöhnt haben, dann melden auf alle Fälle Ihre Füße, Knie, Hüften oder Bandscheiben, dass da was nicht stimmt mit Ihrem Gang!
Wenn Sie glauben, sich ständig beweisen zu müssen, strecken Sie Ihren Brustkorb übertrieben nach vorne: schöne Grüße von den Bandscheiben.
Wie schon gesagt, ob man schüchtern, motiviert, ängstlich, demütig, selbstbewusst, traurig oder glücklich ist, das Gefühl ist immer kongruent mit der Art, wie man sich bewegt. Menschen, die gewohnt sind, schlampig zu gehen, fühlen sich in der Regel unmotiviert und lustlos. Die meisten Jugendlichen hatschen so tagein, tagaus zur Schule und retour.
Interessant dabei ist, dass jeder Mensch seinen Gang als korrekt, meist auch ansprechend empfindet, weil er ihn eben gewöhnt ist und vor allem: Er hat ihn noch nie gesehen! Kaum jemand macht von sich regelmäßig Videoaufnahmen in Bewegung, um sich selbst einschätzen zu können. Glauben Sie mir, Sie würden überrascht sein. In meinen Seminaren machen wir gleich zu Beginn individuelle Video-Aufnahmen der Geh- und Laufbewegung – die meisten Teilnehmer sind entsetzt von ihrem schweren, belastenden Bewegungsstil! Manchmal erkennen sie sich gar nicht und denken, bei ähnlicher Bekleidung, das wäre ja doch ganz bestimmt ein anderer Seminarteilnehmer!
Das Problem liegt auch hier in der fehlenden Selbstbewusstheit des Menschen. Das Selbstbild, das wir von uns haben, hat mit dem Fremdbild kaum was zu tun. Wenn Menschen das erste Mal ihre Stimme auf einem Tonband hören, sind fast alle ungläubig überrascht. Genau so ist es, wenn Leute sich das erste Mal auf einem Video gehen oder laufen sehen. Das Ziel ist, unser Selbstbild mit unserem Fremdbild möglichst großflächig zu vereinen.

Reduzieren wir die Anstrengung

Menschen verwechseln Bewegung mit Sport, und bei Sport denken viele an Anstrengung, Disziplin und Leistung. Erinnerungen aus dem Schulsport kommen hoch, die meist auch keine Lust an der Bewegung vermitteln. Einen sehr wichtigen Unterschied zwischen Bewegung und Sport müssen wir hier festhalten: Um Sport zu treiben, müssen wir uns bewegen. Wenn wir uns bewegen, können wir alles mit unserem Körper tun, was uns Spaß macht. Das kann Sport sein in einem Wettkampf, wo man sich mit anderen vergleicht. Es kann aber auch einfach die Leichtigkeit und Schwerelosigkeit sein, die man beim Laufen in der Natur, beim Schwimmen, Tanzen, Inlineskaten oder Spielen und Toben mit Kindern spürt.
Wenn wir realisieren, dass Krankheiten in uns schon bei negativen Gefühlen wie Schwerfälligkeit und Lustlosigkeit keimen, dann können wir viel schneller

etwas dagegen tun. Wir müssen nicht erst warten, bis Schmerzen entstehen und Krankheiten sich manifestieren.
Ich bat eine Gruppe von Seminarteilnehmern sich vorzustellen, dass sie zehn Jahre alt seien und im Kreis zu gehen. Danach sollten sie sich als Siebzigjährige vorstellen und in dem Gefühl weitergehen. In der einen Minute hüpften sie leichtfüßig, locker, rhythmisch und schnell durch den Raum. Gleich darauf tapsten sie fragil, langsam, gebückt und unsicher umher. Das kleine Experiment zeigte mir, dass wir uns so bewegen, wie wir und die Gesellschaft es altersgemäß von uns erwarten. Die Teilnehmer hätten auch in der Vorstellung der alten Person leicht und locker umherspringen können. Doch niemand aus der Gruppe machte das! Unsere Erwartung vom Leben hängt davon ab, was wir um uns herum sehen.

Als Kind sind Sie über Zäune geklettert, als Jugendlicher über Zäune gesprungen und als Erwachsener machen Sie das Türchen auf und gehen durch. Wir verhalten und bewegen uns nach unserer altersgemäßen Vorstellung. Nur nicht auffallen und immer schön in den gesellschaftlichen Rahmen passen. Mir fällt dazu ein, wie meine Mitmenschen jedes Mal irritiert schauen, wenn ich vorm Supermarkt mit Anlauf schwungvoll auf den leeren Einkaufswagen springe, um ihn zurück in die Schlange zu fahren. Solch ein Spaß ist für einen erwachsenen Menschen beinahe verboten! Und ich gebe zu, außer mich und meine Frau habe ich auch noch keinen anderen Erwachsenen dabei erwischt! Schade eigentlich!

Erst kürzlich ist uns etwas Interessantes passiert: Meine Frau geht in den Blumenladen ums Eck. Die Inhaberin, die sie schon längere Zeit kennt, erzählt ganz freudig, dass sie unsere Tochter, die meiner Frau so ähnlich sähe, jeden Morgen mit mir auf den Inlineskates an ihrem Geschäft vorbeisausen sieht. Nun sehr spannend, wir haben nämlich gar keine Tochter! Da in ihrem Kopf eine erwachsene Frau nicht mehr auf Skates gehört, hat sie Moana der Einfachheit halber in unsere um 20 Jahre jüngere Tochter verwandelt. Das passt dann

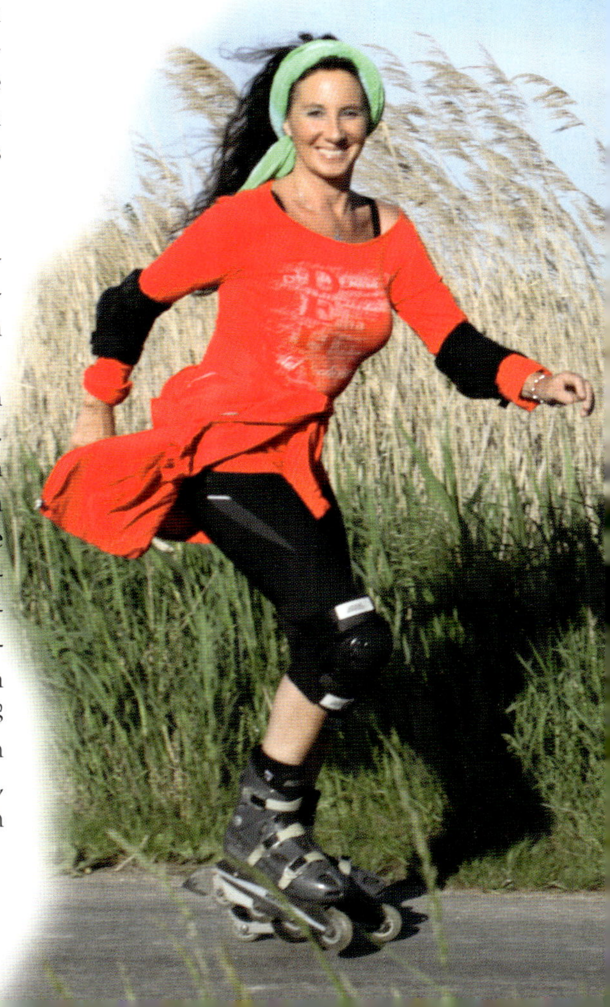

wieder in ihr Bild von Bewegung für eine bestimmte Altersgruppe – und die Welt ist in Ordnung.

Älter werden heißt also, sich wie ein alter, ernsthafter Mensch zu bewegen und zu verhalten. Mein Appell an Sie: Spielen Sie da bitte nicht mit! Bremsen Sie das Älterwerden einfach aus. Lernen Sie sich leicht und beschwingt zu bewegen. Lernen Sie einen neuen Tanzschritt, der Ihnen gefällt, laufen Sie, hüpfen Sie, spielen Sie. Lassen Sie einfach kein Altern in Ihren Körper.

Die erträgliche Leichtigkeit des Seins

Ich war zu einem Familienfest eingeladen und konnte dort eine interessante Beobachtung machen: Eine alte Dame ging langsam am Stock, sehr vorsichtig, ja sogar ängstlich, und setzte sich mühevoll an den großen Tisch der Geburtstagsfeier. Sie war buckelig und sah gebrechlich aus. Während die anderen Familienmitglieder aßen, tranken und tanzten, saß sie alleine da und starrte mit leblosen Augen auf ihren Teller. Nach einer Weile bat ein älterer, aber noch flotter Verwandter sie zum Tanz. Er half ihr auf und ging Arm in Arm mit ihr auf die Tanzfläche. Die Band spielte einen langsamen Walzer und vor meinen Augen begann eine Transformation, die ich selbst so noch niemals zuvor beobachten konnte. Ihre ersten Schritte waren noch holprig, dann aber, ganz langsam, wurde sie schwungvoller, bis sie schwebend mit ihrem Partner im Tanz verschmolz. Die alte Frau richtete sich immer mehr auf, ihr Kopf streckte sich in die Höhe und ihre Augen begannen zu glänzen. Die Musik und der Tanz veränderten regelrecht ihren gesamten Körper, es schien, als wäre sie wieder jung und beweglich wie vor vielen Jahren. In ihrer Freude vergaß sie völlig, wer sie war, und tanzte leichtfüßig über das Parkett. Sobald der letzte Ton des Walzers erklang, sackte die Frau wieder in sich zusammen. Der Mann nahm die alte Dame in seinen Arm und half ihr zurück auf ihren Platz. Etwas später starrte sie wieder mit müden Augen auf ihren Teller, als wäre nichts gewesen.

Wie konnte das

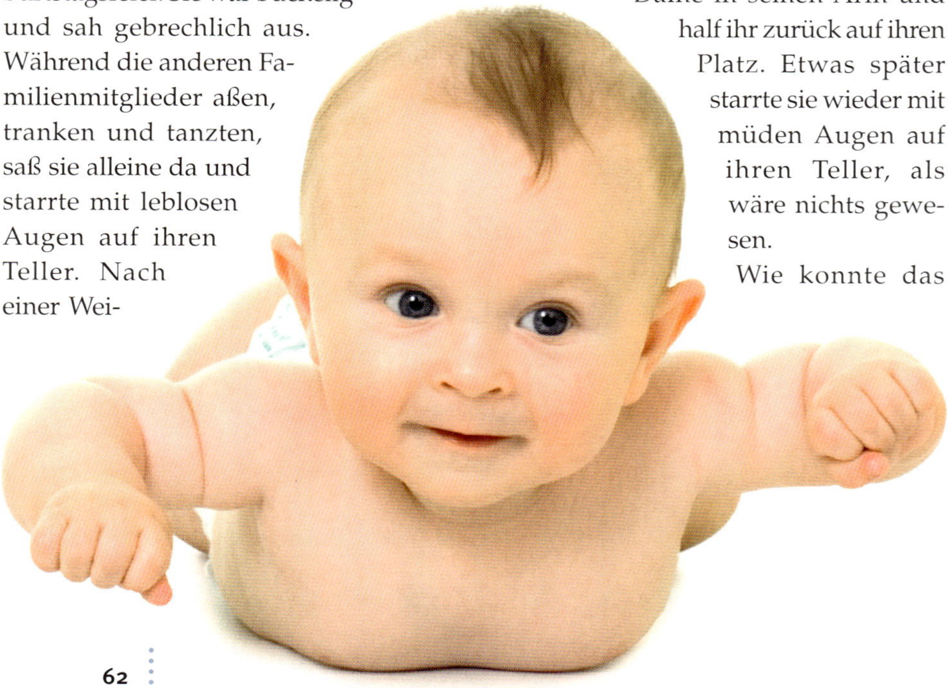

passieren? Die Walzermusik versetzte sie in ihre Jugend zurück. In dem Moment vergaß sie, wie alt sie war, und das veränderte ihre gesamte Haltung. Das Ende des Tanzes brachte die Erinnerung an ihre – von der Gesellschaft erwartete – Identität zurück: die einer langsamen, gebrechlichen, des Lebens müden, alten Frau.

Wie alles begann

In unseren ersten Lebensjahren waren wir selbstbestimmt. Wir entschieden, notfalls durch lautes Schreien, wann wir essen wollten und wie viel. Auch wann und wie lange wir schliefen, konnten wir bestimmen. Wir entdeckten unseren Körper, unsere Bewegungen und unsere Bedürfnisse in unserem Rhythmus. Wir formten unsere Knochen und stärkten unsere Muskeln. Wir entdeckten die leichteste Art des Bewegens – Hüpfen, Laufen, Gehen, Werfen, alles durch Versuch und Irrtum.

Als wir alt genug waren, um zu verstehen, was der Unterschied zwischen Richtig und Falsch ist, uns zwischen Lob oder Tadel und Strafe entscheiden mussten, haben wir von unserer Umwelt gelernt, das Richtige zu tun und das Falsche zu vermeiden. Die lustvolle Entdeckungsreise war zu Ende, der Ernst des Lebens ergriff von uns Besitz. „Still sitzen, nicht mit dem Sessel schaukeln, nicht herumrennen, ruhig sein“, nicht auffallen, nicht mehr neugierig sein war von nun an die Devise. Erziehung bedeutet im Klartext, sich so zu verhalten, wie es die meisten Menschen in der Gesellschaft, in der wir leben, tun. Alles verläuft nach Regeln, in für die Mitmenschen angenehmen und praktischen Bahnen. Sobald alle von uns erwarteten Funktionen durch Wiederholung im Gehirn gespeichert sind, läuft das Programm so gut wie automatisch. Meist ein Leben lang. Man wird in einer bestimmten sozialen Realität fixiert.

Eine Erziehung, die fordert, das Richtige zu tun und das Falsche zu vermeiden, ist ein großes grundlegendes Problem in unserer Kultur, weil sie nur die alten Gewohnheiten der Vergangenheit auf die nächste Generation überträgt. Das erschwert es den Menschen, ein besseres, schöneres Leben für sich selbst zu entdecken, sich weiterzuentwickeln und diese Flexibilität dann auch wieder an ihre Kinder weiterzugeben. Schlechtes Gewissen und Schuldgefühle kommen hoch, wenn man ausbricht, anders lebt, anders denkt, als es von einem erwartet wird. Das Festhalten am Erlernten hemmt uns, Neues und Besseres zu manifestieren.

Bieten wir doch unseren Kindern so viele Möglichkeiten an, wie zur Verfügung stehen, und lassen sie selbst entscheiden, was für sie besser ist.

Es gibt immer mehr Möglichkeiten als nur Richtig und Falsch

Ein Mann saß im Zug und las ein Buch. Nichts Besonderes, denken Sie. Er hielt das Buch allerdings verkehrtrum.

Dr. Moshe Feldenkrais, ein studierter Physiker, der neben ihm saß, fragte, was er denn mit dem Buch mache. „Ja,

lesen natürlich", antwortete der Mann. „Ist das ein Witz? Sie halten das Buch ja verkehrt!" „Ja, ich weiß, es gibt gescheite Menschen, die an der Universität studiert haben so wie Sie. Die sind sehr klug, aber sie können ein Buch nur lesen, wenn es in einer bestimmten Position ist. Ich kann Bücher aus allen Richtungen gleich gut lesen."
Es stellte sich heraus, dass der junge Mann aus einem armen Dorf im Libanon kam.
In der Schule saßen alle Schüler im Kreis und in der Mitte las der Lehrer aus dem einzigen Exemplar eines Buches vor. Die Schüler lernten täglich aus einer anderen Perspektive mitzulesen, je nachdem, wo sie saßen, sodass es schlussendlich egal war, wie man ein Buch hielt. Lesen war lesen und hatte nichts mit einer richtigen Stellung des Buches zu tun.

Wir sollten uns nicht limitieren lassen durch die Suche nach einer Wahrheit oder was richtig ist. Eine Wahrheit ist immer nur eine Betrachtung aus einer persönlichen Perspektive. Ändern wir unsere Position, dann wird vielleicht das Gegenteil wahr. Wenn es um Gesundheit geht, dann kann in einer Situation etwas gesund sein, das uns in einer anderen Situation krank macht. Wir sollten versuchen, nicht zu schnell voreilige Schlüsse zu ziehen und uns Meinungen zu bilden, auf die wir uns fixieren.

Bewegung ist unser Erbe

Ohne Bewegung ist für jeden Menschen das Leben undenkbar. Irgendwo im Alter bewegungslos dahinzuvegetieren, ist wohl eine der größten Ängste der Menschen. Und ehrlich gesagt sind wir allerdings auch ziemlich dumm.
Wir sitzen ständig bewegungslos und jammern über alles, was uns schon wehtut, anstatt rauszulaufen an die frische Luft und uns fröhlich zu bewegen.
Unser Gehirn besteht aus vielen Bereichen: Frontallappen, Scheitellappen, Schläfenlappen, Hinterhauptlappen. Entgegen vieler Behauptungen hat der Mensch aber keinen Jammerlappen im Gehirn. Es gibt nur ein Prinzip, das für den Menschen und sein Körper-Geist-System absolut wichtig ist: *Use it or lose it.* Egal was Sie sich wünschen, wenn Sie es sich nicht geistig vorstellen und nichts Aktives dafür tun, dann wird nichts daraus.
Experimente mit Spitzensportlern erbringen wichtige Beweise. Stellt sich ein Sprinter zum Beispiel sein Rennen im Geiste genau vor, aktivieren sich seine Muskeln in derselben Reihenfolge, als würde er tatsächlich rennen. Das bestätigt auch die Ansicht von Dr. Moshe Feldenkrais. In seiner Methode benutzte er diese Erkenntnisse schon vor Jahrzehnten. Er bat seine Schüler, sich komplexe Bewegungsabläufe vorzustellen, bevor sie ausgeführt wurden. Das Gehirn stellt sich nämlich keine Fehler vor, die man bei einer physischen Übung normalerweise machen könnte. So konnten Sportler mehr Leistung erbringen und

Menschen, die Beschwerden hatten, sich davon befreien.
Bewegen wir uns leicht, dann bewegen wir uns gerne. Bewegen wir uns gerne, dann machen wir es öfter. Je öfter wir uns lustvoll bewegen, desto stärker werden unser Immunsystem und unser gesamter Körper. Am Anfang der Kette steht die Leichtigkeit, die wir wiederentdecken müssen. Sie brauchen sie sich nur vorzustellen.
Strengen wir uns in Bewegungen unangemessen an, dann fühlt sich dieser Bewegungsablauf unkoordiniert und schwierig an. In dem Fall benötigen wir sehr viel Disziplin, um dabeizubleiben und es öfter zu tun. Die Ausreden werden vielfältiger, Ihr innerer Schweinehund bellt täglich lauter. Wenn wir Glück haben und Schmerzen auftreten, dann haben wir endlich einen Grund gefunden, unsere Aktivitäten einzustellen und uns so wenig wie möglich zu bewegen. Der Körper baut sich zwar immer wieder neu auf, nur diesmal werden die Bausteine immer schwächer.

Das Lustprinzip

Suchen Sie sich eine Bewegungsart, die Sie lieben. Spazieren, Laufen, Schwimmen, Reiten, Tennisspielen, Tanzen, Yoga – was auch immer. In der heutigen Zeit stehen uns unzählige Möglichkeiten zur Verfügung, um Körper, Geist und Seele wieder in Schwung zu bringen.
Es spielt keine Rolle, was es ist, wichtig ist: Es sollte Ihnen Spaß machen!
Und noch etwas: Fangen Sie heute damit an, jetzt!

Bewegung im Alltag

Das tägliche Bewegen im Alltagsgeschehen ist der Schlüssel zu viel Gewinn für Körper und Psyche. Sie müssen nicht unbedingt Sport betreiben und schon gar keinen Leistungssport, um von Bewegung mehr zu profitieren.
In früheren Zeiten war Bewegung kein Thema, da der Mensch vor 150 Jahren im Schnitt täglich 10 km zurücklegte. Kinder im Vorschulalter haben dieses Verhalten noch ungebremst in sich. Sie laufen an einem Tag ca. 8 km und auch dann, wenn sie in einem Zimmer eingesperrt sind.

Schon Bewegung im Allgemeinen, also gar nicht in Art und Intensität optimiert, hat eine Reihe positiver Effekte:

- Die Durchblutung aller Organe wird angeregt.
- Über die Lunge wird mehr Kohlensäure abgeführt und der Körper wird somit besser entsäuert.
- Die Sauerstoffsättigung des Blutes nimmt zu und alle Organe profitieren davon. Das macht sich subjektiv vor allem im Gehirn angenehm bemerkbar und steigert die Kreativität.
- Der Herzmuskel wird stärker und hat im Notfall mehr Reserven.
- Das Zwerchfell und die Bauchmuskulatur unterstützen die Durchblutung und den Lymphfluss im Bauchraum. Damit kann der Darm besser arbeiten, die Verdauung wird unterstützt und

Stoffwechselendprodukte werden besser ausgeschieden.

- Die Lymphflüssigkeit in allen Körperregionen wird besser abtransportiert und entsprechende Ödeme werden vermieden. Da das Lymphsystem kein Herz hat, ist der Lymphfluss auf die Muskelaktivität angewiesen.
- Der Blutrückstrom in den Venen wird durch die Muskelarbeit verbessert und Venenstauung bis hin zur Krampfadernbildung wird verringert.
- Cellulite kann sich nicht so leicht bilden.
- Die Muskeln lernen, mehr Fett zu verbrennen. Damit haben unnötige Fettpolster weniger Chancen.

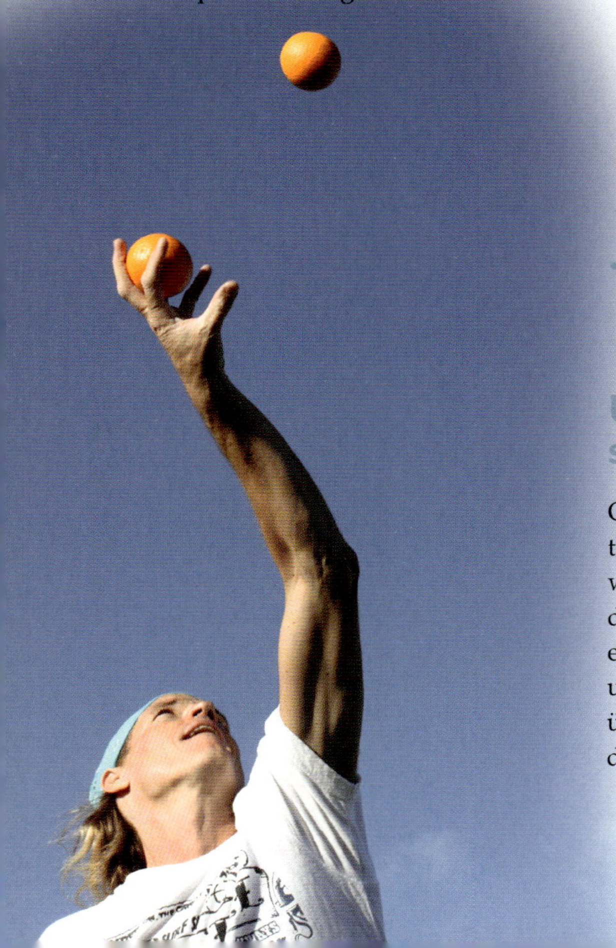

- Das Knochenwachstum wird angeregt, womit Osteoporose entgegengesteuert wird.
- Auch die Gelenksknorpel freuen sich und bedanken sich mit weniger Arthrosen.
- Die Bandscheiben bleiben länger erhalten und gesund. Ohne Bewegung würden sie verhungern und ersticken.
- Der Hormonhaushalt wird besser reguliert. Auch die Sexualhormone machen das Eheleben und das davor interessanter.
- Geradezu sensationell ist die neue Erkenntnis, dass durch Bewegung vermehrt Stammzellen aus dem Knochenmark freigesetzt werden. Diese Stammzellen sind so ziemlich zu allem fähig und können zu allen möglichen spezialisierten Zellen mutieren. Damit können durch sie auch Organschäden repariert werden. So können Herzmuskelzellen und Hirngewebe erneuert werden.
- Die neuronalen Vernetzungen im Gehirn nehmen zu, unser Gehirn wird somit leistungsfähiger.

Und so einfach ist es, sich mehr zu bewegen:

Gehend telefonieren, diktieren, diskutieren, denken und seines Amtes walten verringert schon eindrucksvoll die Sitzzeiten. Ein teures, ergonomisch eingerichtetes Büro birgt Böses gegen unseren Bewegungsdrang (falls er überhaupt noch vorhanden ist): vorne der Schreibtisch, rechts das Telefon,

links der Computer und hinten die Ordner. Mittels eines Drehstuhls dreht man sich den ganzen Tag sitzend um die eigene Achse und mörsert die Bandscheiben zunichte.
Warum nicht das Telefon etwas weiter weg platzieren? Wenn es klingelt, springt man auf, läuft hin und telefoniert stehend oder tänzelnd.
Der Diktator (ist nicht politisch gemeint, sondern schöpferisch auf das Diktieren von zu Schreibendem bezogen) weiß, dass er in der Verzweiflung eines lähmenden Kreativitätsloches beim Diktieren immer hin und her marschiert, wie ein Tiger im Käfig. Er merkt intuitiv, dass ihm in Bewegung mehr einfällt. Die Muskeln der schreitenden Beine pumpen das venöse Blut schneller zurück zum Herzen, wodurch dieses das Hirn mit mehr sauerstoffgesättigtem Blut versorgen kann.
Aber wie soll sich der Computersklave bewegen, wo er doch ganztags an den Bildschirm und die Tastatur gefesselt ist? Keine Ausrede, auch hierfür hat sich die Büromöbelindustrie etwas einfallen lassen: Es gibt Computertische, deren Höhe man mit dem kleinen Finger verstellen kann und die somit ein abwechselnd stehendes und sitzendes Arbeiten erleichtern. Und beim Stehen bewegt man sich eigentlich immer ein bisschen, schon um die Balance zu halten.

Das Auto weiter weg vom Ziel parken: Wenn wir nicht gerade einen neuen Fernseher oder eine Kiste Bier kaufen, können wir ohne Weiteres unser Gefährt nicht in der Tiefgarage des Einkaufszentrums, sondern in einem anderen Stadtteil parken. Und schon verhilft uns unser Einkauf dazu, einen Spaziergang zu machen.

Treppe statt Lift benützen: Das ist so ein alter Hut, da ist kein Kommentar mehr nötig. Aber Achtung: Nie dabei außer Atem geraten, immer nur durch die Nase atmen!

Täglich eine halbe Stunde gehen, joggen oder Rad fahren: Es darf aber in keinem Fall zur Erschöpfung führen, weil in diesem Fall wieder nur Stresshormone ausgeschüttet werden. Da schaden Sie sich mehr, als Ihnen der Ausflug nützt. Sie sollten das Gefühl der Leichtigkeit spüren. Wenn Sie sich frischer, fitter und erholter fühlen als zu Beginn, dann wissen Sie, dass es richtig war. Diese Auszeit für Ihr Körper-Geist-System bringt Ihnen sehr viel.
Allerdings funktioniert das wirklich nur, wenn Sie verhindern, dass Sie sich überfordern. Das ist am Anfang vielleicht etwas ungewöhnlich für Sie. Haben Sie doch seit Ihrer Kindheit in Ihrem Gehirn gespeichert, dass Sie sich selbst und anderen ständig etwas beweisen müssen. Diesen Zwang müssen Sie einbremsen. Sie brauchen für lustvolle Bewegung in der Natur weder Pulsmesser noch andere technische Geräte, die Sie kontrollieren. Sie sind mit Ihrer Nasenatmung bestens dafür ausgestattet, sich nicht zu überlasten.

Wie Sie am effektivsten in Schwung kommen, lernen Sie im Kapitel „Das leichte 3-Stufen-Bewegungs-Programm“.

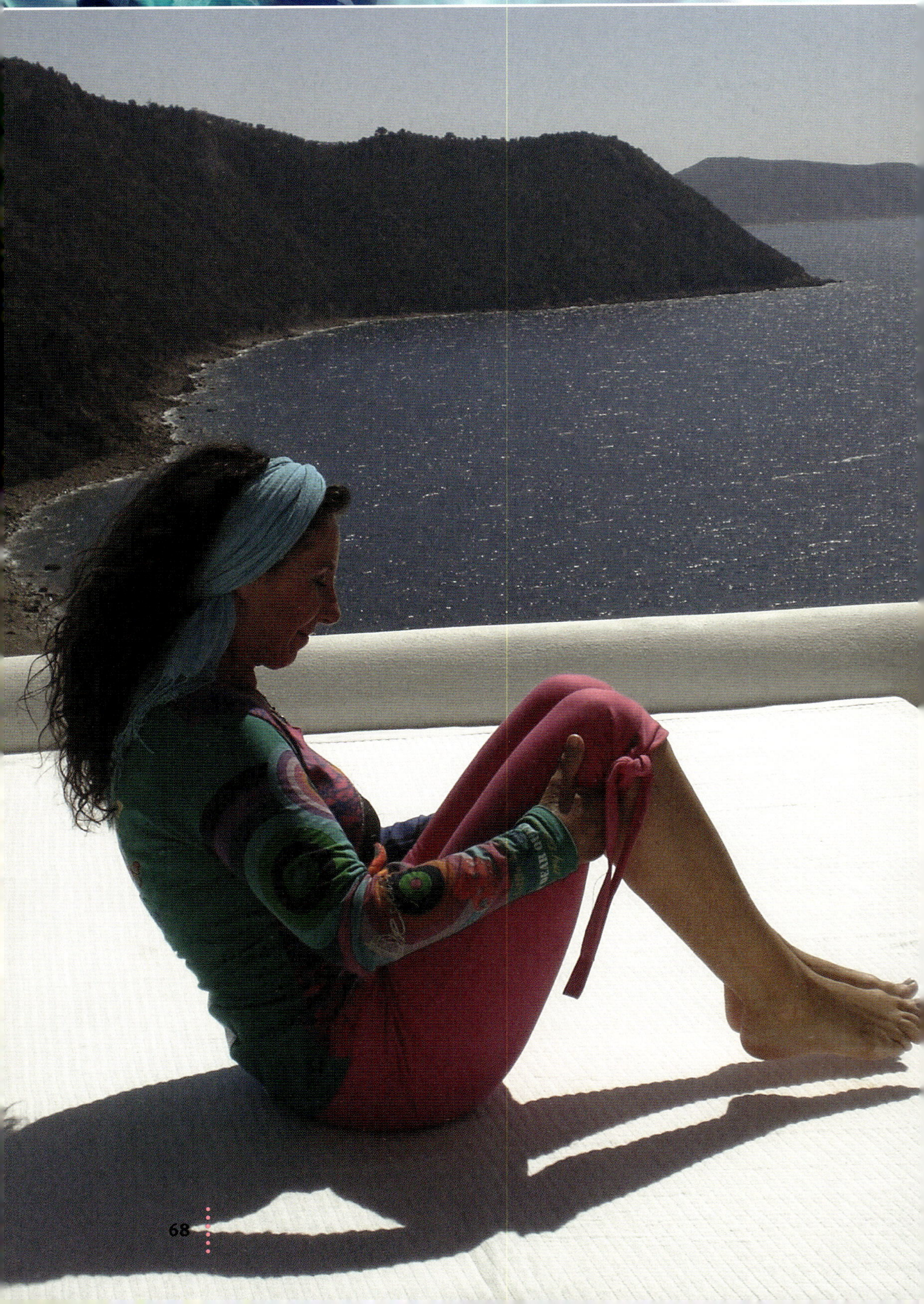

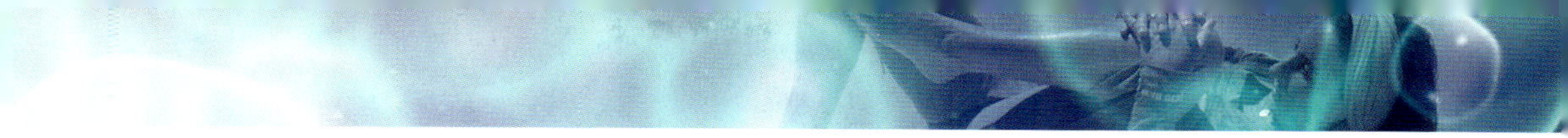

Bewusstseins-übungen

In den folgenden Übungskapiteln lernen Sie im Hier und Jetzt zu sein und sich selbst ganzheitlich wahrzunehmen. Diese Lektionen werden Ihnen helfen, die verschiedenen Zusammenhänge Ihres Körpers in Bewegung bewusster wahrzunehmen. Sie bewirken, dass all Ihre Bewegungen schonender, leichter und harmonischer werden. Die Änderungen des Ist-Zustandes können Sie schon nach wenigen Minuten spüren. Diese Übungen sind Beispiele, anhand derer Sie lernen, die Spanne zwischen dem Gedanken und der Ausführung der Gedanken in Bewegung wahrzunehmen und dabei andere Entscheidungen zu treffen. Die Lektionen haben folgende Wirkungen:

1. Alleine schon die Achtsamkeit in der Bewegung verändert Ihre Physiologie. Die Muskeln entspannen sich, Schmerzen können gelindert werden oder verschwinden und Ihr Wohlgefühl wird gesteigert.
2. Die Bewegungsabläufe erleichtern Ihren Alltag, weil die Lektionen so aufgebaut sind, dass alle Bewegungen mit dem ganzen Körper ausgeführt werden.
3. Sie lernen den Raum zwischen Denken und Tun zu erweitern. Durch die Verkürzung der Überlegungsdauer haben Sie den Moment in der Hand, in dem Ihnen unendliche Möglichkeiten zur Verfügung stehen. Mit dem erweiterten Bewusstsein erweitern sich die Möglichkeiten. Es entsteht eine konkrete Entscheidung wie etwa: „Ich mache es statt auf die gewohnte Art jetzt bewusst anders."

Die Lektionen werden am Boden liegend ausgeführt, weil dort der Einfluss der Schwerkraft auf Ihren Körper am geringsten ist. Sie bekommen dadurch ein direktes Feedback vom Boden, das Ihnen ermöglicht, besser zu spüren, wie sich Ihre Bewegungen auf andere Bereiche des Körpers auswirken. Die Muskeln, die normalerweise im Sitzen oder Stehen arbeiten, können sich entspannen, denn die Bewegungsabläufe in den meisten Übungen reduzieren die Grundspannung der Streckermuskeln im Rücken.

Diese Bewegungen sollten Sie nicht wie Gymnastikübungen ausführen. Hier geht es mehr darum, bewusst neue Zusammenhänge des Körpers langsam und sanft zu erfühlen, um sie dann in einer neuen Bewusstheit der Bewegung einzusetzen.
In den Bewegungs-Lektionen befassen wir uns mit dem Drehen, Strecken, seitlichen und Vorwärts-Biegen der Wirbelkette, dem Öffnen der Hüftgelenke und der Koordination von Rücken und Bauch sowie der Integration von Ober- und Unterkörper. Im Atmungs-Kapitel finden Sie Lektionen, die das Zwerchfell befreien.

Vorbereitung für die Übungs-Lektionen

- Suchen Sie einen ruhigen, warmen Platz auf dem Fußboden, der groß genug ist, um im Liegen die Arme und Beine nach allen Seiten strecken zu können. Keine Objekte wie Möbel sollten Ihren Bewegungskreis einschränken.
- Benützen Sie eine weiche Wolldecke als Unterlage.
- Ziehen Sie bequeme Kleidung an, die Ihnen volle Bewegungsfreiheit ermöglicht.
- Sorgen Sie dafür, dass Sie für jede Lektion ungestört etwa eine halbe bis eine Stunde Zeit haben. Sobald Sie die Abläufe auswendig kennen, können Sie die Lektionen auch auf ein paar Minuten verkürzen. Die Effekte auf den Körper werden immer schneller spürbar.
- Führen Sie die Bewegungen langsam und leicht aus. Lenken Sie Ihre Aufmerksamkeit immer wieder auf andere Teile Ihres Körpers.
- Wiederholen Sie jede Bewegung langsam bis zu 20-mal. Diese Zeit braucht der Körper, um die Bewegungen zu absorbieren.
- Machen Sie genügend Pausen zwischen den einzelnen Bewegungen, um nachzuspüren, welchen Effekt sie auf Sie haben.
- Beobachten Sie bewusst, dass Ihre Atmung während der Bewegungen ungehindert weiterfließt. Wenn Sie merken, dass Sie den Atem anhalten, machen Sie eine Pause oder reduzieren Sie den Bewegungsumfang, bis Sie wieder ruhig atmen können.
- Lesen Sie die ersten paar Schritte einer Übung durch und führen Sie diese dann aus. Sobald Sie die Übungen ein paar Mal wiederholt haben und kennen, können Sie sie aus dem Gedächtnis ausführen. Dann bewegen Sie sich nur nach Ihrem Gefühl. Das ist das Ziel: ein Gefühl für sich selbst zu entwickeln und sich mehr zu vertrauen.
- Sie können sich die Anleitung auch von jemandem vorlesen lassen. Es ist auch möglich, die Lektionen ineinander zu verflechten und zu kombinieren, sodass Sie eine Art Beweglichkeits- und Entspannungsprogramm für sich selbst daraus machen.

Lektion 1

Body-Scan

In der ersten Lektion werden Sie auf ungewöhnliche Art Ihre körperliche Wahrnehmung aktivieren. Sie werden den Abdruck Ihres Körpers am Boden genauer untersuchen. Diese Aufmerksamkeit ermöglicht Ihnen, kleine Unterschiede zu spüren und achtsamer mit sich selbst umzugehen. Versuchen Sie kein Urteil abzugeben, ob dies oder jenes in Ordnung sei oder nicht. Diese Lektion dient nur der Beobachtung und der Konzentration auf sich selbst.

Die darauf folgenden Lektionen werden dazu beitragen, dass sich das Körperbild, das Sie von sich haben, immer mehr vervollständigt. Die Spannung Ihrer Muskulatur wird sich ständig ändern und so bekommen Sie ein Gefühl dafür, welche Bewegungen für Sie besser und welche für Sie schlechter sind. Verwenden Sie den Body-Scan kurz am Anfang und am Ende jeder Lektion, um festzustellen, welche Effekte die Bewegungen auf Ihren Körper haben.
Diese Lektion können Sie auch als eine Art von Meditation nützen, weil Sie dabei Ihre Aufmerksamkeit systematisch auf Ihren Körper richten.

Foto 1

Legen Sie sich mit ausgestreckten Armen und Beinen auf den Rücken. Entspannen Sie Ihre Muskulatur und nehmen Sie wahr, wie Ihr Körper auf dem Boden liegt. Sie werden spüren, dass nicht jeder Teil Ihres Körpers den Boden berührt.
Beobachten Sie alle Körperteile, die im Moment Bodenkontakt haben.

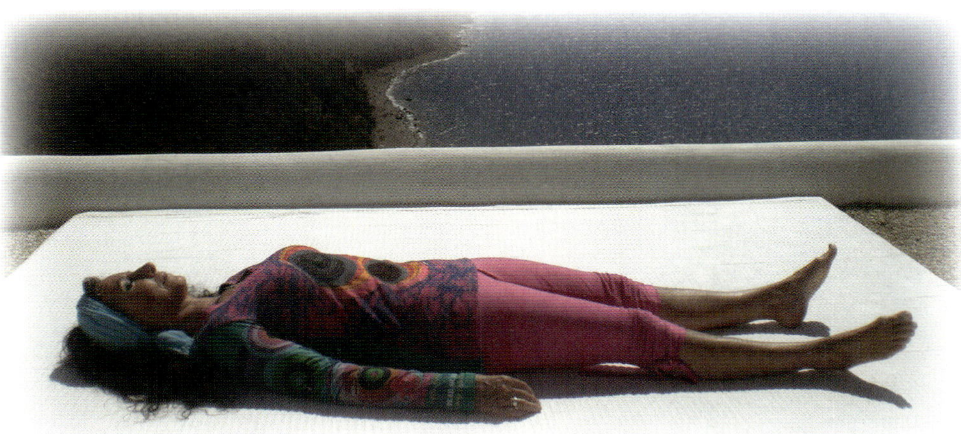

Foto 1

Und welche Teile Ihres Körpers sind vom Boden gehoben?
Spüren Sie zu Ihren Beinen hin und vergleichen Sie sie miteinander.
Auch wenn es ungewohnt für Sie ist, versuchen Sie Unterschiede zu erkennen.
Fühlt sich ein Bein länger an als das andere?
Welches liegt satter auf dem Boden auf?
Wenn Sie die Abdrücke Ihrer beiden Fersen und Waden am Boden wahrnehmen, gibt es einen Unterschied? Vielleicht ist ein Bein oder ein Fuß weiter nach außen gedreht als der andere. Spüren Sie das?
Lenken Sie nun die Aufmerksamkeit auf Ihre Oberschenkel.
Bei manchen Menschen liegen die Oberschenkel großflächig auf dem Boden und bei anderen sind Sie oft komplett vom Boden abgehoben. Wie liegen Ihre? Bitte beobachten Sie nur ohne zu bewerten, ohne irgendwelche Schlüsse daraus zu ziehen.

Spüren Sie, wie die Form Ihres Beckens sich am Boden anfühlt. Gibt es eine Seite des Beckens, die sich flacher oder breiter anfühlt als die andere?
Wenn Sie nun den Abdruck Ihres Rückens fühlen, welche Seite würden Sie sagen hat mehr Gewicht, links oder rechts?
Spüren Sie die relative Höhe der Schultern. Ist eine weiter vom Boden weggehoben? Liegt ein Schulterblatt flacher oder breiter am Boden als das andere?
Es gibt wenige Menschen, die in diesem Bereich symmetrisch sind.
Spüren Sie den Druck des Kopfes auf dem Boden? Wie groß empfinden Sie den Abdruck und welche Form hat er in Ihrer Vorstellung?

Foto 2

Rollen Sie den Kopf ganz langsam ein wenig nach links und nach rechts. In welche Richtung rollt Ihr Kopf leichter, welche Seite bietet weniger Widerstand? Manche Menschen haben das Gefühl, dass der Kopf in eine Richtung einen Berg hinaufrollt und zur anderen bergab. Erkennen Sie bei sich einen Unterschied?
Beobachten Sie nun bitte, wie der rechte Arm am Boden liegt, verglichen mit dem linken. Fühlt sich ein Arm länger an? Liegen eher Ihre Handflächen am Boden oder die Handrücken?
Welche Hand liegt näher am Körper?
Wenn Sie Ihren Körper ganz schnell nach links oder rechts rollen müssten, welche Richtung würden Sie wählen? Gibt die Berührung des Körpers mit dem Boden Hinweise darauf, zu welcher Seite Sie tendieren?
Wenn Sie schätzen würden, wie viel Prozent der gesamten Rückseite Ihres Körpers tatsächlich am Boden aufliegen, auf welche Zahl würden Sie kommen?
Wären es eher 30 oder eher 70 Prozent?

Foto 3

Beobachten Sie nun die zwei Gewölbe Ihrer Wirbelkette. Die im Lendenbereich und die des Nackens. Könnten Sie schätzen, welche der zwei am weitesten vom Boden entfernt ist?
Wenn Sie zu Ihrem Kreuzbereich hinspüren, denken Sie, da wäre Platz genug für Ihre Hand?
Schieben Sie Ihre rechte Hand unter Ihre Lendenwirbel. Kann sie durch?
Ziehen Sie sie nun langsam wieder heraus und legen Sie die Hand wieder in die Ausgangsstellung.

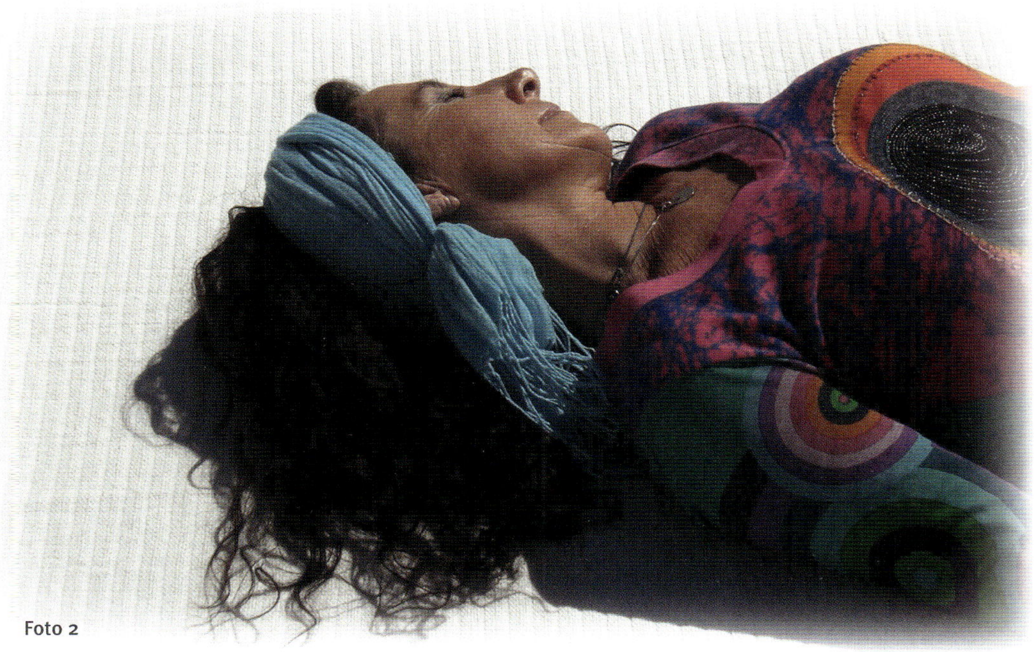

Foto 2

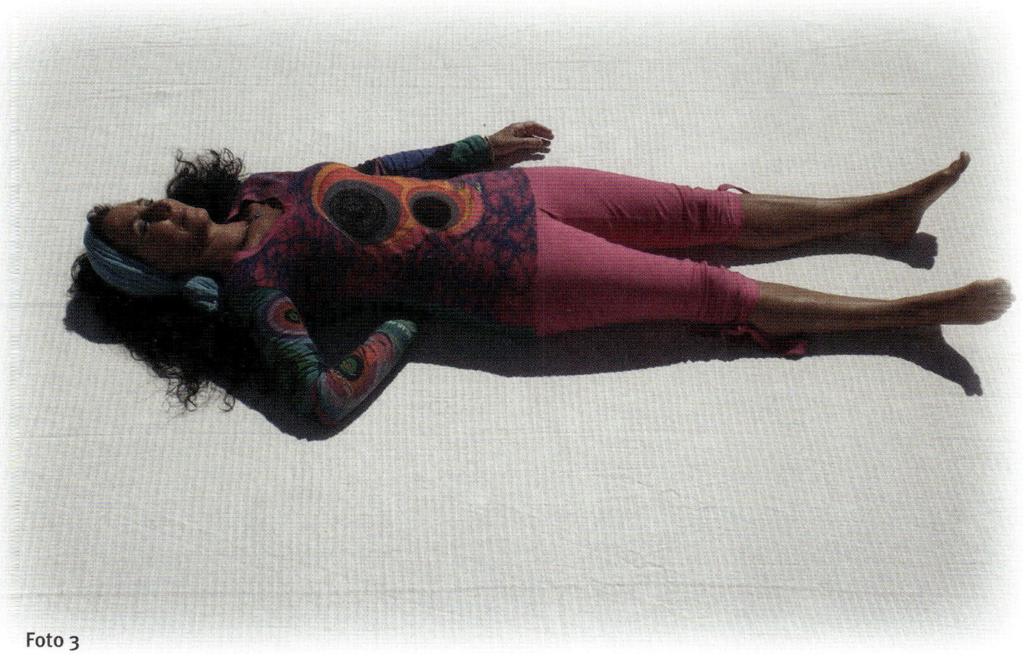

Foto 3

Foto 4

Beugen Sie bitte die Knie und stellen Sie beide Füße ungefähr hüftbreit flach auf den Boden. Es sollte bequem für Sie sein. Wie verändert sich der Kontakt des Körpers jetzt? Liegt Ihr Kreuzbereich nun flacher auf dem Boden? Können Sie Ihre Hand genauso weit unter die Lendenwirbel Ihres Rückens schieben wie mit gestreckten Beinen? Strecken Sie die Beine nochmals aus, um den Unterschied zu fühlen. Was passiert mit dem Rücken? Wo und wann hebt sich etwas vom Boden? Wie ändert sich die Stellung des Beckens?
Wechseln Sie ein paar Mal zwischen den beiden Stellungen hin und her, mal die Füße aufgestellt und dann wieder die Beine gestreckt, um Ihre Wahrnehmung zu verbessern.

Foto 5a

Stehen Sie nun bitte auf. Stellen Sie die Füße hüftbreit auseinander. Spüren Sie, wie Sie stehen. Ist das Becken vorne oder der Kopf?
Bewegen Sie nun das Becken ein wenig weiter nach vorne. Beobachten Sie, wie dabei der Kopf automatisch zurückgeht. Übertreibt das Ihre Tendenz?
Bewegen Sie das Becken dann ein wenig nach hinten, sodass der Kopf weiter nach vorne ausgleicht. Fühlt sich das eher wie Ihre Haltung an?
Jetzt schieben Sie bitte langsam das Becken vor und zurück, erst mit größeren Bewegungen, dann minimieren Sie, solange bis Sie Ihre Mitte finden. Jetzt sollte der Kopf direkt über dem Becken in optimaler Position sein.

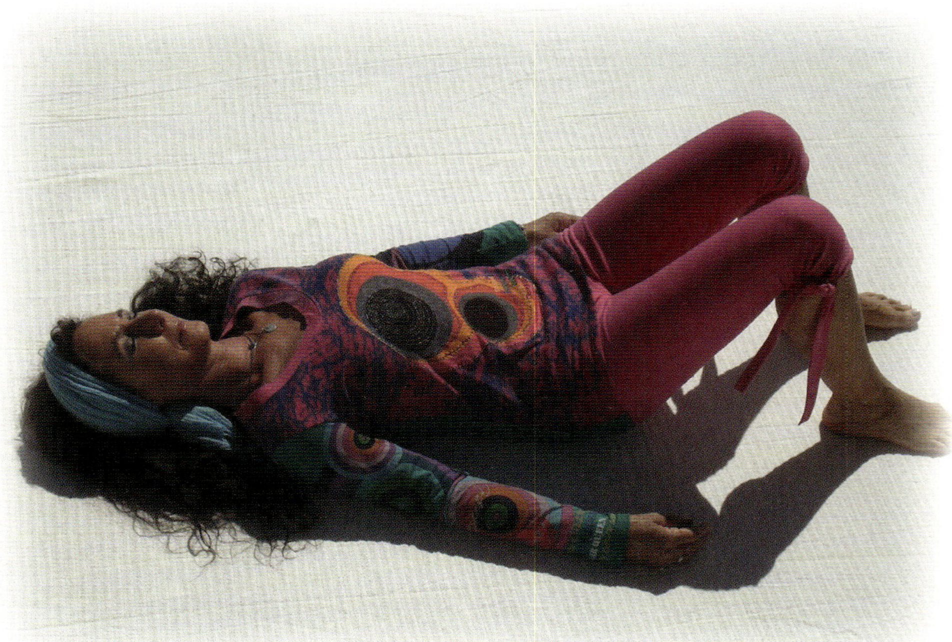

Foto 4

Foto 5b

Heben Sie jetzt die Fersen vom Boden, sodass Sie größer werden. Das Gewicht verlagert sich auf die Fußballen. Dann stellen Sie sie wieder hin, Fersen zum Boden. Wippen Sie schnell und leicht auf und ab, machen Sie das 10-mal. Stellen Sie sich dabei vor, dass Sie von einem imaginären Faden, der an Ihrem Scheitel fixiert ist, nach oben gezogen werden.

Stellen Sie die Fersen wieder auf den Boden. Verändern Sie nicht Ihre Haltung. So können Sie in Ihrer Mitte bleiben, auf der Stelle, wo Sie gerade stehen. Fühlt sich das für Sie gerade an?

Vielleicht haben Sie das Gefühl, zu weit vorne zu sein. Beobachten Sie jetzt Ihre Atmung, die Spannung im Beckenbereich und um die Oberschenkel und Knie.

Wechseln Sie wieder zu Ihrer gewohnten Art des Stehens. Was verändern Sie? Lehnen Sie sich zurück oder schieben Sie das Becken weiter nach vor? Wie ist Ihre Atmung in dieser Haltung? Sinkt Ihr Brustkorb ein? Spannen Sie Ihre Knie- und Oberschenkelmuskulatur mehr an?

Gehen Sie ein wenig im Raum umher und beobachten Sie Ihren Gang. Fühlen Sie sich dynamisch und bereit, etwas zu unternehmen? Stoppen Sie jetzt.

Wippen Sie wieder auf den Ballen auf und ab. Bleiben Sie kurz stehen und dann gehen Sie weiter, indem Sie sich mit den Fußballen abdrücken. Wie fühlen Sie sich jetzt? Was macht den Unterschied zwischen Ihrem „normalen“, altgewohnten Gang und dem dynamischen Gehen in der Vorlage aus?

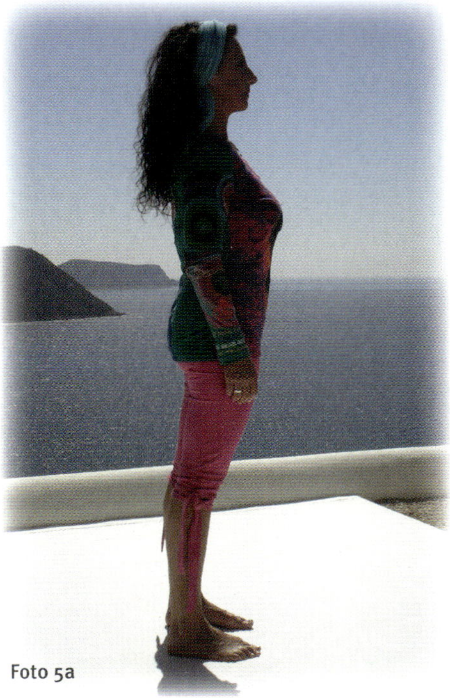

Foto 5a

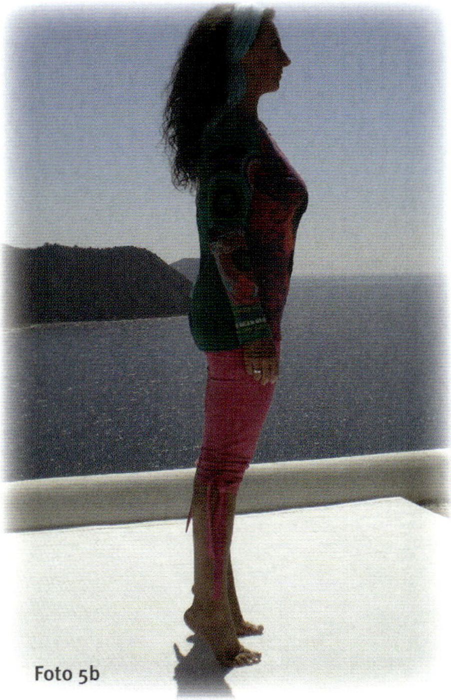

Foto 5b

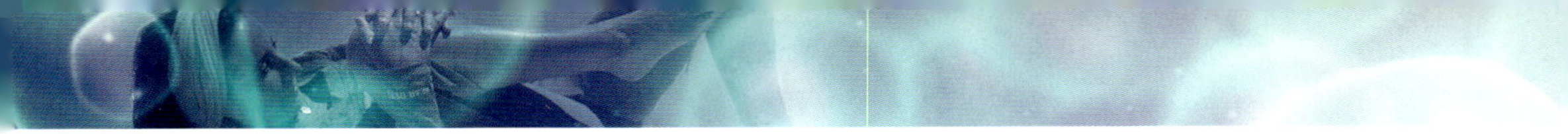

Lektion 2

Rollen und Strecken

In dieser Lektion werden Sie spüren lernen, wie die Bewegung der Hände leichter wird, wenn sie mit den Bewegungen der Hüfte und der Beine koordiniert werden kann. Sie differenzieren dabei auch die Bewegungen von Kopf, Schulter, Wirbelkette und Hüfte. Das entspannt die Muskulatur und die Bewegungen werden geschmeidiger. Unsere Arme und Hände werden im Alltag nahezu ununterbrochen benützt.
In dieser Übung lernen Sie, diese komplexen Bewegungen zu verstehen. Wie die Hände mit den Schultern, dem Oberkörper und auch dem Becken verbunden sind und auf welche Weise sie zusammenarbeiten. Sie werden lernen, dass Sie ein und dieselbe Bewegung auch anders ausführen können. Das wird verhindern, dass Sie sich reflexartig nach den alten Mustern bewegen und sich Verspannungen im Nacken oder in den Schultern bis zum Lendenbereich ausweiten können. Die Lücke zwischen Ihrem Denken und Tun wird sich vergrößern.

Foto 1

Legen Sie sich auf den Rücken und machen Sie systematisch einen Body-Scan, der von den Fersen bis zum Kopf geht. Vergleichen Sie dabei immer die linke mit der rechten Körperhälfte und versuchen Sie Unterschiede zu erkennen. Rollen Sie Ihren Kopf sehr langsam nach links und nach rechts. Gibt es einen Unterschied, ob der Kopf nach einer Seite leichter rollt als nach der anderen? Wenn Sie sich vorstellen, auf die linke oder rechte Seite zu rollen, welche würde Ihnen leichterfallen?

Foto 2 und 3

Legen Sie sich nun bitte auf die rechte Seite und beugen Sie die Hüfte und Knie im rechten Winkel. Strecken Sie beide Arme in Schulterhöhe aus und legen Sie die Handflächen aufeinander. Falls Sie nicht auf dieser Seite liegen können, beginnen Sie einfach mit der linken Seite. Legen Sie ein kleines Kissen unter Ihren Kopf, wenn das für Sie bequemer ist.
Gleiten Sie mit der linken Hand über die rechte, nach vorne über den Boden und langsam zurück, sodass Sie Ihren rechten Unterarm, Ellbogen und Oberarm fühlen können.
Beginnen Sie nur mit einem kleinen Bewegungsumfang und spüren Sie den Kontakt Ihrer Handfläche über Ihrem rechten Arm und dem Boden. Bewegen Sie sich langsam. Während Sie diese Bewegung wiederholen, können Sie den Bewegungsumfang allmählich vergrößern. Lassen Sie das Becken und den Rücken sich ganz locker einfach mitbewegen, sodass sich der gesamte Bewegungsablauf angenehm und leicht anfühlt.

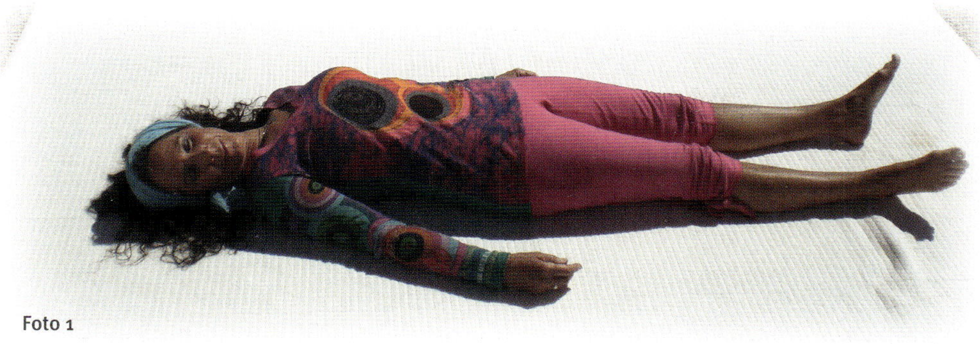

Foto 1

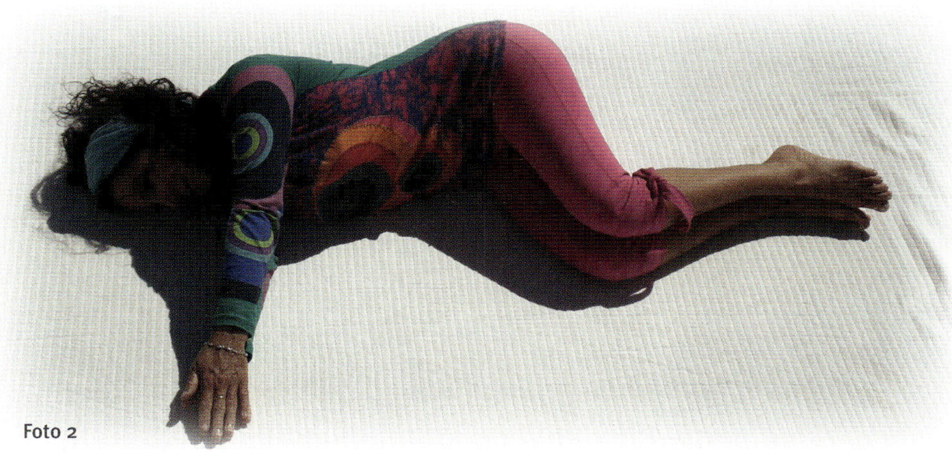

Foto 2

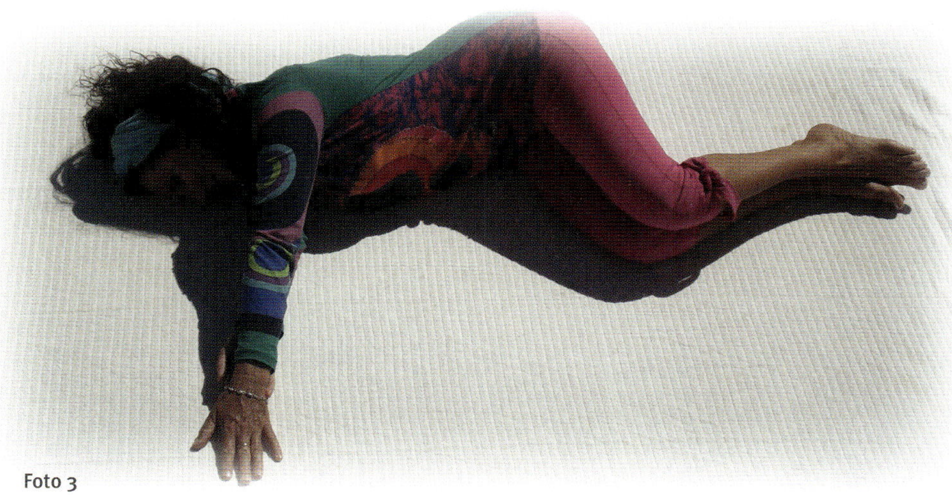

Foto 3

Foto 4

Erweitern Sie nun die Bewegung, indem Sie mit der linken Hand über Ihre Brust gleiten und der linke Ellbogen den Boden berühren kann.

Achten Sie auf eine harmonische und gleichmäßige Bewegung. Es hilft, wenn Sie die Bewegung dem Rhythmus Ihrer Atmung angleichen. Das führt Sie zu einer tieferen Entspannung. Atmen Sie ein, wenn Sie zurückrollen, und aus, wenn Sie nach vorne gleiten.

Rollen Sie nun auch den Kopf bewusst langsam nach links und nach rechts mit. Können Sie Ihre linke Hüfte und das linke Knie leicht mitbewegen? Machen Sie eine Pause auf dem Rücken liegend, vergleichen Sie den Kontakt beider Körperhälften am Boden. Spüren Sie einen Unterschied zwischen links und rechts?

Foto 5 und 6

Legen Sie sich wieder auf die rechte Seite. Diesmal legen Sie den linken Fuß leicht versetzt nach hinten, sodass die Innenseite des linken Fußes auf dem Boden ruht.

Schieben Sie die linke Hüfte und das linke Knie ganz langsam vorwärts und rückwärts. Lassen Sie die Bewegung wachsen, bis Sie spüren, dass das rechte Knie sich hebt. Erweitern Sie die Bewegung des linken Knies, bis Sie den linken Fuß aufstellen können. Wenn Sie bemerken, dass die linke Hand beginnt, über den rechten Unterarm zu gleiten, dann lassen Sie das passieren, bis der linke Ellbogen den Boden berührt. Dann bewegen Sie sich langsam zurück zur Ausgangsposition, indem Sie zuerst die Hand nach vorne gleiten lassen und dann das Knie. Machen Sie etwa 20 Wiederholungen, bis Sie ein Gefühl für die Verbindung zwischen Ihrem Knie und Ihrer Hand spüren können.

Beginnen Sie nun mit der linken Hand zu gleiten und lassen Sie das linke Knie hinterherbewegen, bis Sie den linken Fuß aufstellen können. Um zurückzukommen, lassen Sie zuerst das linke Knie nach rechts fallen und dann, ein wenig zeitversetzt, die linke Hand. Wiederholen Sie diese Variation auch 20-mal. Versuchen Sie diese Bewegung wie eine Welle vom Fuß bis zum Kopf durch Ihren Körper hindurch fließen zu lassen. Wechseln Sie zu Beginn immer wieder die Seiten und Körperteile. Einmal fangen Sie mit der Hand an, dann mit dem Knie, oder Sie können auch mal versuchen, zuerst den Kopf zu bewegen.

Legen Sie sich nun bitte wieder mit gestreckten Armen und Beinen auf den Boden. Beobachten Sie den Unterschied Ihrer Körperhälften. Fühlt sich die rechte Seite länger an als die linke? Vielleicht haben Sie das Gefühl, dass die linke Seite satter am Boden aufliegt oder sich schwerer anfühlt als die rechte.

Rollen Sie den Kopf nach rechts und nach links und beobachten Sie, ob der Kopf nun leichter in eine Richtung rollt.

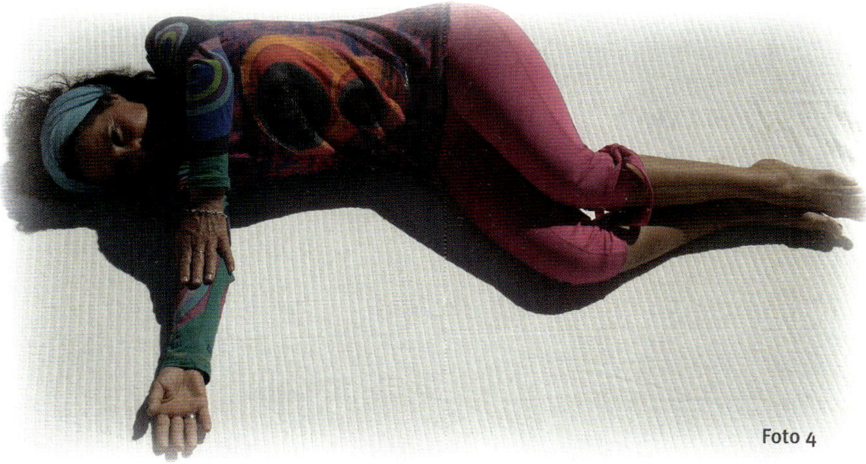

Foto 4

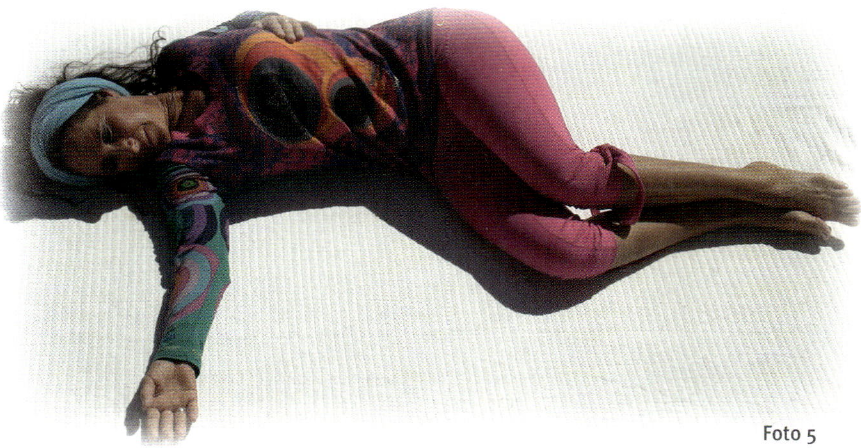

Foto 5

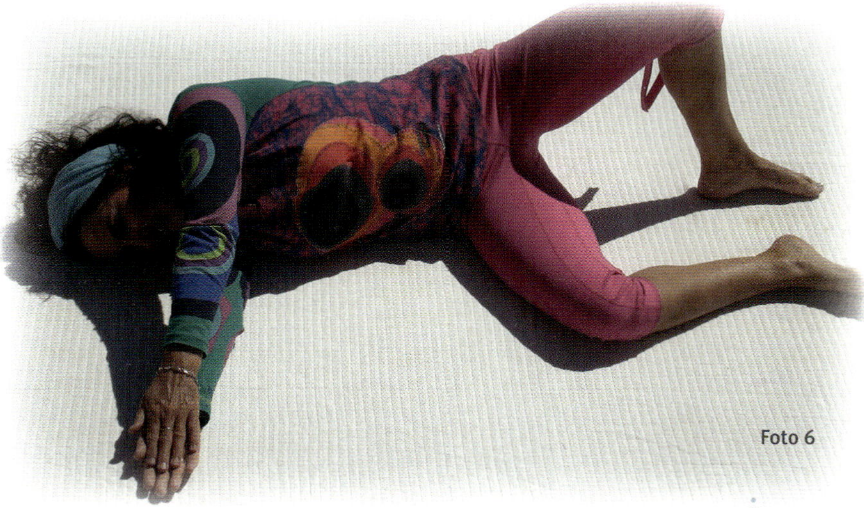

Foto 6

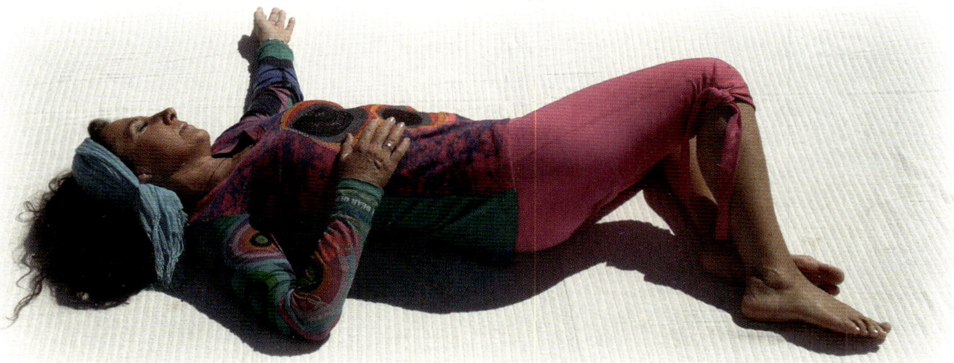

Foto 7

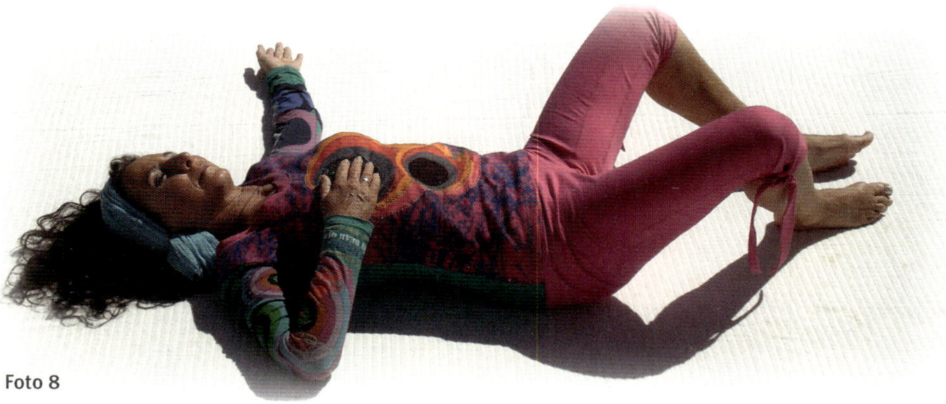

Foto 8

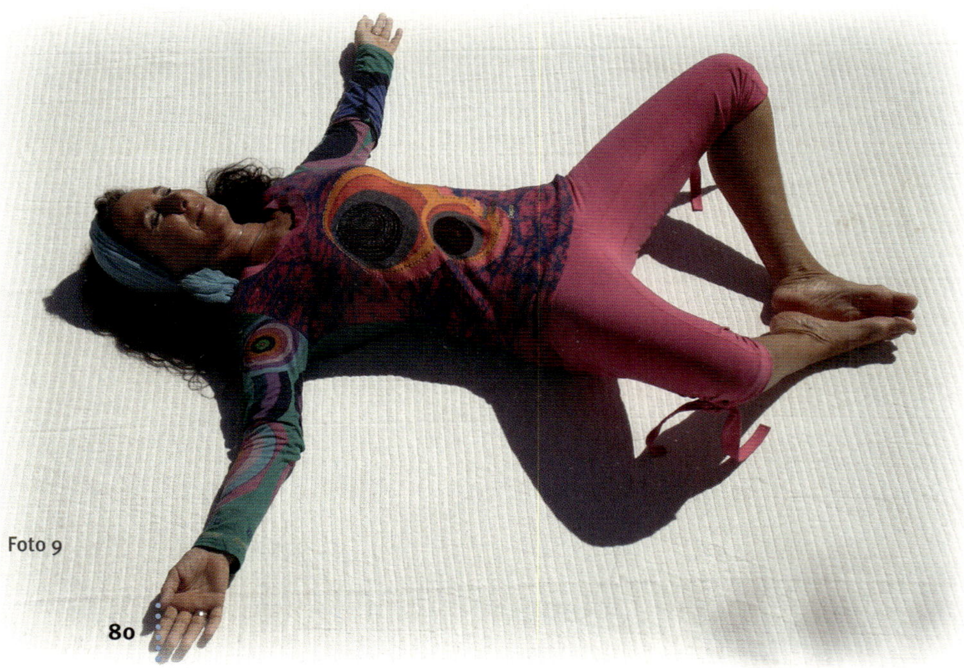

Foto 9

Foto 7 und 8

Legen Sie sich bitte auf die linke Seite und wiederholen Sie die Schritte 1–6 auf der anderen Seite mit der rechten Hand und dem rechten Knie, bis Sie das Gefühl haben, dass die Bewegungen leicht, gleichmäßig und entspannt ablaufen.
Machen Sie wieder, auf Ihrem Rücken liegend, eine Pause und beobachten Sie, ob Sie jetzt mehr Kontakt mit dem Boden spüren.

Foto 9

Legen Sie sich bitte auf die linke Seite. Gleiten Sie mit dem rechten Knie vorwärts und rückwärts, bis Sie langsam in Richtung Rückenlage rollen. Diesmal bewegen Sie aber das rechte Knie weiter nach außen, bis es auf der rechten Seite den Boden berührt. Machen Sie eine kurze Entspannungspause und lassen Sie beide Knie nach außen hängen.
Heben Sie dann bitte das linke Knie und kippen Sie es nach rechts. Gleichzeitig gleiten Sie mit der linken Hand über Ihre Brust, über den rechten Arm und über die rechte Hand, bis Sie ganz auf der linken Seite liegen.
Rollen Sie von einer Seite zur anderen mit der Absicht, sich so gut wie möglich zu entspannen. Entscheiden Sie bewusst, ob Sie mit dem Kopf, mit einem Knie oder mit einer Hand beginnen. Rollen Sie allmählich schneller, sodass Sie auch schneller entscheiden müssen, wie Sie die Bewegung anfangen.

Foto 10

Legen Sie sich nun wieder mit gestreckten Armen und Beinen auf den Rücken und spüren Sie, ob der Körper flacher auf dem Boden liegt als am Anfang der Lektion.
Rollen Sie ganz langsam den Kopf hin und her. Gibt es weniger Widerstand?
Nun stellen Sie sich vor, Sie wollen sich nach einer Seite rollen. Wie fangen Sie an? Mit dem Bein, der Hand, dem Kopf oder rollen Sie alles gleichzeitig? Welcher Bereich folgt als nächster? Stellen Sie sich nun ein paar andere Möglichkeiten vor. Sie sollten erst denken, bevor Sie sich tatsächlich bewegen. Versuchen Sie, die Entscheidung, wie Sie anfangen, so spät wie möglich zu treffen. Im Stehen und Sitzen auf einem Stuhl können Sie sich genauso drehen, wie Sie das am Boden gespürt haben. Überlegen Sie, ob Sie sich zuerst mit dem Fuß oder dem Bein zu drehen beginnen oder zuerst mit dem Kopf. Sie sollten spüren, dass Sie eine Bewegung aus unterschiedlichen Sichtweisen ausführen können. Dann vergrößert sich wieder die Lücke zwischen Denken und Tun. Das ermöglicht es Ihnen, mehr Zeit zur Verfügung zu haben, um eine Entscheidung zu treffen. Ihre Stresssituationen nehmen ab, weil Sie lernen, besser auf sich selbst aufzupassen und Sie Ihre gewohnten Muster durchbrechen.

Foto 10

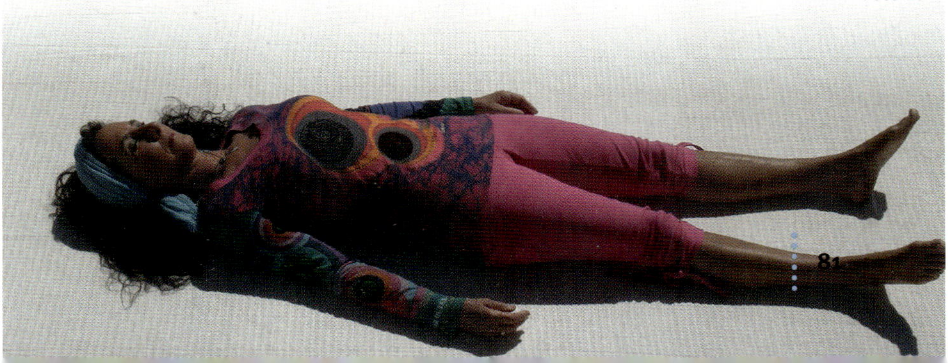

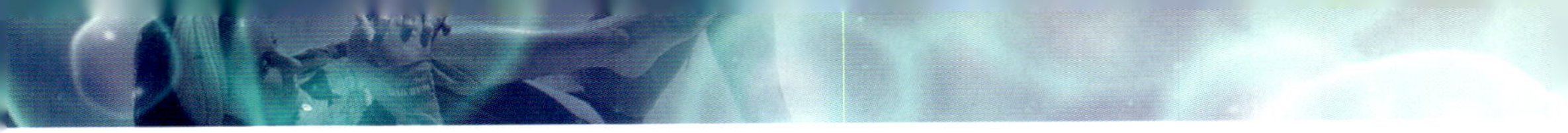

Lektion 3

Bewegliches Biegen

Durch ständiges Sitzen, Stehen und Gehen geben wir den Rückenmuskeln selten Gelegenheit, wieder zu einem normalen Muskeltonus zurückzugelangen. Das bedeutet, dass dieser Bereich des Körpers bei vielen Menschen ständig angespannt ist. Die meisten Rückenschmerzen lassen sich immer wieder auf diese Verspannungen zurückführen. Das ist auch ein Grund dafür, warum Menschen im Stehen und auch beim Gehen meist eine Haltung in Rückenlage haben. Ein angespannter Muskel kann erst wieder seine Dienste leisten, wenn er entspannt wird. Auch einfaches Liegen und sich sozusagen „entspannen" ändert meist nichts an dem Tonus der Rückenmuskeln. Die werden einfach nicht so schnell müde. Vielen Menschen ist es gar nicht mehr möglich, mit ausgestreckten Beinen flach auf dem Boden zu liegen, weil ihnen die Verspannungen im Rücken zu große Schmerzen bereiten. Erst wenn sie ihre Beine anwinkeln und die Füße aufstellen, fühlen sie sich wohler. Sobald nämlich der gesamte Rücken Kontakt mit dem Boden hat, entsteht kein Zug mehr im Lendenbereich.

In dieser Lektion werden wir die Spannung der Rückenmuskulatur reduzieren, indem wir sie dazu zwingen, ihre Arbeit kurz einzustellen. Um das zu erreichen, müssen wir die Beugemuskeln an der Vorderseite des Körpers aktivieren. Die Fähigkeit, den Körper zusammenzufalten, wird dadurch verbessert.

Foto 1 und 2

Legen Sie sich bitte auf den Rücken und strecken Sie beide Beine aus.

Heben Sie langsam den Kopf, um auf die Füße zu schauen. Wie schwer fühlt sich Ihr Kopf an? Wiederholen Sie die Bewegung, um festzustellen, wie viel Anstrengung Sie dafür aufwenden und wie hoch Sie den Kopf ohne Mühe heben können. Können Sie sagen, welche Muskeln sich überanstrengen?

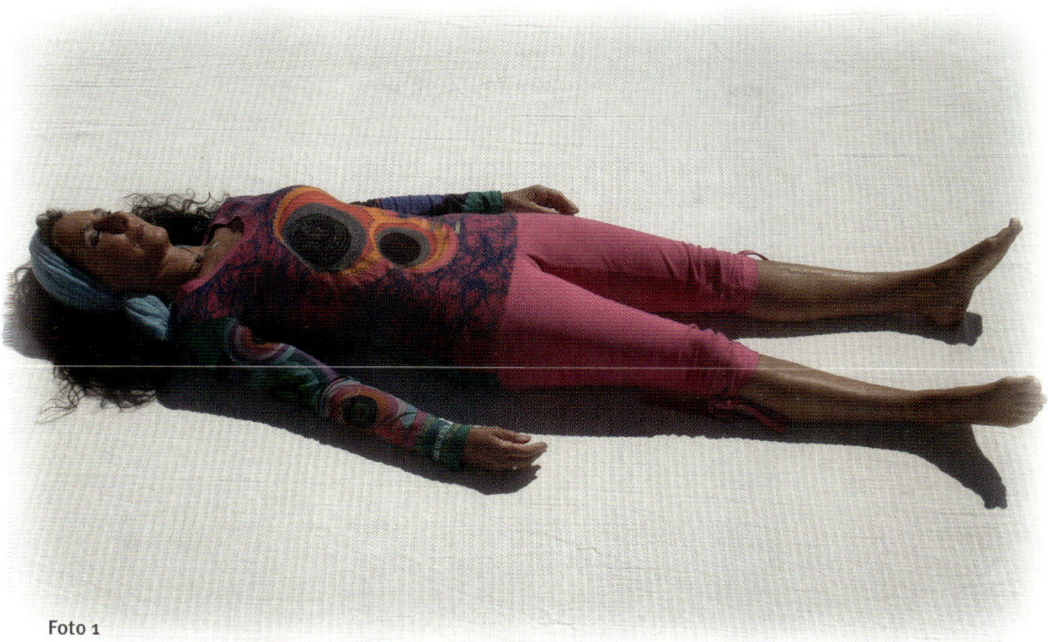

Foto 1

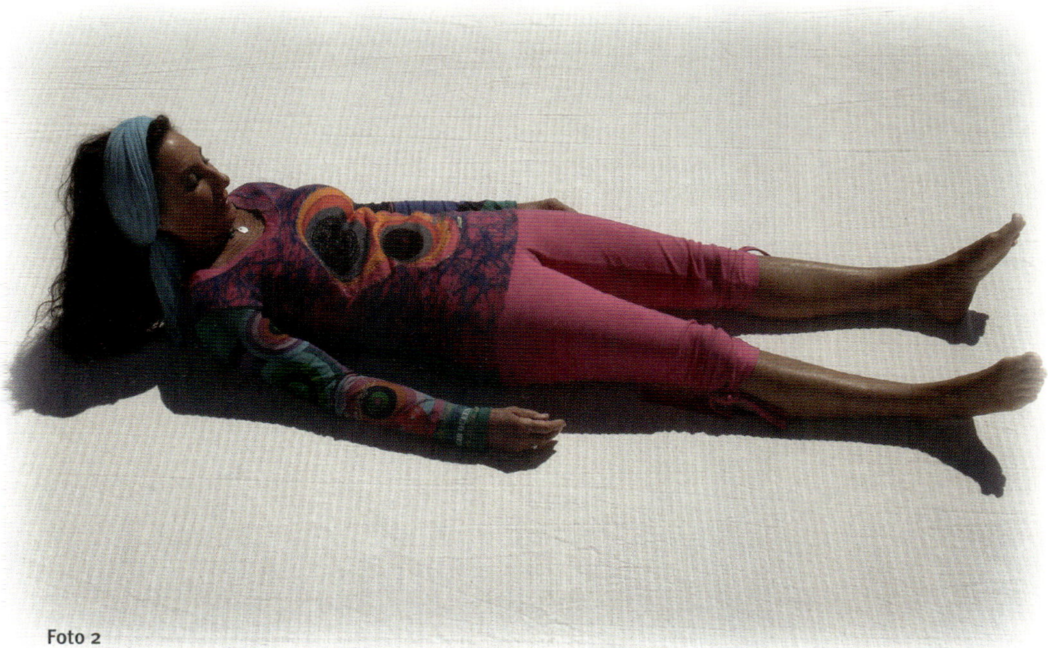

Foto 2

Foto 3 und 4

Halten Sie nun mit der linken Hand das linke Knie und legen Sie die rechte Hand unter den Kopf.

Bringen Sie langsam den rechten Ellbogen in Richtung Ihres linken Knies. Beobachten Sie dabei, wie der Lendenbereich des Rückens in den Boden gedrückt wird. Sie werden auch bemerken, dass sich die Rippen wie ein Akkordeon zusammenziehen. Das ist eine gute Gelegenheit, um auszuatmen. Legen Sie sich beim Einatmen zurück in die Ausgangsposition. Wiederholen Sie im Rhythmus der Atmung diese Bewegungen etwa 20-mal und hören Sie auf, bevor Sie Müdigkeit spüren.

Foto 5 und 6

Halten Sie jetzt Ihr rechtes Knie mit der linken Hand. Heben Sie Ihren Kopf mit der rechten Hand und bringen Sie diesmal den rechten Ellbogen in die Richtung des rechten Knies. Diesmal werden Sie einen anderen Bereich des Rückens am Boden spüren. Achten Sie darauf, welche Rippen sich nun zusammenfalten. Wiederholen Sie diese

Foto 3

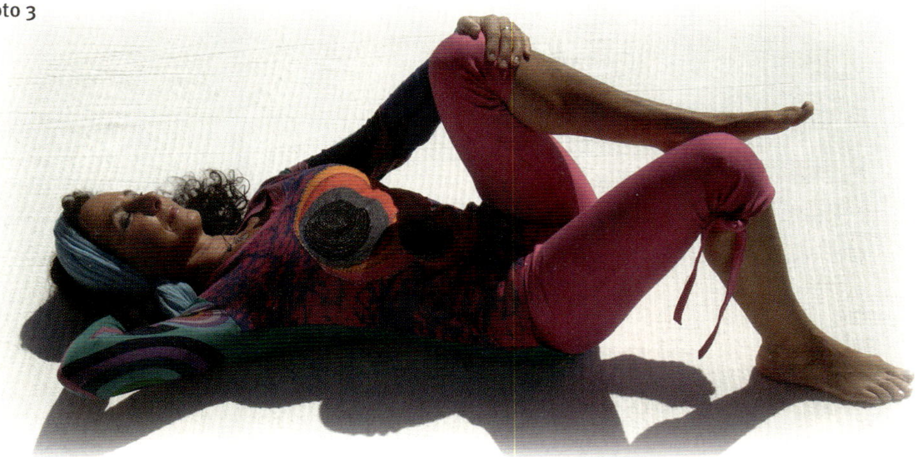

Foto 4

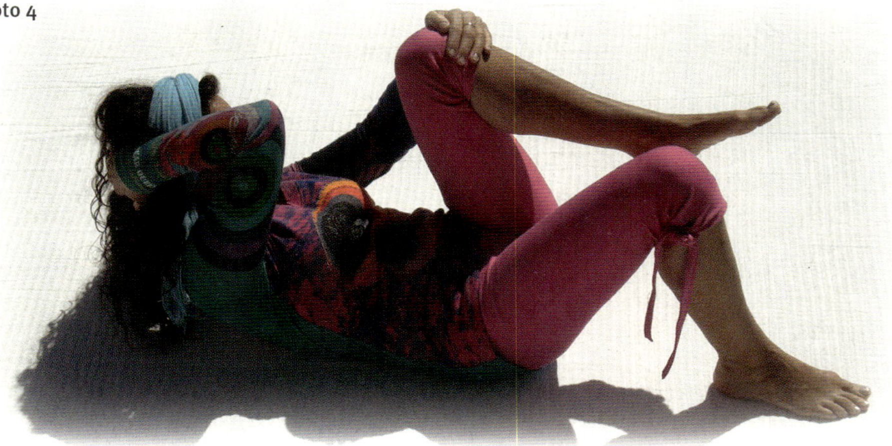

Bewegung nicht jedes Mal auf die gleiche Art, sondern versuchen Sie einmal, mit Ihrer Stirn in Richtung Knie zu zielen, dann mit Ihrem Kinn und als Nächstes mit dem linken Ohr. Jedes Mal, wenn Sie einen anderen Zielpunkt verwenden, integrieren Sie andere Bereiche Ihrer Wirbelkette und des Brustkorbs. So aktivieren Sie immer mehr neue Muskelfasern. Machen Sie 20 Wiederholungen im Atemrhythmus.

Ruhen Sie sich in der Ausgangsposition aus und beobachten Sie, ob ein Teil Ihres Rückens jetzt flacher auf dem Boden aufliegt als zu Beginn der Übung. Wiederholen Sie alle Bewegungen auch im Seitenwechsel mit der linken Hand unter Ihrem Kopf. Ein paar Mal ist das Ziel das linke Knie, dann zielen Sie auch wieder diagonal zum rechten Knie. Experimentieren Sie auch damit, welche Teile des Kopfes Sie in Richtung Knie ziehen können. Es ist durchaus möglich, dass sich die Bewegungen auf dieser Seite leichter anfühlen, weil die Rückenmuskulatur schon damit begonnen hat loszulassen. Ruhen Sie sich wieder aus.

Foto 5

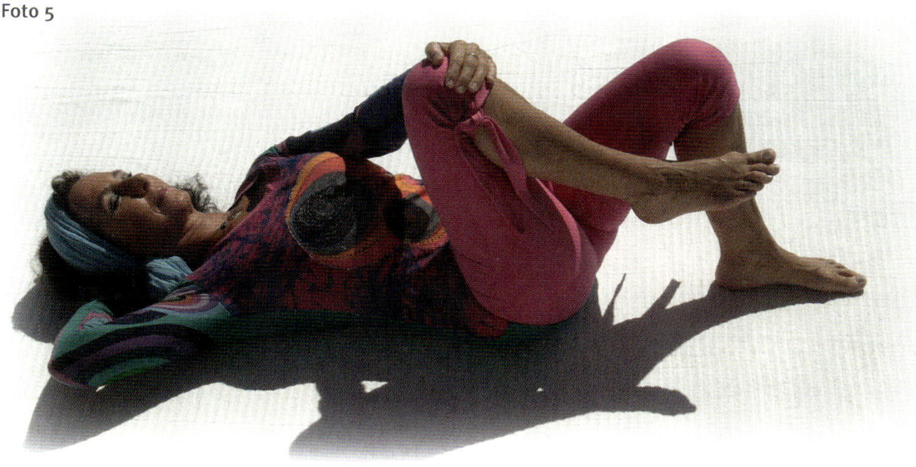

Foto 6

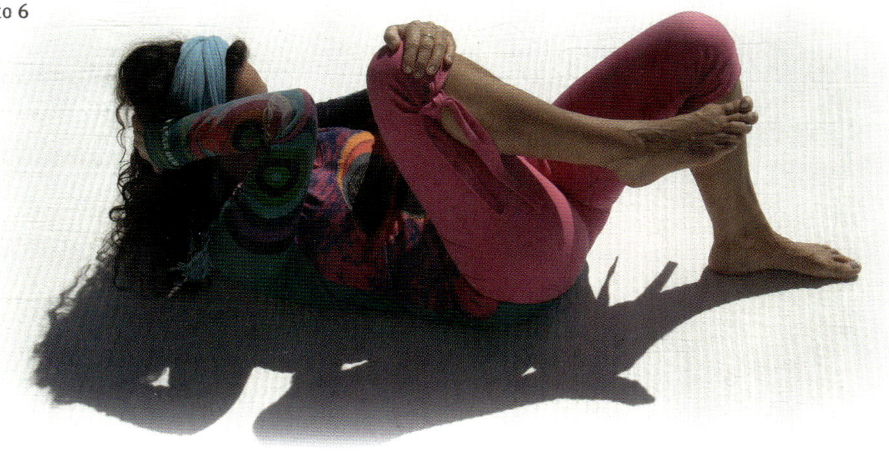

Foto 7

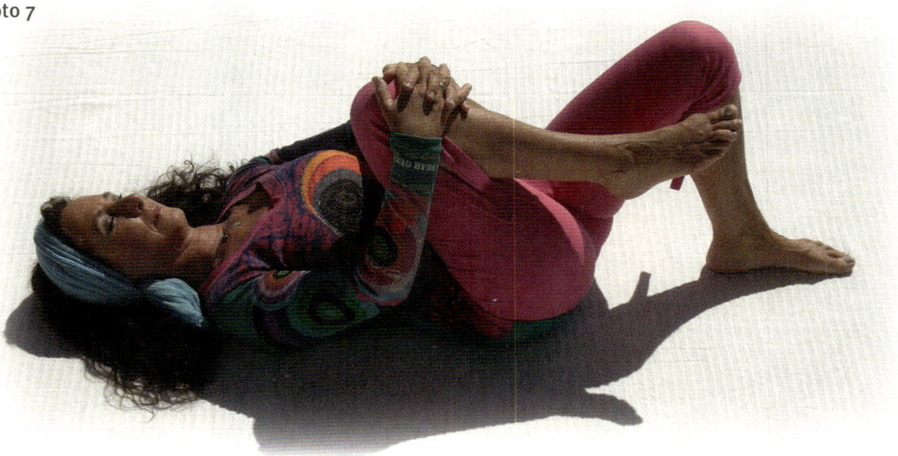

Foto 8

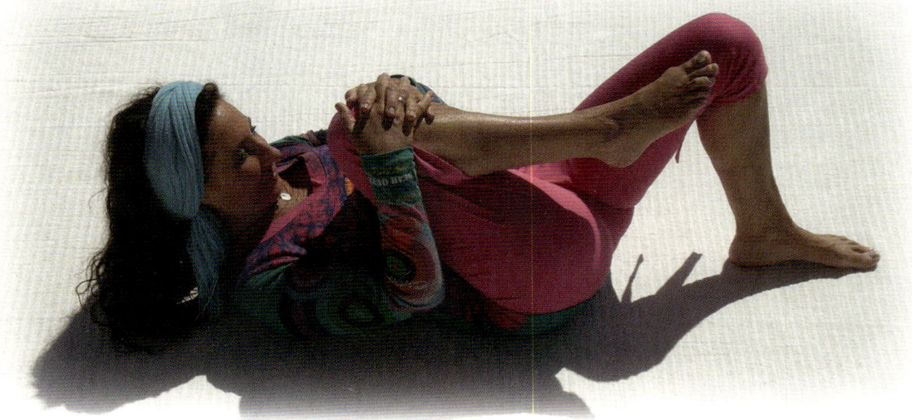

Foto 9

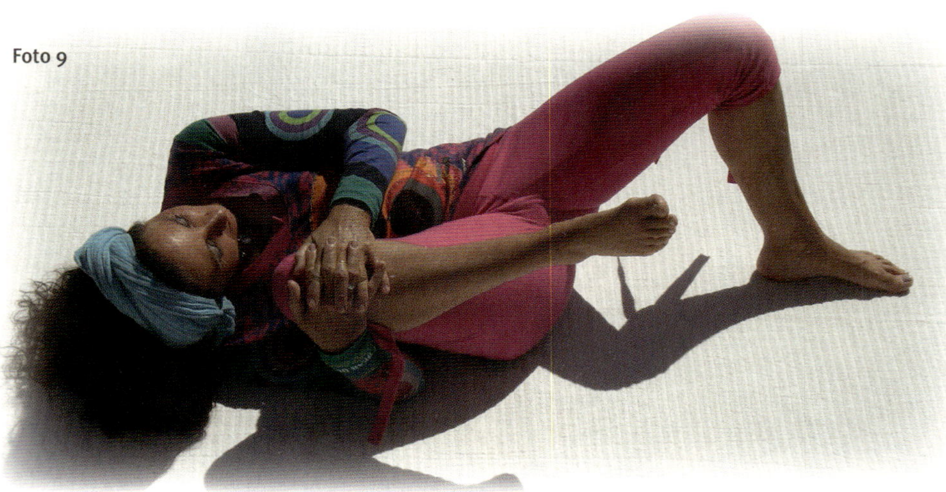

Foto 7, 8 und 9

Verschränken Sie nun Ihre Finger und halten Sie Ihr rechtes Knie mit beiden Händen. Ziehen Sie Ihr Knie zur Brust, während Sie gleichzeitig den Kopf heben. Ziehen Sie einmal Ihr Kinn zum Knie und das nächste Mal bringen Sie Ihre Stirn näher zum Knie. Wiederholen Sie die Bewegung, diesmal indem Sie das linke und dann das rechte Ohr näher zum Knie bringen. Ziehen Sie auch das Knie in verschiedenen Richtungen zum Ohr, mal nach innen, mal nach außen und auch in die Mitte.

Machen Sie eine Pause auf Ihrem Rücken und beobachten Sie, ob sich das rechte Bein nun länger anfühlt oder auch weiter nach außen gedreht ist als das linke.

Halten Sie nun das linke Knie mit verschränkten Händen und wiederholen Sie langsam alle Bewegungen mit dem linken Knie.

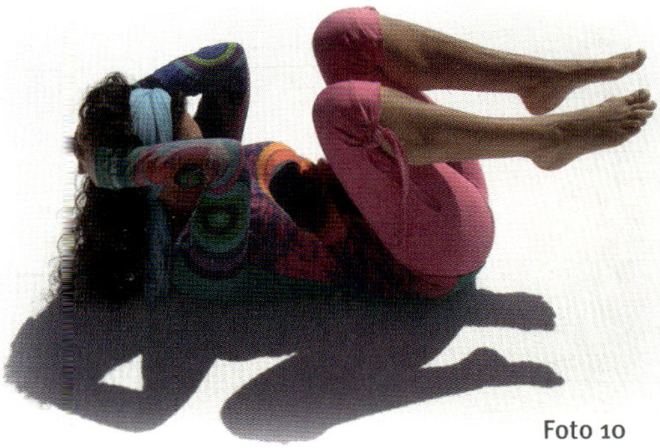

Foto 10

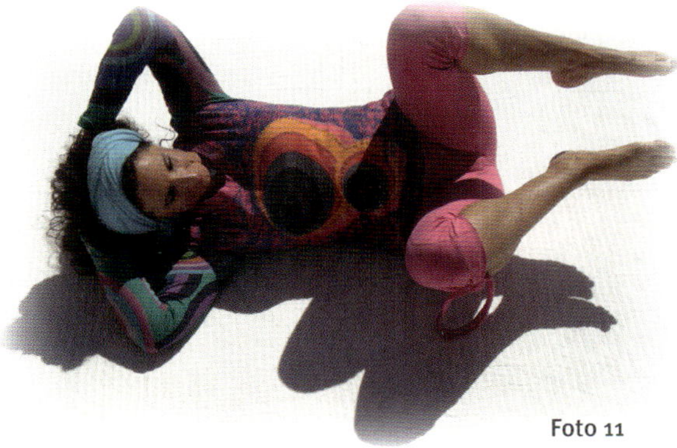

Foto 11

Foto 10 und 11

Beugen Sie beide Knie und stellen Sie die Füße wieder auf den Boden. Verschränken Sie die Finger und legen Sie sie unter den Kopf.

Heben Sie langsam beide Knie zur Brust, während Sie den Kopf und beide Ellbogen zu den Knien ziehen. Spüren Sie genau den Bereich, wo der Rücken flach auf den Boden gedrückt wird. Sie können das Zusammenfalten der Rippen mit der Ausatmung etwas schneller machen. Danach langsamer und tief einatmen, während Sie die Füße wieder auf den Boden stellen.

Das nächste Mal, wenn Knie und Ellbogen zusammenkommen, halten Sie dort inne und versuchen Sie langsam nach links und nach rechts zu rollen. Versuchen Sie dabei, Ihr Gleichgewicht zu halten und den Abstand zwischen Ellbogen und Knien konstant zu lassen. Atmen Sie ruhig weiter. Ruhen Sie sich aus.

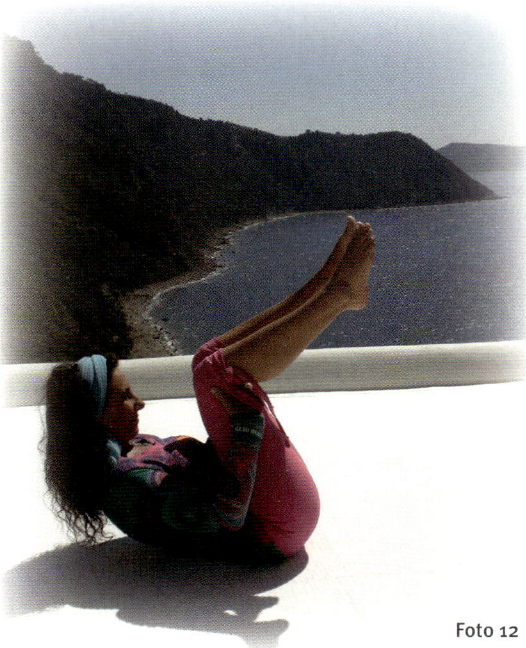
Foto 12

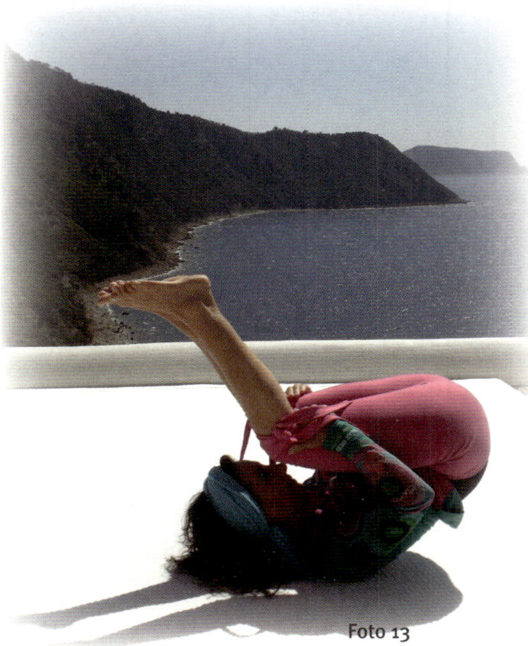
Foto 13

Foto 12, 13 und 14

Legen Sie die linke Hand in Ihre linke Kniekehle und die rechte Hand in die rechte Kniekehle.

Beginnen Sie, langsam die Knie näher zur Brust zu ziehen und die Beine über Ihren Kopf zu strecken. Heben Sie Ihren Kopf, während sich die Füße dem Boden nähern. Rollen Sie nun weiter zurück auf Ihren Rücken, indem Sie die Füße weiter über Ihren Kopf heben. Achten Sie darauf, wie Sie langsam anfangen, über Ihre gesamte Wirbelkette zu rollen. Koordinieren Sie Ihre Atmung so, dass Sie ausatmen beim Zurückrollen und einatmen beim Aufsitzen. Versuchen Sie diese Bewegung so gleichmäßig wie möglich zu machen, indem Sie das Heben des Kopfes und das Strecken der Beine genau aufeinander abstimmen. Jedes Mal sollte es ihnen leichterfallen ins Sitzen zu kommen, weil Sie mehr Schwung entwickeln. Das nächste Mal, wenn Sie auf dem Rücken liegen, halten Sie den Kopf angehoben. Legen Sie Ihre Arme neben Ihre Seiten auf den Boden und stellen Sie Ihre Füße auch auf den Boden. Beobachten Sie nun, wie sich der Lendenbereich des Rückens ganz fest in den Boden drückt. Noch immer mit gehobenem Kopf, strecken Sie nun Ihre Beine am Boden aus. Sie werden bemerken, dass Ihr Kopf jetzt höher gehoben ist als zu Beginn der Lektion. Der Grund dafür ist, dass Sie Ihren Rücken dazu verwenden, um den Kopf zu heben. Legen Sie Ihren Kopf wieder auf den Boden und machen Sie eine kurze Pause.

Wie liegt Ihr Rücken jetzt auf dem Boden? Gibt es Teile, die sich flacher, satter anfühlen? Rollen Sie den Kopf langsam in beide Richtungen hin und her.

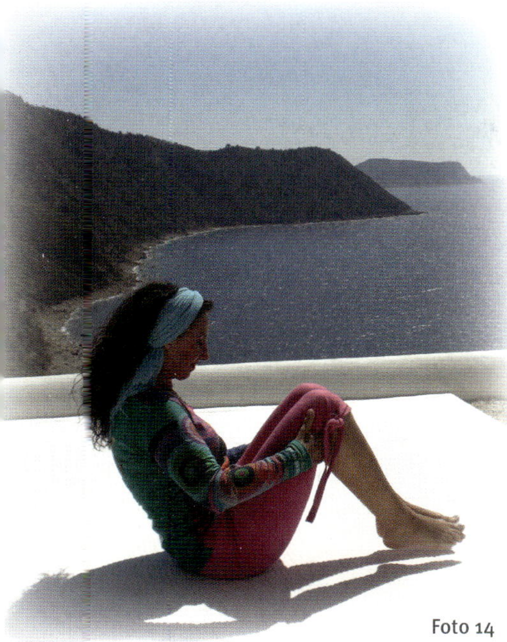

Foto 14

Foto 15

Heben Sie jetzt einfach Ihren Kopf, so als wollten Sie Ihre Füße ansehen. Wie leicht und wie hoch ist das möglich im Vergleich zum Beginn der Übung? Drücken Sie jetzt bewusst Ihren Rücken beim Heben flacher auf den Boden?

Das nächste Mal, wenn Sie Ihren Kopf heben, gehen Sie zuerst ins Hohlkreuz. Spüren Sie, wie viel schwerer Ihr Kopf ist? Vergleichen Sie beide Varianten des Kopfhebens. Welche gefällt Ihnen besser?

Schließen Sie nun die Augen und stellen Sie sich vor, dass Sie Ihren Kopf heben. Spüren Sie schon, wie Sie Ihren Rücken flach auf den Boden drücken? Heben Sie schnell und leicht Ihren Kopf. Jetzt können Sie spüren, wie Sie Ihren ganzen Rücken benützen, um den Kopf leichter und besser zu heben.

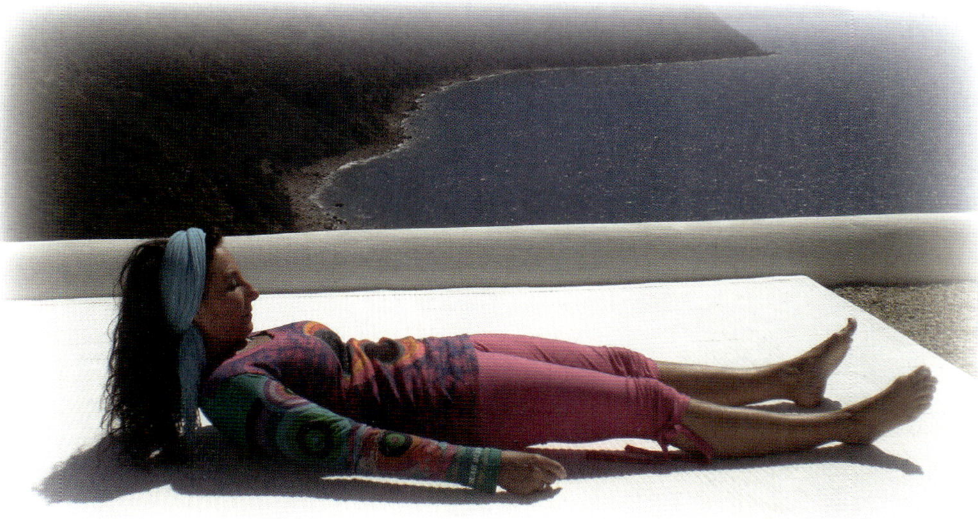

Foto 15

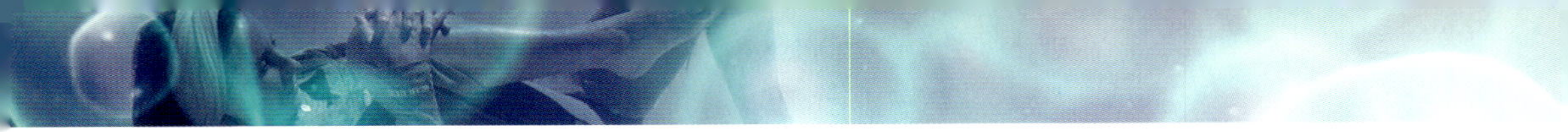

Lektion 4

Leichtes Strecken und Aufrichten

Die Rücken- wie die Gesäßmuskulatur gehören zu den stärksten Muskeln, über die wir verfügen. Sie sind Streckermuskeln, die uns gegen die Schwerkraft aufrecht halten. Sie kontrahieren sich langsam und sind wesentlich ausdauernder als die Beugemuskeln, die hauptsächlich an der Vorderseite des Körpers angeordnet sind, wie zum Beispiel die Bauch- und Brustmuskeln. Wenn wir die Streckermuskeln beim Sitzen, Stehen und Gehen bewusster einsetzen, helfen sie uns, ausdauernder und aufrechter zu bleiben. Auch die Zusammenhänge zwischen Ihrem Lendenwirbelbereich und Ihren Hüften können durch deren Einsatz besser koordiniert werden.

Foto 1 und 2

Legen Sie sich auf den Bauch und legen Sie die Beine so weit auseinander, dass Sie bequem liegen. Winkeln Sie Ihre Arme an und legen Sie Ihre Hände rechts und links neben den Kopf. Legen Sie Ihre Stirn auf den Boden.

Heben Sie jetzt den Kopf langsam hoch und schauen Sie nach oben. Beobachten Sie, wie weit Sie bequem schauen können und merken Sie sich diese Stelle. Verwenden Sie keine Kraft, um Ihren Kopf zu heben. Beobachten Sie, ob Teile Ihres Rückens sich mehr bewegen als andere.

Foto 3

Drehen Sie nun den Kopf nach links. Heben Sie langsam den linken Ellbogen und den Kopf und atmen Sie ein. Schauen Sie seitlich hinauf zur Decke. Was passiert im Rücken, während Sie das machen? Verlagern Sie mehr Gewicht auf den rechten Unterarm? Drücken sich der Bauch und eine Hüfte mehr in den Boden? Wiederholen Sie die Bewegung so lange, bis Sie ein deutliches Gefühl für den gesamten Ablauf bekommen. Drehen Sie nun Ihren Kopf nach rechts und stellen Sie sich vor, wie es sein wird, Ihren Kopf und den rechten Ellbogen zu heben. Wie hoch können Sie schauen? Dann führen Sie die Bewegung aus und vergleichen Sie sie mit der ersten Seite. Gibt es einen Unterschied in der Leichtigkeit? Fahren Sie fort, indem Sie abwechselnd den linken Ellbogen und den Kopf, dann den rechten Ellbogen und den Kopf heben. Machen Sie das so, dass es immer angenehm für Sie ist. Dann legen Sie wieder Ihre Stirn auf den Boden und ruhen Sie sich kurz aus.

Wenn Sie jetzt Ihren Kopf heben, werden Sie bemerken, dass Sie ihn nun höher heben können als beim ersten Mal. Erkennen Sie warum? Spüren Sie, wie die Rippen sich am Boden bewegen?

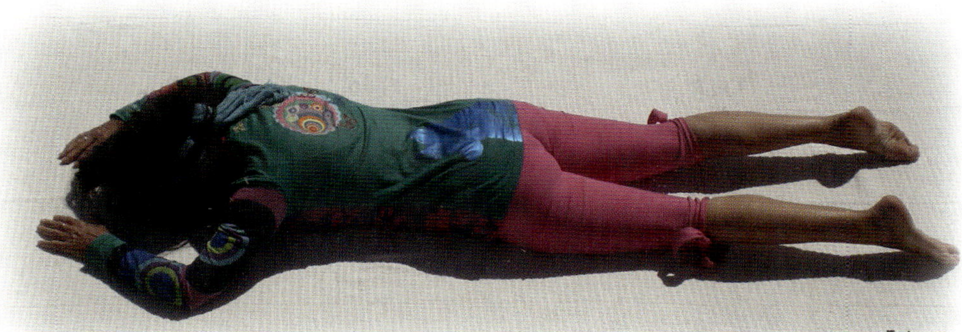

Foto 1

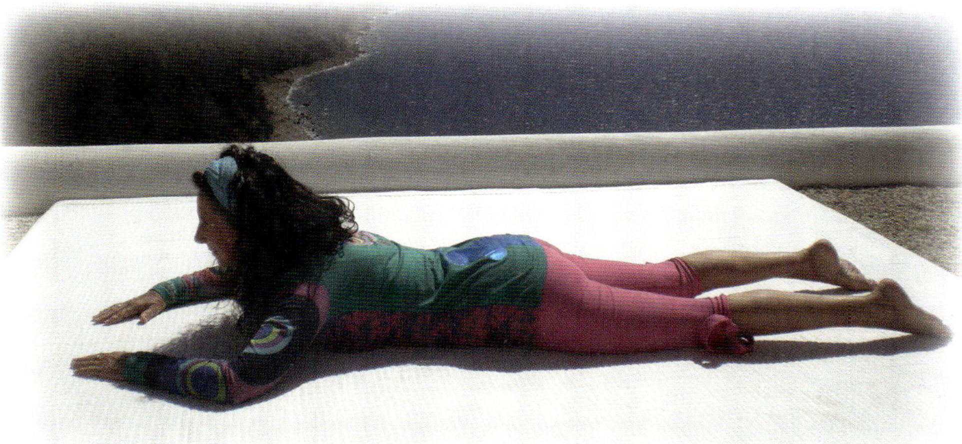

Foto 2

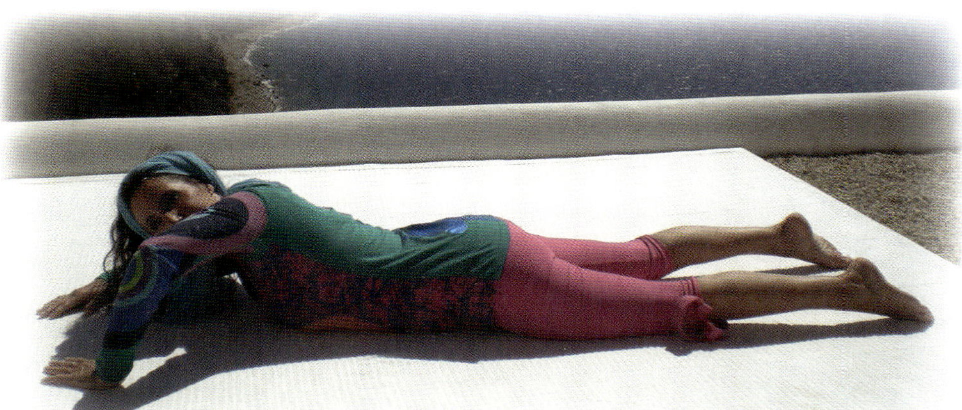

Foto 3

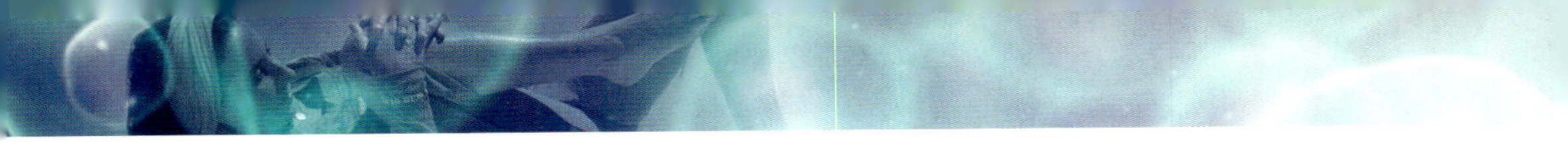

Foto 4

Strecken Sie den rechten Arm am Boden nach vorne und heben Sie diesmal den ganzen linken Arm samt Kopf vom Boden hoch. Wenn Sie mit dem Ellbogen weiter nach oben in Richtung Decke zielen, können Sie spüren, wie der Körper anfängt zu rollen. Erlauben Sie sich mehr Gewicht auf die rechte Hüfte zu verlagern. Schauen Sie auch mit den Augen nach oben zur Decke.
Machen Sie die Bewegung auch mehrmals auf die andere Seite, bevor Sie abwechselnd von Seite zu Seite den Kopf und den Arm heben. Atmen Sie beim Heben ein und rollen Sie Ihren Kopf auf dem gestreckten Oberarm.
Legen Sie nun Ihre Stirn wieder auf den Boden und heben Sie dann nochmals Ihren Kopf. Wie hoch können Sie jetzt sehen im Vergleich zum Anfang? Erstaunlich, nicht wahr? Beobachten Sie, wie jetzt schon mehr und mehr Bereiche Ihres Rückens an der Bewegung beteiligt sind.

Foto 5 und 6

Winkeln Sie die Arme wieder an wie in der Ausgangsposition, mit dem Kopf nach links gedreht. Spannen Sie nun die rechte Gesäßhälfte an und lassen Sie wieder los. Spannen Sie bei jeder Wiederholung das Gesäß stärker an und beobachten Sie, wie sich das rechte Bein immer mehr vom Boden abhebt.
Als Nächstes heben Sie bewusst das ganze rechte Bein ein wenig vom Boden hoch. Spüren Sie, wie sich dabei die rechte Gesäßhälfte noch mehr anspannt? Heben Sie zusätzlich auch den Kopf. Atmen Sie langsam beim Heben ein.
Wiederholen Sie diese Bewegung 10-mal und halten Sie auch immer wieder kurz den Kopf und das gestreckte Bein in der Luft. Was müssen Sie in den Boden drücken, um Ihr Bein und Ihren Kopf in der Luft zu halten?
Drehen Sie jetzt den Kopf nach rechts und spannen Sie Ihre linke Gesäßhälfte an. Heben Sie auch das linke Bein. Spüren Sie, wie die linke Hüfte stärker auf den Boden drückt?
Wiederholen Sie die Bewegungen auf dieser Seite, indem Sie den Kopf und das linke Bein heben. Heben Sie nun abwechselnd das linke Bein und den Kopf und dann das rechte Bein und den Kopf. Drehen Sie jedes Mal den Kopf mit und erlauben Sie Ihrem ganzen Körper, nach links und rechts mitzurollen.
Legen Sie Ihre Stirn wieder auf den Boden und heben Sie dann Ihren Kopf nach oben. Können Sie jetzt noch viel höher sehen als zu Beginn? Ist es leichter geworden?

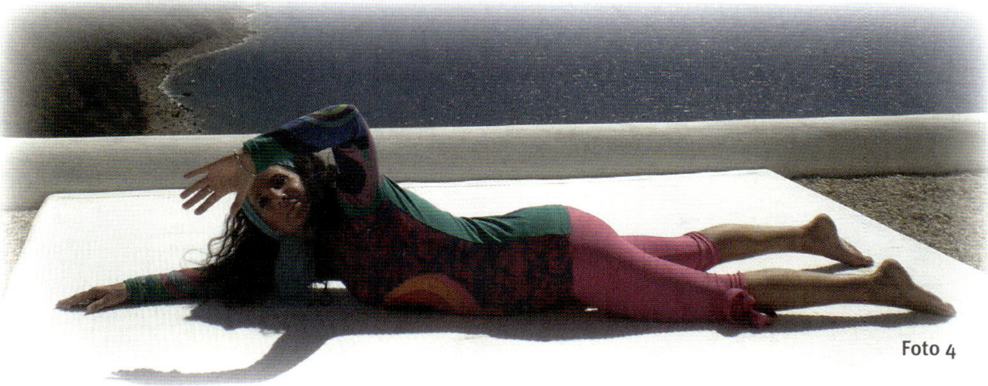

Foto 4

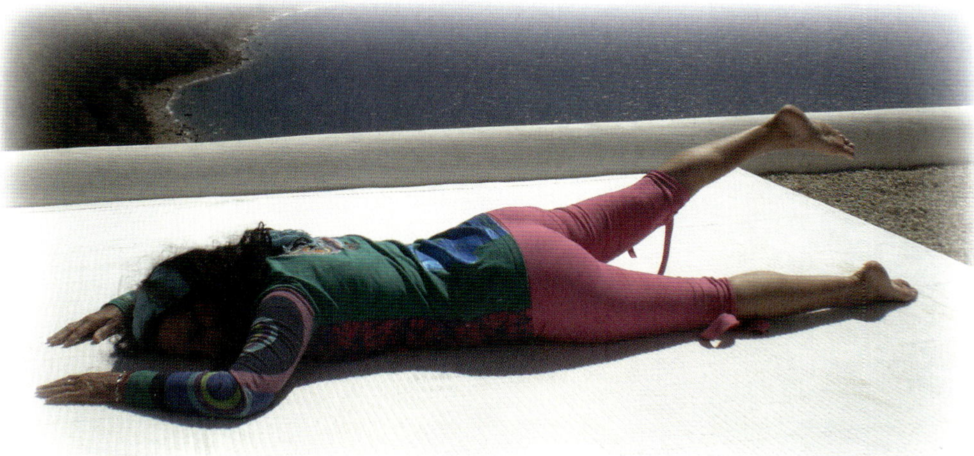

Foto 5

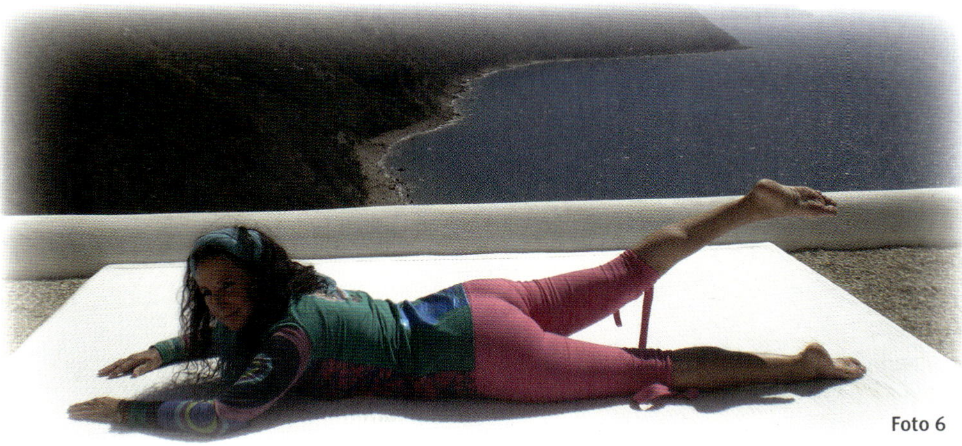

Foto 6

Foto 7

Strecken Sie bitte nochmals den rechten Arm am Boden nach vorne. Heben Sie nun gleichzeitig den linken Arm, den Kopf und das rechte Bein etwas hoch. Zielen Sie mit Ihrem linken Ellbogen in einem großen Bogen in Richtung Decke. Beobachten Sie die starke Spannung in der rechten Gesäßhälfte. Wiederholen Sie diese Bewegung 10-mal. Atmen Sie beim Heben tief ein.

Machen Sie das Gleiche auf der anderen Seite. Können Sie erkennen, welche Seite sich koordinierter anfühlt? Wechseln Sie mehrmals von Seite zu Seite und bewegen Sie sich so gleichmäßig wie möglich. Machen Sie eine Pause.

Foto 8

Winkeln Sie nun Ihre beiden Arme an und legen Sie Ihre Hände rechts und links neben den Kopf. Legen Sie Ihre Stirn auf den Boden. Heben Sie jetzt den Kopf und gleichzeitig beide Beine nach oben. Spüren Sie, wie sich beide Hüften in den Boden drücken? Lassen Sie Ihre Rippen am Boden mitrutschen. Wiederholen Sie die Hebebewegung immer beim tiefen Einatmen.

Foto 9

Legen Sie Ihre Stirn auf den Boden und beide Hände rechts und links neben den Kopf. Heben Sie jetzt Ihren Kopf wie am Anfang der Lektion. Schauen Sie hinauf zur Decke und beobachten Sie, wie sich Ihr Blickfeld erweitert hat. Sie sind nun in der Lage, viel weiter zu schauen, und das mit weniger Anstrengung als zu Beginn der Übung. Spüren Sie, wie viele Bereiche Ihres Körpers jetzt an der Bewegung beteiligt sind?

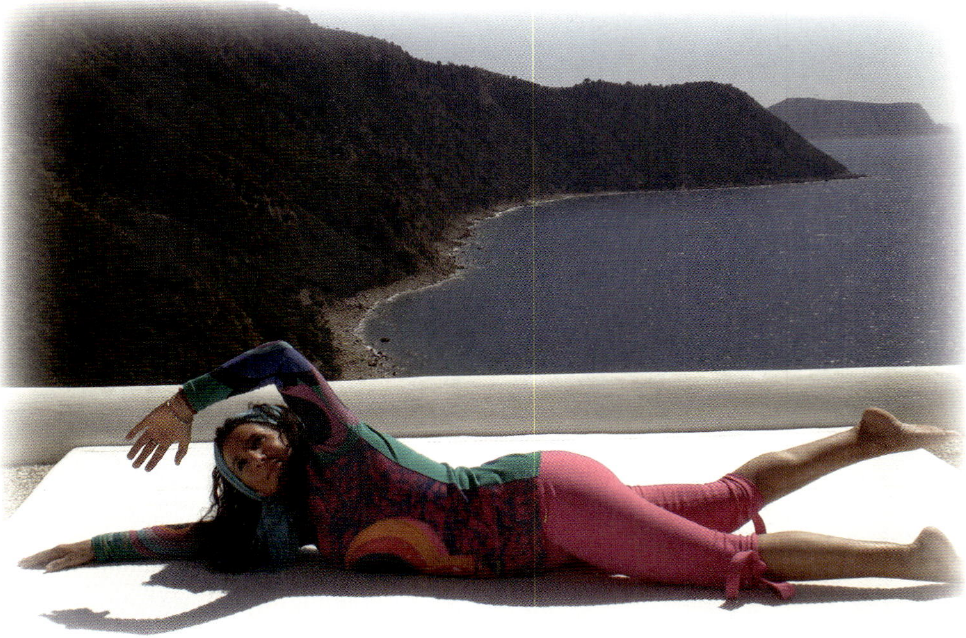

Foto 7

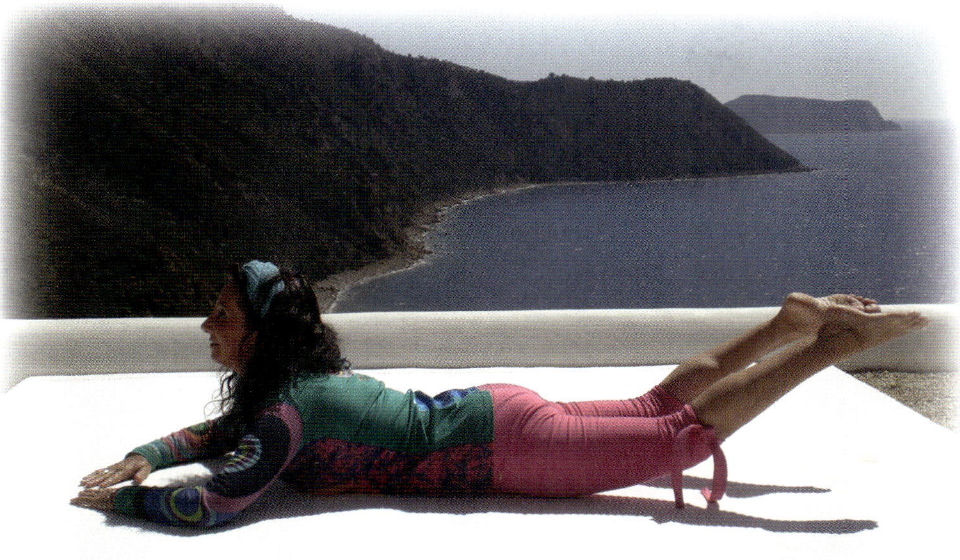

Foto 8

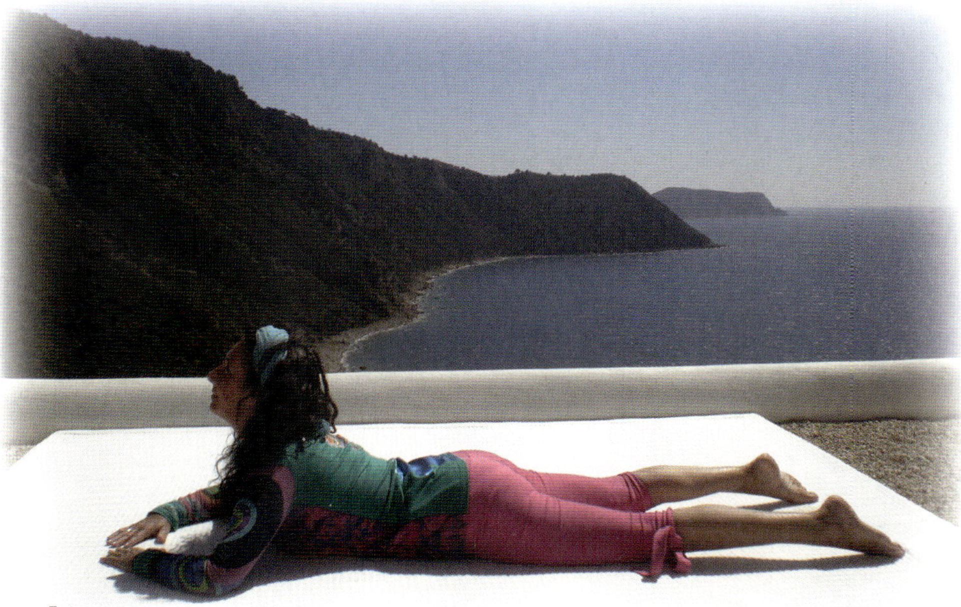

Foto 9

Foto 10

Legen Sie sich wieder mit gestreckten Beinen und Armen auf den Rücken. Beobachten Sie den Kontakt der Rückseiten Ihres Körpers mit dem Boden. Es kann sein, dass der Lendenbereich des Rückens vom Boden abgehoben ist, weil Sie ganz gestreckt sind. Um die Streckermuskeln wieder zu entlasten, können Sie ein paar Bewegungen aus der letzten Beuger-Lektion durchführen. Nach kurzer Zeit werden Sie spüren, dass Ihr Rücken wieder satt am Boden aufliegt.

Foto 11

Stehen Sie nun bitte auf und halten Sie mit beiden Händen den Lendenbereich Ihres Rückens. Schieben Sie das Becken nach vorne, während Sie sich nach oben strecken. Schauen Sie nach oben und ein wenig nach hinten, während Sie Ihr Gewicht leicht nach vorne verlagern, und balancieren Sie auf den Fußballen. Wiederholen Sie die Bewegung mit der Absicht, die Bewegung so gleichmäßig wie möglich zu machen. Machen Sie sich noch größer, indem Sie tief einatmen, wenn Sie nach oben sehen.

Stellen Sie sich nun aufrecht hin und wippen Sie ein wenig mit den Fußballen auf und ab, um Ihr Gewicht nach vorne zu verlagern. Danach gehen Sie langsam durch den Raum und beobachten Sie, ob Sie sich nun aufrechter und größer fühlen.

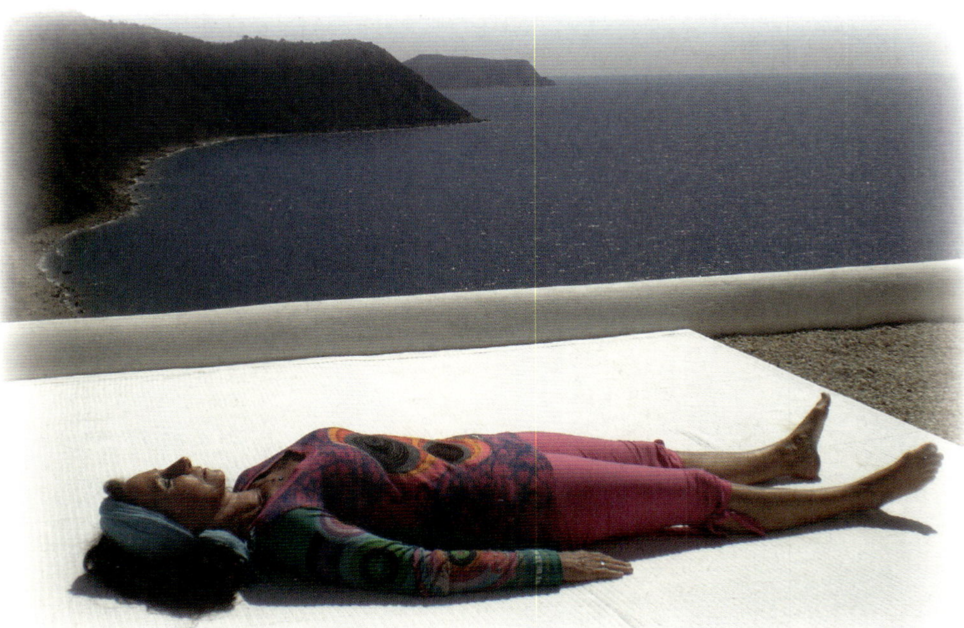

Foto 10

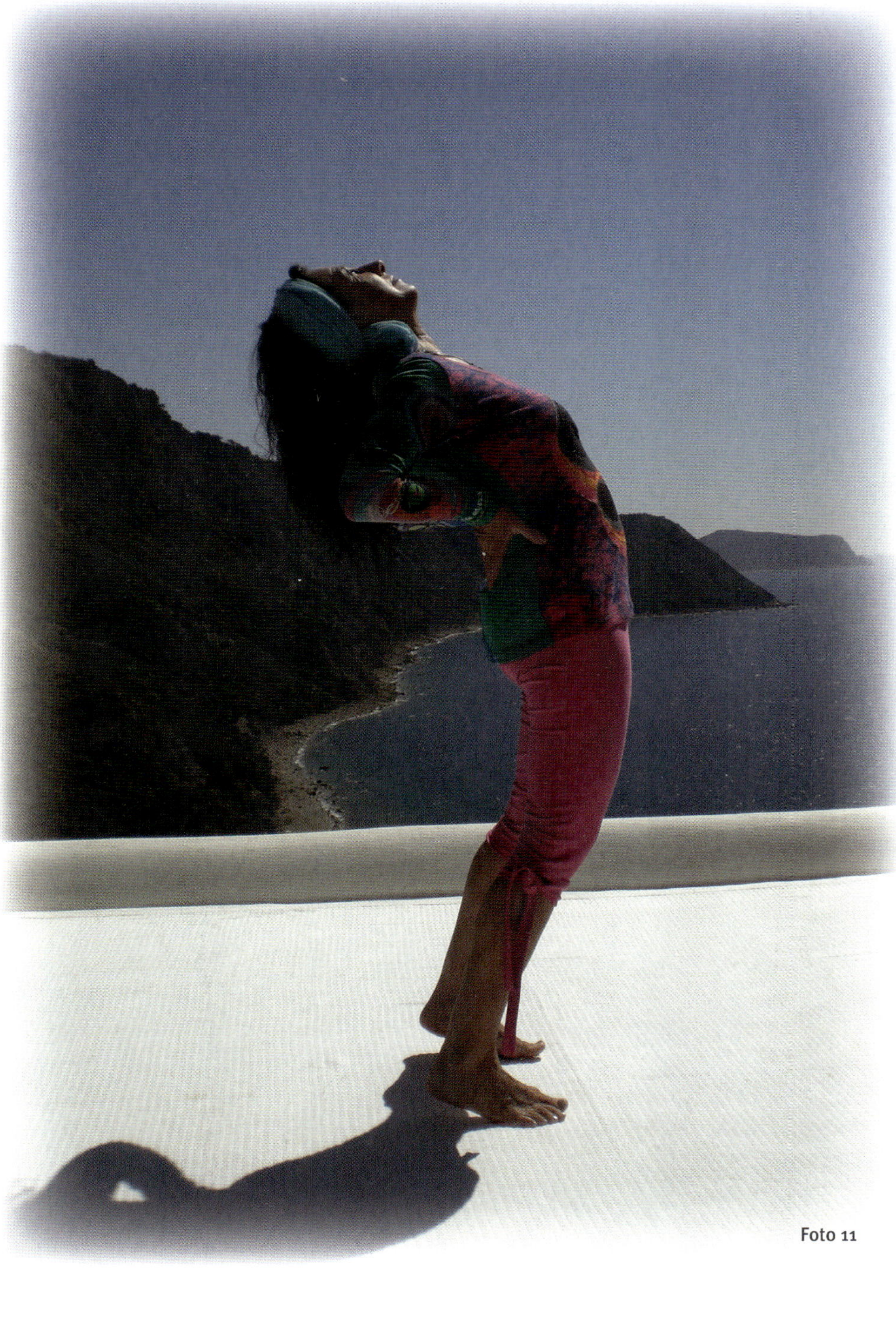

Foto 11

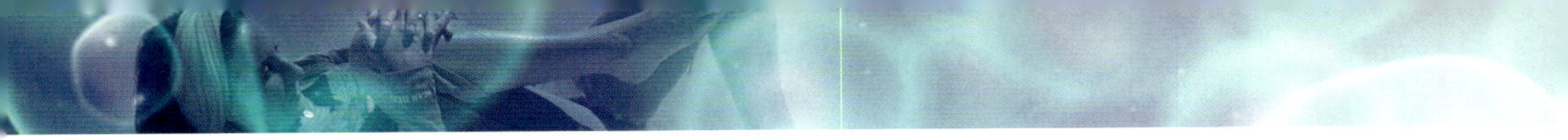

Lektion 5

Koordination von Ober- und Unterkörper

Im täglichen Leben, egal ob wir körperlich arbeiten, gehen oder laufen, tendieren wir allzu oft dazu, unseren Körper in einzelnen Teilen zu bewegen. Wir isolieren die Beine vom Becken, die Arme vom Rumpf und den Kopf vom Nacken. In dieser Lektion werden wir die Bewegungen der Beine, des Beckens, des Rückens, der Arme und des Kopfs harmonischer miteinander vereinen. Sie werden spüren, dass es Ihnen am Ende der Übung viel leichterfällt, die Arme und Beine zu bewegen, und Sie werden sich insgesamt beweglicher fühlen.

Bevor Sie mit dieser Lektion beginnen, führen Sie bitte wieder einen Body-Scan auf dem Rücken liegend durch. Legen Sie dabei die Beine und Arme lang neben Ihren Körper. Nehmen Sie bewusst alle Einzelteile Ihres Körpers wahr. Wie satt liegt Ihr Rücken auf dem Boden? Wie sind Ihre Beine gedreht – nach außen oder innen? Gibt es Unterschiede zwischen der linken und der rechten Körperhälfte?

Foto 1

Stellen Sie bitte beide Füße auf den Boden, indem Sie beide Knie beugen. Schlagen Sie das linke über das rechte Bein und stellen Sie den rechten Fuß in die Mitte, dort wo er stabil stehen kann. Kippen Sie langsam beide Knie ein wenig nach links und bewegen Sie sie wieder zurück zur Mitte. Achten Sie darauf, wie viel Kraft Sie benötigen, um die Beine zurück zur Mitte zu bewegen. Können Sie

Foto 1

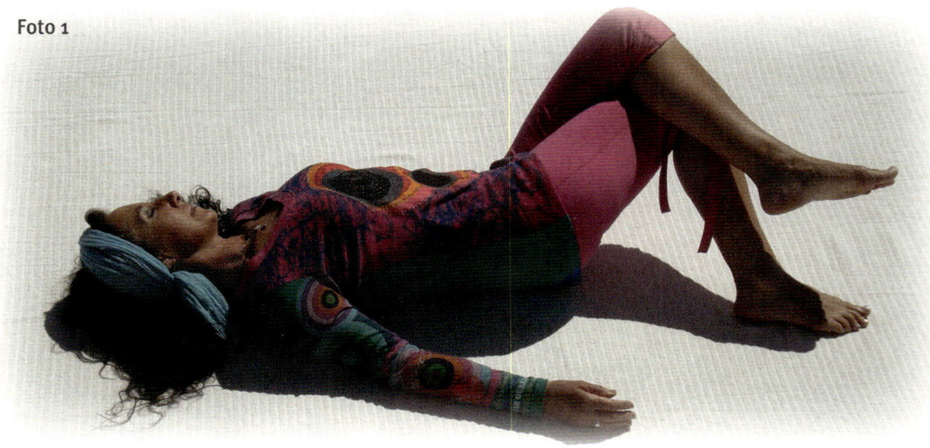

erkennen, welche Muskeln Sie anspannen müssen? Machen Sie das ein paar Mal, ohne dass Sie versuchen Ihre Beine zum Boden zu zwingen. Beobachten Sie nur, wie weit Ihre Knie von selbst nach links wollen.

Foto 2 und 3

Stellen Sie beide Füße wieder auf den Boden. Strecken Sie nun beide Arme in Richtung Himmel und legen Sie die Handflächen zusammen. Bewegen Sie die Arme so weit nach rechts wie es leicht geht, ohne dass Sie die Ellbogen anwinkeln oder dass die Hände übereinandergleiten. Wenn Sie Ihre Knie in der Mitte lassen, dann müssen Sie automatisch den Rumpf und den Kopf drehen. Wiederholen Sie die Bewegung 10-mal und merken Sie sich die Stelle, wie weit Sie die Arme nach rechts bewegen können.

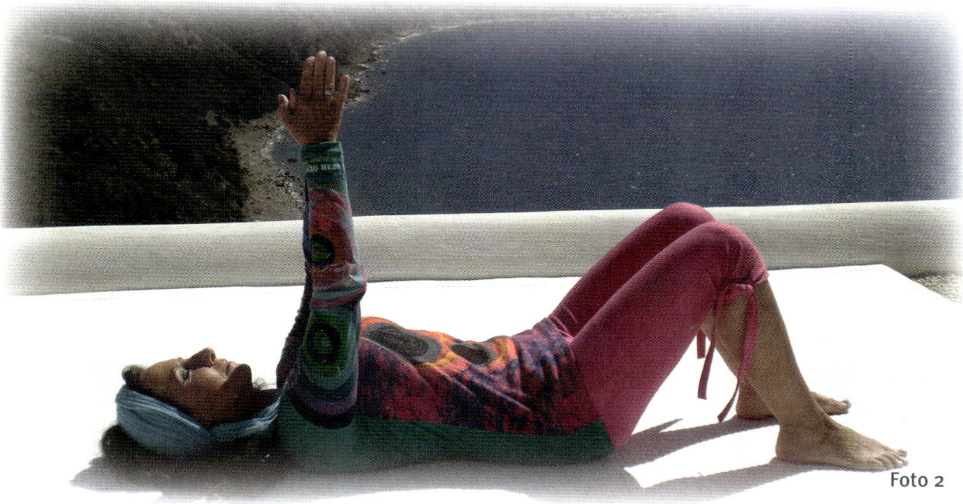

Foto 2

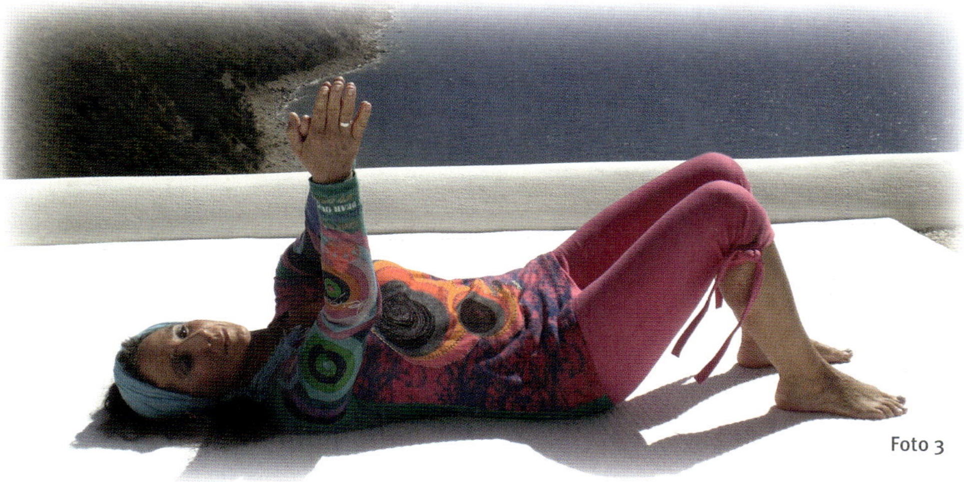

Foto 3

Foto 4 und 5

Strecken Sie nun bitte das rechte Bein lang. Bewegen Sie beide Arme wieder nach rechts in Richtung Boden. Drücken Sie den linken Fuß fester in den Boden, sodass auch das Becken nach rechts rollt. Nun ist es leicht möglich, die Arme weiter nach rechts zu bewegen als vorher. Wenn Sie den Kopf locker mitrollen lassen, dann können Sie sogar die Arme ganz auf den Boden legen. Wiederholen Sie die Bewegung 10-mal und beobachten Sie, wie sich Ihre Hüften mitbewegen.

Halten Sie nun die gefalteten Arme nach rechts und stellen Sie den rechten Fuß wieder auf den Boden. Bewegen Sie die Arme zurück zur Mitte.

Wiederholen Sie die ganze Übung mehrmals, genau in dieser Reihenfolge:

1. Das rechte Bein strecken.
2. Die Arme gefaltet nach rechts bewegen.
3. Den rechten Fuß wieder aufstellen.
4. Die Arme wieder zurück zur Mitte bringen.

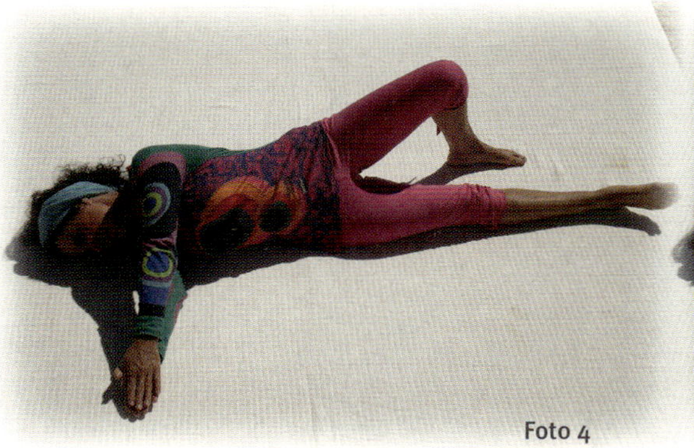
Foto 4

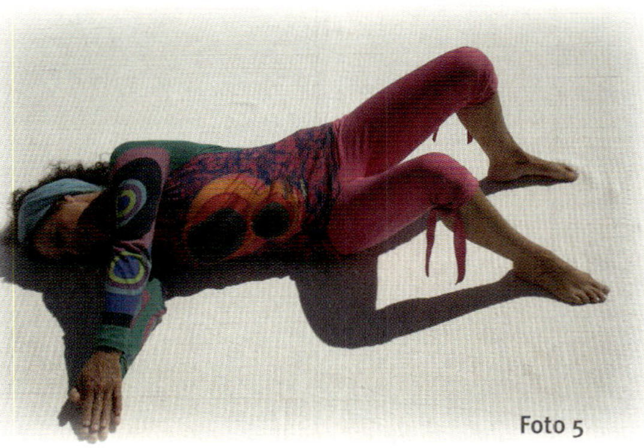
Foto 5

Foto 6, 7 und 8

Beugen Sie nun bitte beide Knie und stellen Sie die Füße flach auf den Boden. Strecken Sie die Arme nach oben und legen Sie die Handflächen aneinander.

Heben Sie jetzt den Kopf und beide Schultern vom Boden weg, dann bewegen Sie die Arme und den Rumpf mit gehobenem Kopf nach rechts. Halten Sie die Arme rechts und legen Sie langsam den Kopf seitlich auf den Boden. Bewegen Sie die Arme zurück zur Mitte und lassen Sie den Kopf am Boden mitrollen.

Wiederholen Sie das Ganze mehrmals in dieser Reihenfolge:

1. Die Schultern und den Kopf heben.
2. Die Arme mit gehobenem Kopf nach rechts bewegen.
3. Den Kopf seitlich auf den Boden legen.
4. Die Arme und den Kopf zurück zur Mitte bewegen.

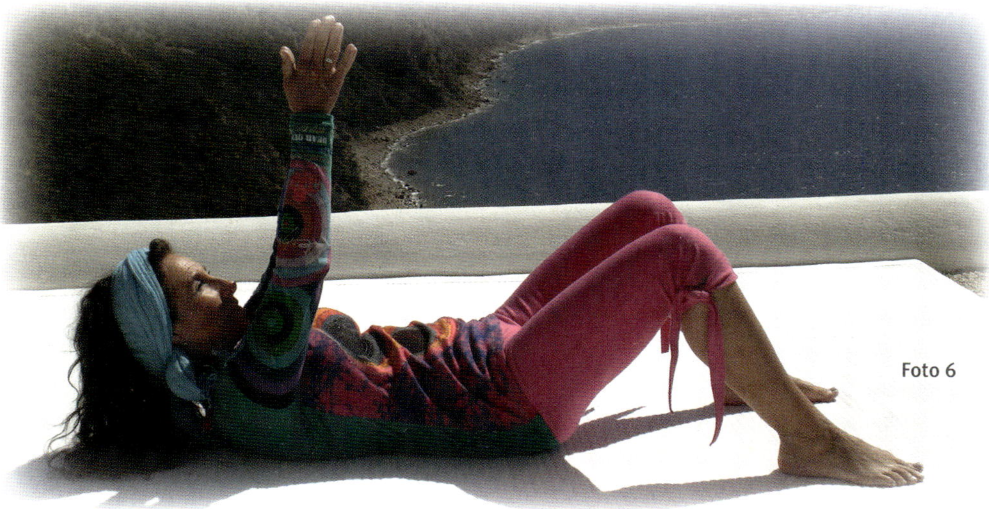

Foto 6

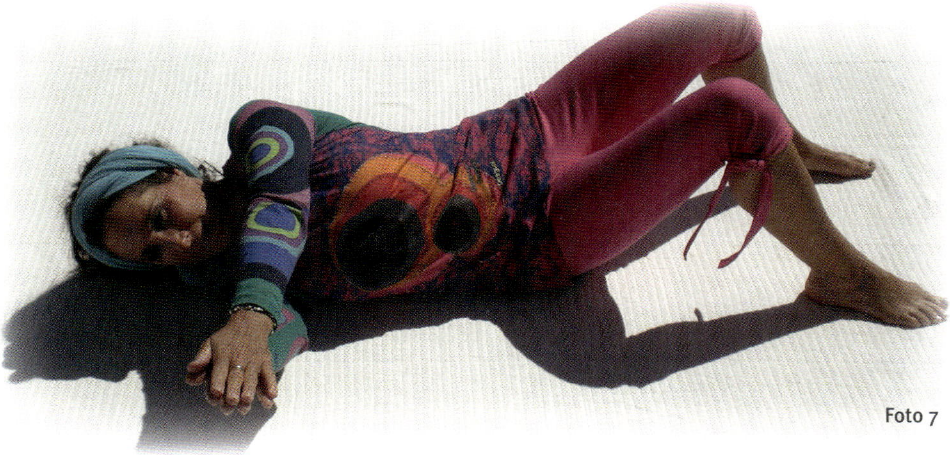

Foto 7

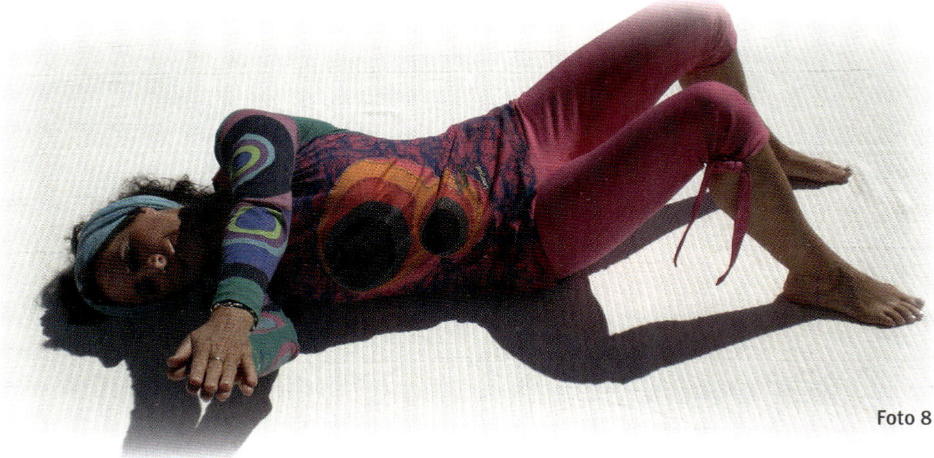

Foto 8

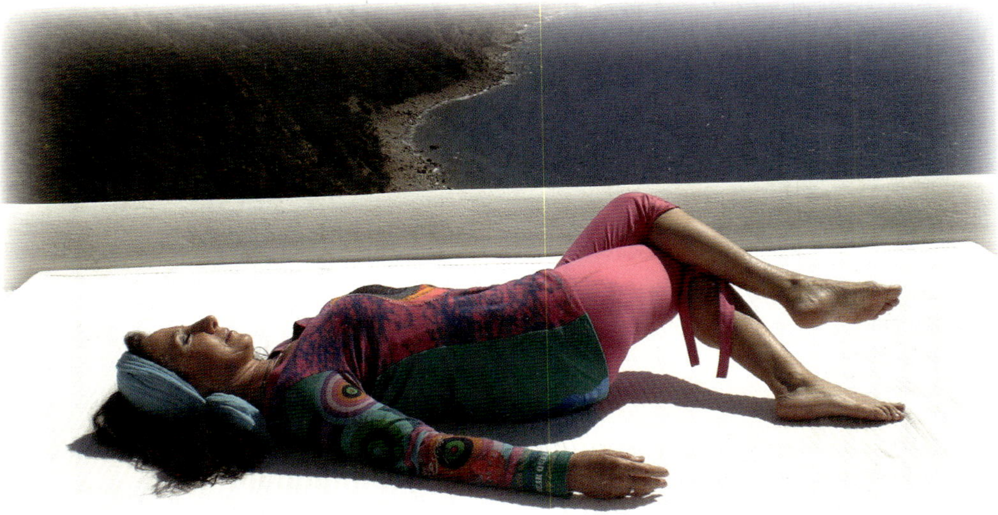

Foto 9

Foto 9

Schlagen Sie nun das linke Bein über das rechte und lassen Sie beide Beine nach links kippen. Beobachten Sie, um wie viel weiter Sie die Beine jetzt bewegen können im Vergleich zum Beginn der Lektion. Bewegen Sie die Beine wieder zurück zur Mitte und beobachten Sie, ob Sie weniger Kraft brauchen als am Anfang. Wiederholen Sie die Bewegung und beobachten Sie, wie die ganze Wirbelkette nach unten verlängert und gedreht wird. Spüren Sie, wie sich der Kopf locker mitbewegt?
Ruhen Sie sich mit ausgestreckten Armen und Beinen aus.

Foto 10, 11 und 12

Beugen Sie die Knie wieder und stellen Sie bitte die Füße auf den Boden. Verschränken Sie die Finger und legen Sie die Hände unter den Kopf. Schlagen Sie das linke Bein über das rechte und lassen Sie die Beine langsam nach links kippen.
Heben Sie den Kopf mithilfe der Hände und bringen Sie gleichzeitig Ihre Beine zurück zur Mitte. Koordinieren Sie die Bewegung mit der Atmung.
Während Sie den Kopf heben, atmen Sie schneller aus und bewegen Sie die Beine zurück zur Mitte. Atmen Sie langsam ein, während der Kopf zum Boden geht und die Beine sich nach links bewegen. Wiederholen Sie die Bewegung 20-mal. Machen Sie zuerst kleine Bewegungen und lassen Sie sie dann langsam wachsen. Achten Sie darauf, wo Sie beim Zurückkommen Ihren Rücken flacher in den Boden drücken. Strecken Sie sich aus und machen Sie eine Pause.
Schlagen Sie nun das linke über das rechte Bein. Atmen Sie nur in die Brust und ziehen Sie dabei Ihren Bauch ein. Halten Sie den Atem an und schieben Sie die Luft hinunter in den Bauch, sodass die Brust nun einsinkt und der Bauch größer wird. Schieben Sie einige Male die Luft hin und her.

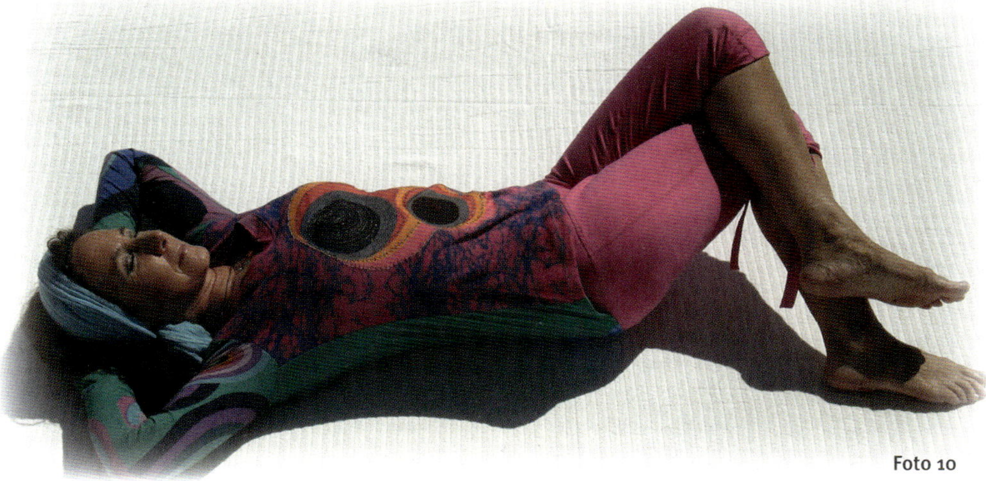

Foto 10

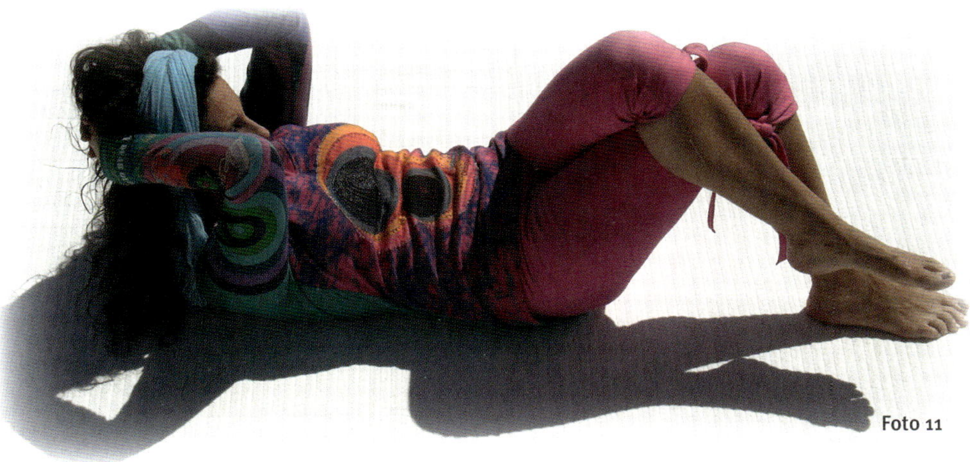

Foto 11

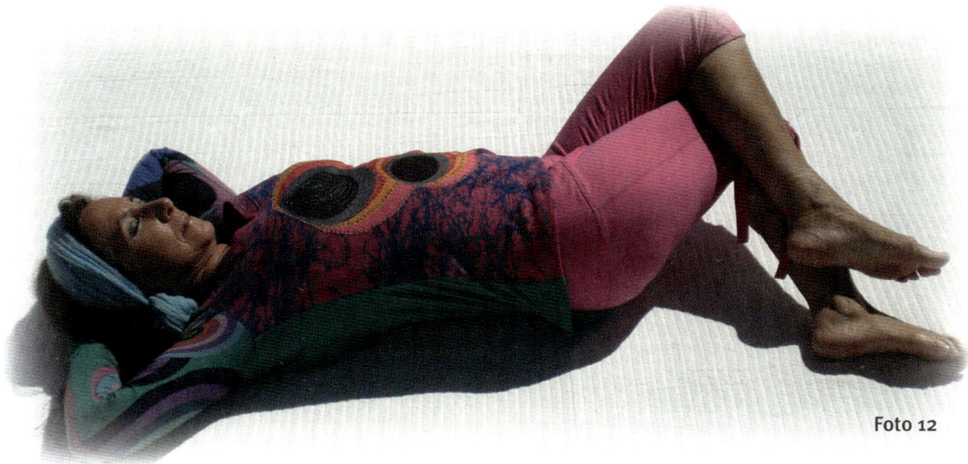

Foto 12

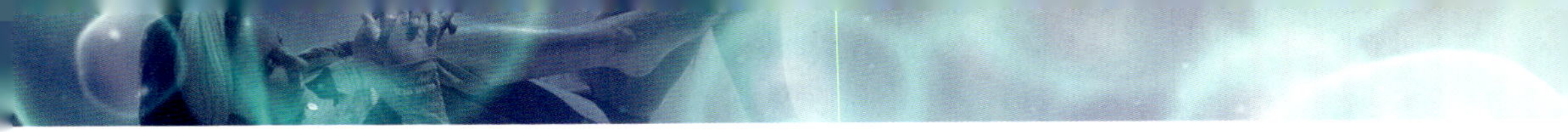

Bewegen Sie die Beine nach links und atmen Sie tief in den Bauch ein.
Lassen Sie die Beine nach links gekippt. Schieben Sie nun in dieser Position die Luft wieder hinauf zur Brust und hinunter in den Bauch. Beobachten Sie, wie die Beine jedes Mal näher zum Boden sinken, wenn Sie den Bauch herausdrücken.
Bewegen Sie die Beine wieder nach links und zurück. Beobachten Sie bitte den Unterschied im Vergleich zum Beginn der Lektion. Pause.
Dann wiederholen Sie bitte alle Schritte auf der anderen Seite.

Foto 13, 14 und 15

Strecken Sie die Beine lang und legen Sie die Füße schulterbreit auseinander. Heben Sie die gestreckten Arme und legen Sie die Handflächen aneinander. Drehen Sie das linke Bein nach innen und bewegen Sie gleichzeitig die Arme nach rechts zum Boden. Beobachten Sie, wie Sie mit der linken Ferse in den Boden drücken, um den Impuls auszulösen nach rechts zu rollen.
Spüren Sie, wie Sie Ihre linke Gesäßhälfte anspannen, um nach rechts zu drehen? Bewegen Sie die Arme auch nach links, indem Sie die rechte Ferse in den Boden drücken und sie drehen. Bewegen Sie sich langsam abwechselnd nach links und nach rechts. Rollen Sie den Kopf ganz bewusst mit, dann erhöhen Sie die Geschwindigkeit. Bewegen Sie sich immer schneller und achten Sie darauf, wie Ihre Fersen sich drehen. Spannen Sie abwechselnd bewusst die linke, dann die rechte Gesäßhälfte an. Das verhindert, dass Sie die Knie beim Drehen anwinkeln. Dadurch ermöglichen Sie der Bewegung, direkter durch Ihre Beine zu fließen.
Strecken Sie nun die Beine und Arme lang und wiederholen Sie den Body-Scan wie zu Beginn der Lektion. Welche Veränderungen können Sie feststellen?
Dann stehen Sie bitte auf und gehen Sie im Raum umher. Können Sie einen Zusammenhang zwischen dem Gehen und den Bewegungen, die Sie am Boden ausgeführt haben, beobachten? Dreht sich Ihr Rumpf mit, während Sie gehen? Fühlt sich Ihr Gang jetzt leichter an? Sind Sie aufrechter geworden?

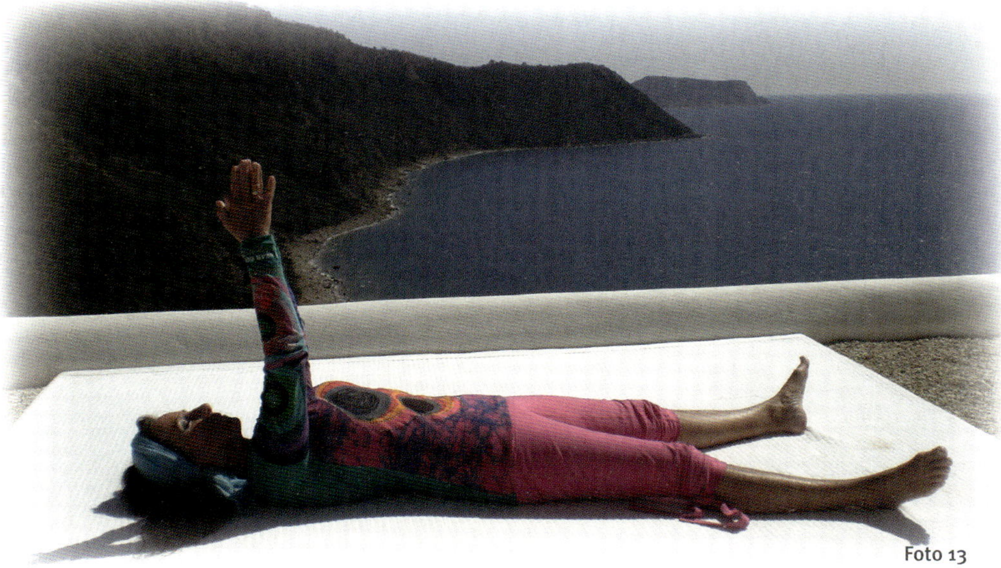

Foto 13

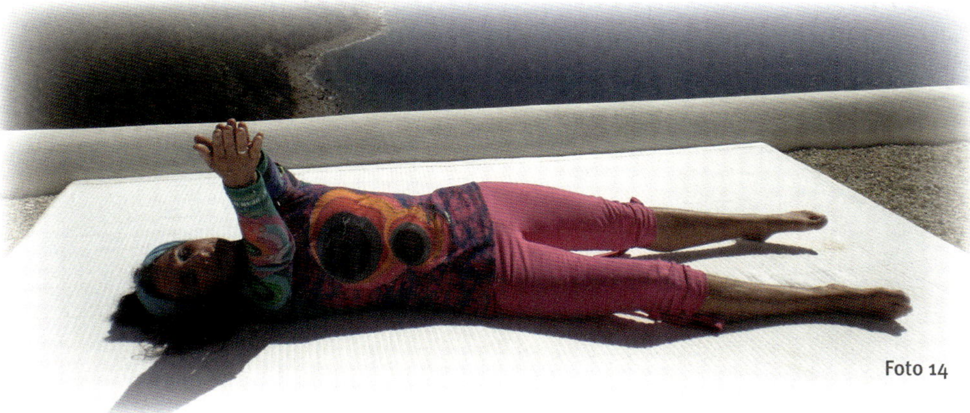

Foto 14

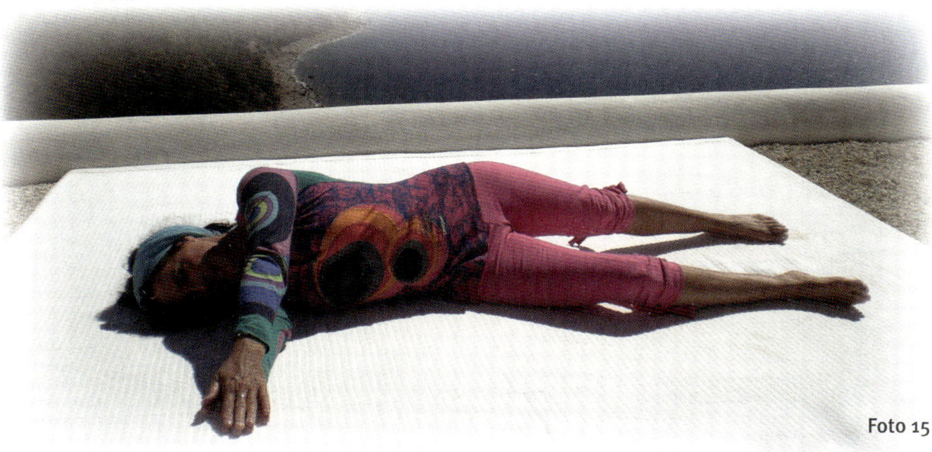

Foto 15

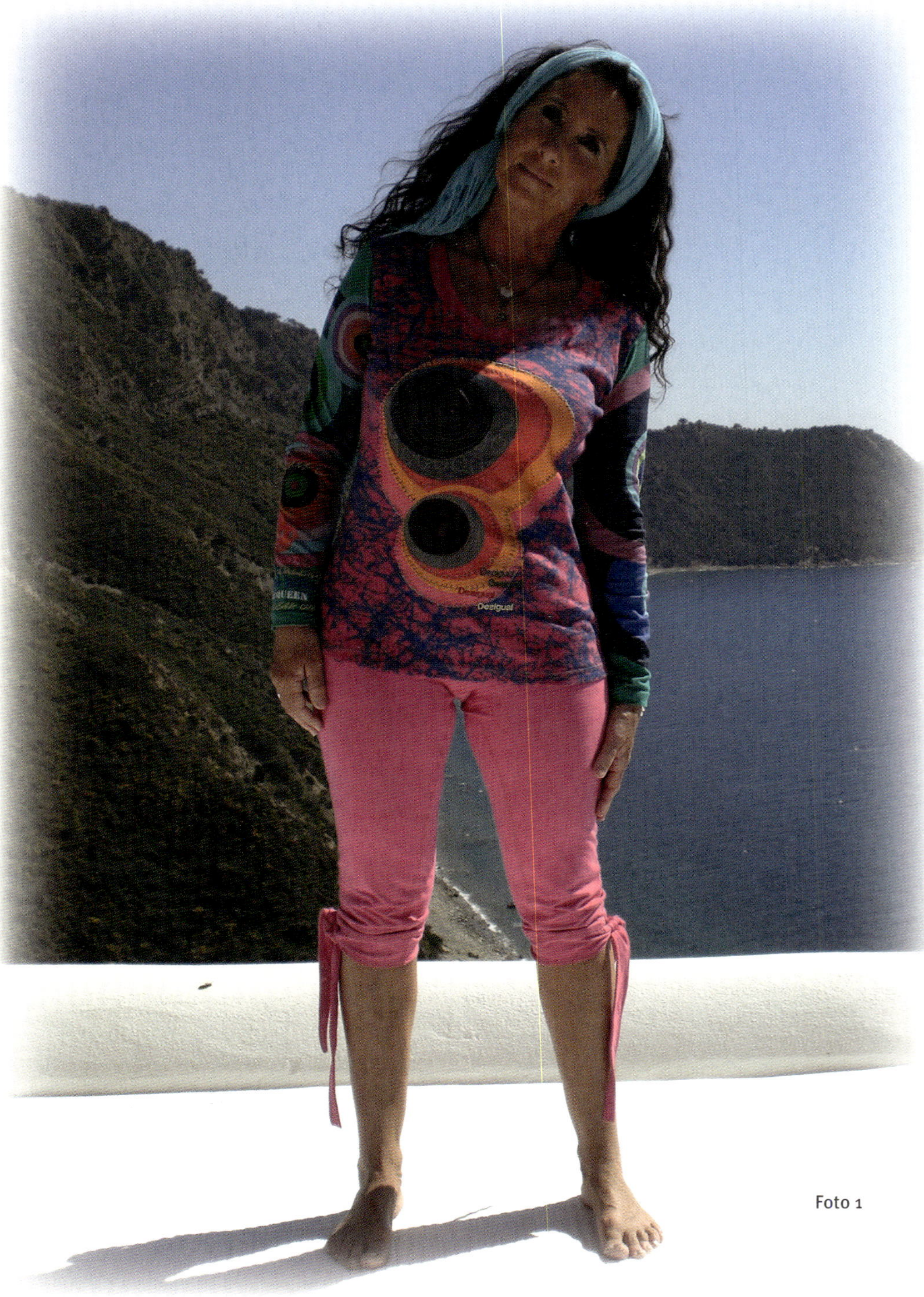

Foto 1

Lektion 6

Seitliches Biegen

Was den Menschen von den meisten anderen Säugetieren unterscheidet ist, dass wir auf zwei Beinen aufrecht stehen und laufen können. Diese Entwicklung erlaubt es uns, die Hände zum Greifen frei zu haben.

Der Großteil aller Bewegungen, die wir als Mensch ausführen, hat hauptsächlich mit dem Einsatz unserer Hände zu tun. Ob wir nun über uns eine Glühbirne in eine Lampe drehen, uns bücken und etwas vom Boden aufheben oder einfach eine Tasse aus dem Schrank holen. Unsere Hände sind immer in Bewegung. Viele Menschen spüren nicht, wie ihre Hände mit dem Rest des Körpers zusammenhängen. Das ist der Hauptgrund für Verspannungen der Muskulatur im Nackenbereich und Beschwerden der Wirbelsäule. In dieser Lektion werden Sie die Fähigkeit verbessern, den Körper seitlich zu biegen. Je bewusster Sie spüren, wie Ihre Rippen auf beiden Seiten des Körpers mit der Bewegung der Arme und Hände zusammenhängen, desto leichter werden Sie alltägliche Handlungen ausführen können. Auch das Heben der Beine, beim Treppensteigen und Laufen, wird durch diese Lektion erleichtert.

Foto 1

Stehen Sie bitte auf und stellen Sie beide Füße etwa hüft- bis schulterbreit auseinander. Gleiten Sie mit der linken Handfläche den linken Oberschenkel an der Außenseite hinunter, bis Sie den ersten leichten Widerstand spüren. Merken Sie sich die Stelle auf dem Oberschenkel, an die die Fingerspitzen noch leicht hinkommen.
Führen Sie die seitliche Biegung auch mit der rechten Handfläche aus und gleiten Sie den rechten Oberschenkel hinunter. Welche Seite fühlt sich beweglicher an?

Foto 2 und 3

Legen Sie sich jetzt auf den Rücken. Beugen Sie Ihre Knie und stellen Sie die Füße flach auf den Boden. Verschränken Sie die Finger und legen Sie Ihre Hände unter den Kopf.

Ziehen Sie langsam die Arme und den Kopf seitlich nach rechts und bringen Sie sie wieder zurück zur Mitte. Achten Sie darauf, dass die Ellbogen geöffnet bleiben. Machen Sie kleine Bewegungen und beobachten Sie, welche Rippen sich am meisten bewegen.

Biegen Sie sich mehrmals auch seitlich nach links und zurück zur Mitte. Beobachten Sie bitte, zu welcher Seite Sie sich leichter biegen können.

Biegen Sie Ihren Rumpf nun abwechselnd langsam von einer Seite zur anderen.

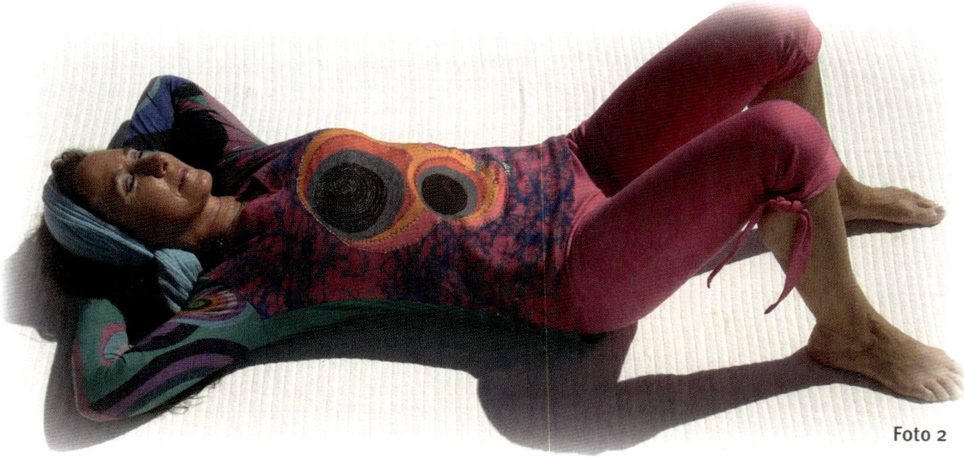

Foto 2

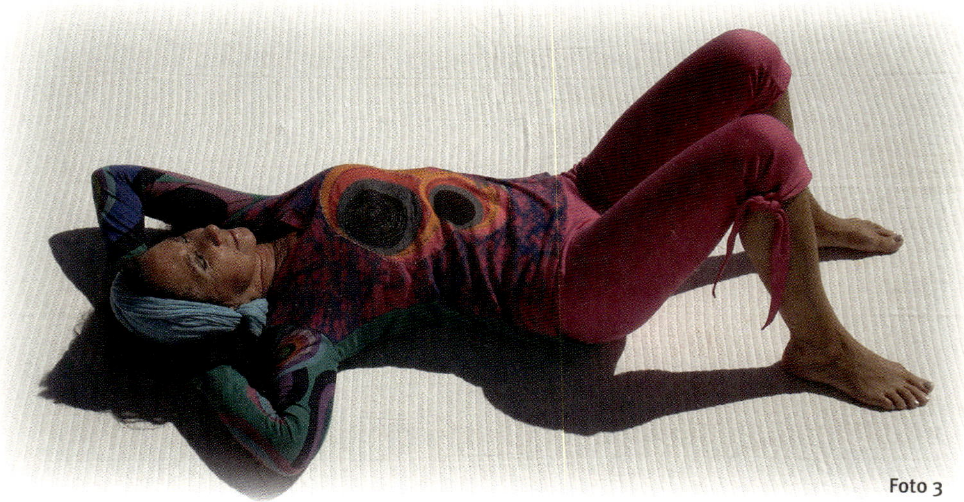

Foto 3

Foto 4

Strecken Sie den linken Arm über den Kopf und legen Sie ihn auf den Boden. Ziehen Sie mit der rechten Hand den Kopf seitlich nach rechts und strecken Sie gleichzeitig den linken Arm weiter nach oben, um ihn länger zu machen. Schauen Sie auf die linke Hand, während Sie sich weiter nach oben streckt. Dann bewegen Sie sich wieder zurück zur Mitte. Wiederholen Sie die Bewegung und beobachten Sie, wie die Schulterblätter und der Rücken auf dem Boden rutschen.

Wiederholen Sie die gleiche Bewegung auch spiegelverkehrt auf der anderen Seite, mit der linken Hand unter dem Kopf und den rechten Arm gestreckt.

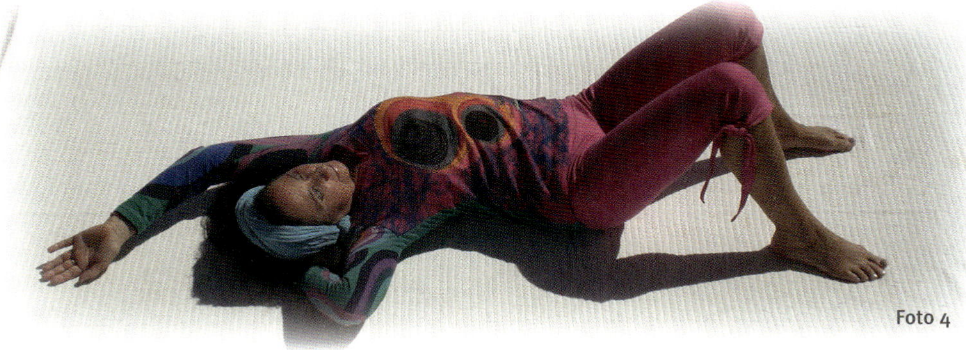

Foto 4

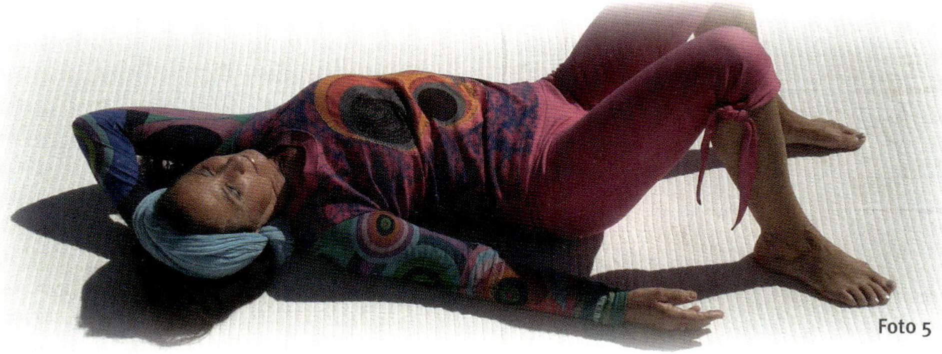

Foto 5

Foto 5

Legen Sie nun die linke Hand unter den Kopf und den rechten Arm auf den Boden neben die rechte Hüfte.

Biegen Sie sich seitlich nach rechts, indem Sie mit der rechten Hand am Boden in Richtung Ihres rechten Fußes gleiten. Schieben Sie Ihren Kopf mit der linken Hand auch seitlich nach rechts und wieder zurück zur Mitte. Beobachten Sie, wo Sie sich am stärksten biegen.

Wiederholen Sie die Bewegungen auch auf der anderen Seite.

Jetzt gönnen Sie sich mit gestreckten Armen und Beinen eine Pause.

Foto 6 und 7

Beugen Sie Ihr rechtes Knie und stellen Sie den rechten Fuß auf den Boden. Verschränken Sie Ihre Hände und legen Sie sie unter Ihren Kopf. Bewegen Sie das rechte Knie nach links und lassen Sie das Becken nach links mitrollen. Ziehen Sie nun gleichzeitig den Kopf mit beiden Armen nach rechts, sodass Sie sich seitlich nach rechts biegen.

Ihr Radius ist jetzt größer, weil Ihr Becken mitrollt. Kommen Sie zurück zur Mitte und wiederholen Sie die Bewegung 10-mal. Das nächste Mal, wenn Sie sich nach rechts biegen, bleiben Sie dort. Bewegen Sie jetzt bitte das rechte Knie ganz langsam zurück zur Mitte, sodass die rechte Hüfte zurück zum Boden kommt, und dann heben Sie sie wieder.

Wiederholen Sie diese Bewegung 10-mal. Bringen Sie Ihren Körper zurück in die Ausgangsposition. Ziehen Sie nun wieder den rechten Arm und den Kopf nach rechts und beobachten Sie, wie die rechte Hüfte und das Knie automatisch nach links ausweichen.

Wiederholen Sie die Bewegungen auch auf die andere Seite, indem Sie sich seitlich nach links biegen.

Stellen Sie wieder beide Füße auf den Boden. Verschränken Sie die Hände und legen Sie sie unter Ihren Kopf. Ziehen Sie Ihren Kopf mit der Kraft Ihrer Arme seitlich nach links und rechts. Beobachten Sie

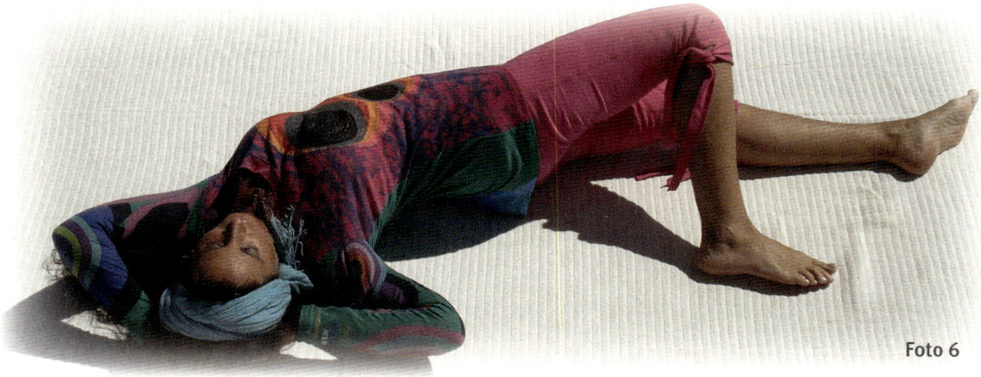

Foto 6

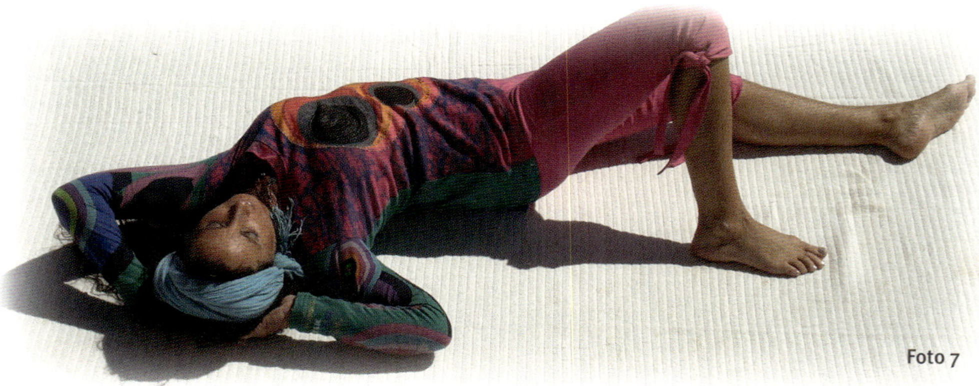

Foto 7

nun, ob die Bewegung sich nun weiter und leichter ausführen lässt im Vergleich zum Beginn der Lektion. Sie werden spüren, wie die Knie wegkippen und das Becken ausweicht. Ruhen Sie sich auf Ihrem Rücken aus.

Foto 8 und 9

Drehen Sie sich nun auf den Bauch. Winkeln Sie beide Arme an und legen Sie beide Handflächen aufeinander. Ihre Stirn können Sie auf den Handrücken legen.
Ziehen Sie mit beiden Armen den Kopf am Boden langsam abwechselnd nach rechts und nach links. Beobachten Sie, wie das Becken zu rollen anfängt. Ihre Beine werden sich auch an der Bewegung beteiligen, wenn Sie die Bewegungen langsam wachsen lassen.
Das nächste Mal, wenn Sie seitlich nach rechts gebogen sind, bleiben Sie dort. Nun rollen Sie Ihr Becken sanft nach links und nach rechts, wiederholen Sie das 10-mal. Danach biegen Sie sich nach links und rollen das Becken auch auf dieser Seite 10-mal hin und her.
Am Schluss biegen Sie sich wieder abwechselnd nach links und nach rechts und beobachten, wie weit Sie sich jetzt zur Seite biegen können.
Machen Sie auf dem Rücken liegend eine Pause und spüren Sie, wo Sie satter am Boden aufliegen.

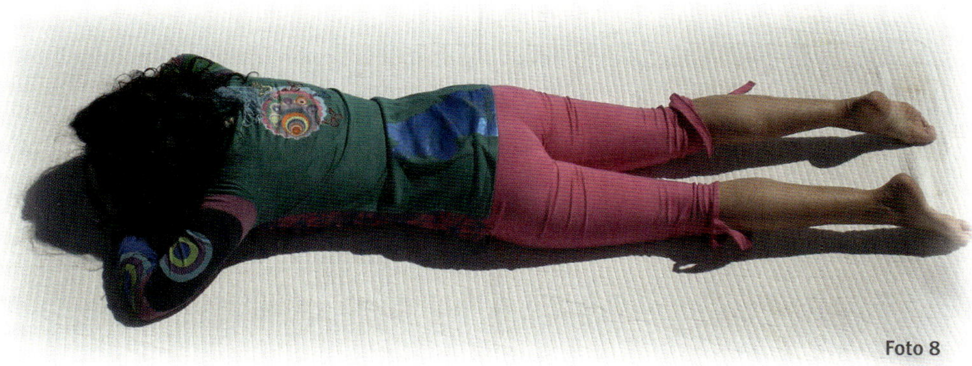
Foto 8

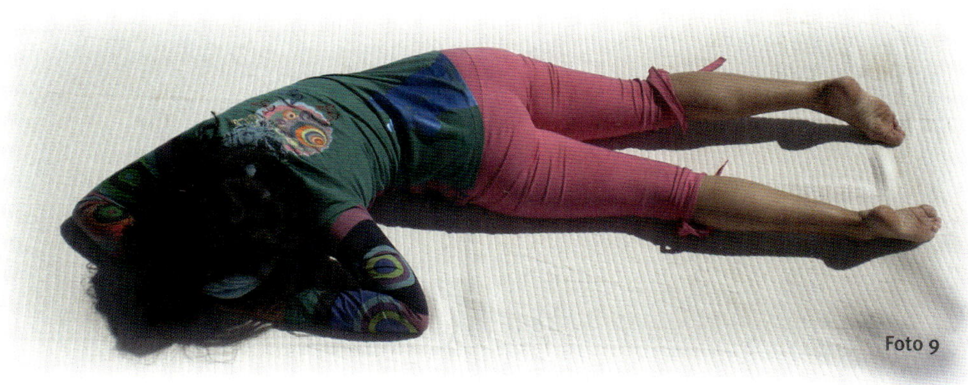
Foto 9

Foto 10 und 11

Wechseln Sie jetzt Ihre Position, sodass Sie sich in einer seitlichen Stellung halb liegend, halb sitzend befinden. Stützen Sie sich auf Ihren rechten Unterarm und legen Sie Ihre linke Hand auf Ihren Kopf. Strecken Sie nun langsam das linke Bein weiter nach unten weg und wölben Sie Ihre linke Seite nach oben. Ihren Kopf bewegen Sie dadurch näher zur rechten Schulter. Dann ziehen Sie Ihr linkes Knie wieder an und beugen Ihren Kopf nach links, sodass die linke Seite kürzer wird. Wechseln Sie zwischen den beiden Bewegungen ab und beobachten Sie, wie Ihr ganzer Körper jetzt am seitlichen Biegen beteiligt ist.

Führen Sie diese Bewegungen bitte auch auf der anderen Seite aus.

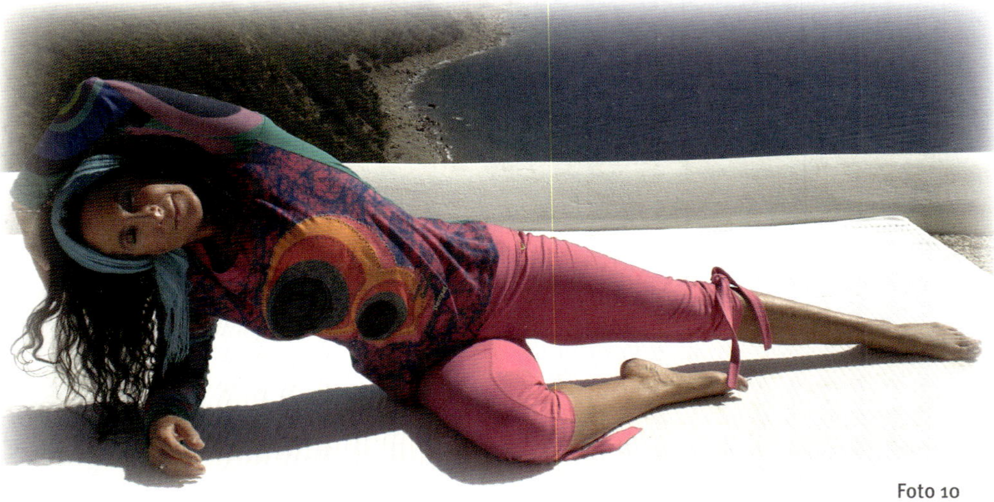

Foto 10

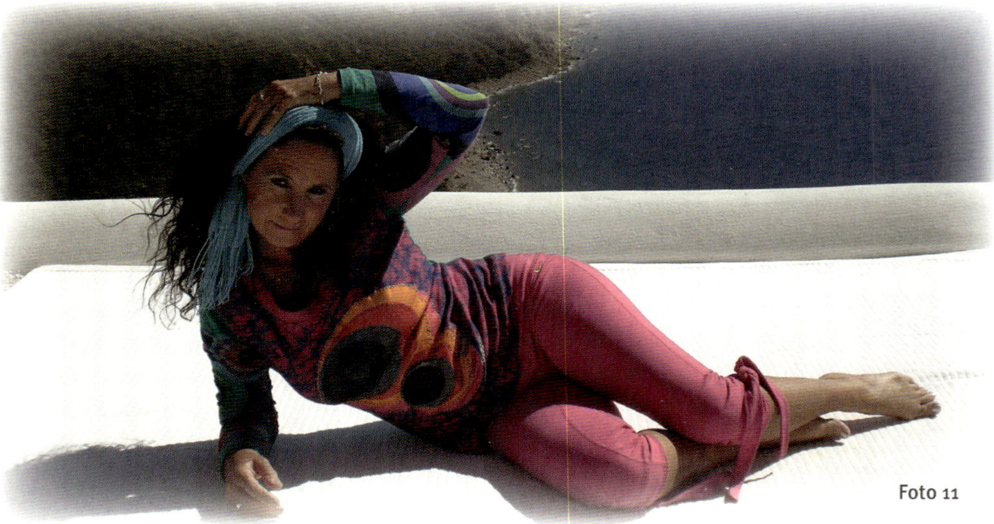

Foto 11

Foto 12 und 13

Stehen Sie auf und stellen Sie sich bitte in eine leichte Grätsche. Strecken Sie Ihre linke Hand nach oben und schieben Sie das Becken nach links. Ihr Gewicht wird sich auf Ihren linken Fuß verlagern. Beobachten Sie, wie weit die rechte Hand jetzt an Ihrem rechten Oberschenkel nach unten gleiten kann.

Nun lassen Sie Ihren linken Arm nach unten in Richtung linkes Knie ziehen. Beobachten Sie, wie weit Sie sich seitlich biegen können im Vergleich zum Beginn der Lektion. Biegen Sie sich nun abwechselnd von einer Seite zur anderen und genießen Sie diese neue Beweglichkeit Ihres ganzen Körpers.

Heben Sie langsam Ihre Knie hoch, eines nach dem anderen, so als würden Sie auf der Stelle Treppen steigen. Biegen Sie sich seitlich, wenn Sie Ihre Knie heben? Gehen Sie nun im Raum umher und spüren Sie, wie sich das Gehen nun leichter und beschwingter anfühlt.

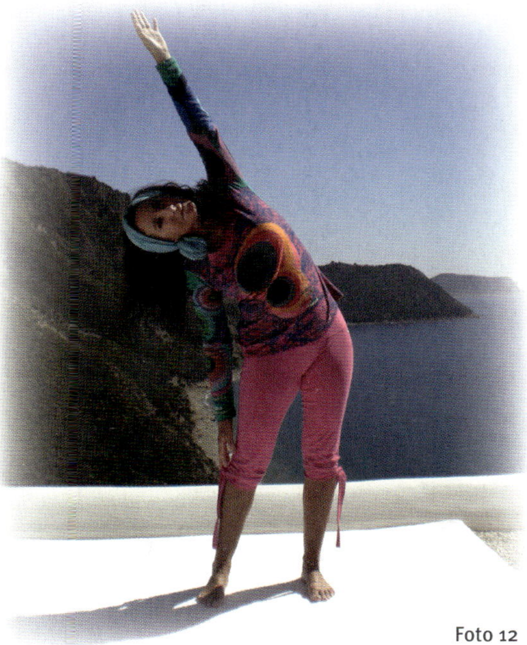

Foto 12

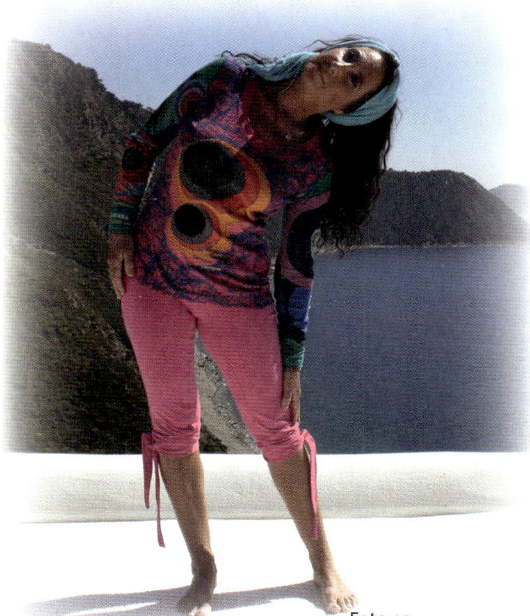

Foto 13

Lektion 7

Öffnen und Befreiung der Hüften

Die Hüftgelenke sind die größten Kugelgelenke in unserem Körper. Wenn die Bewegung aus den Hüftgelenken effektiv durch das Becken weitergeleitet wird, entwickeln wir ungeheure Kräfte. Wir empfinden keine Anstrengung mehr, sondern extreme Leichtigkeit, weil die Bewegung nicht in der Muskelanspannung stecken bleibt. Wenn Profisportler Golf oder Tennis spielen, einen Speer oder Diskus werfen oder im Slalom einen Hang hinunterbrausen, sieht man, dass sie ihre Kraft aus den Hüften beziehen.

Die meisten Menschen spüren allerdings nicht einmal, wo ihre Hüftgelenke genau sitzen! Wie kann es dann überhaupt möglich sein, sich leicht und angemessen zu bewegen? In den Lektionen 2 und 5 können Sie ein Gefühl dafür bekommen, was ich damit meine.

In dieser Lektion werden Sie Ihre Hüftgelenke von der erzwungenen Muskelanspannung befreien. Sie werden bemerken, dass sich auch der Lendenbereich Ihres Rückens entspannt, was dazu beitragen kann, dass Ihr Rücken schmerzfrei wird.

Foto 1

Legen Sie sich auf den Rücken und machen Sie einen Body-Scan.

Gibt es ein Bein, das mehr nach außen gedreht ist als das andere? Fühlt sich eine Seite des Beckens größer oder schwerer an? Wie satt liegt der Lendenbereich des Rückens auf dem Boden auf? Spüren Sie, wo sich genau Ihre Hüftgelenke befinden?

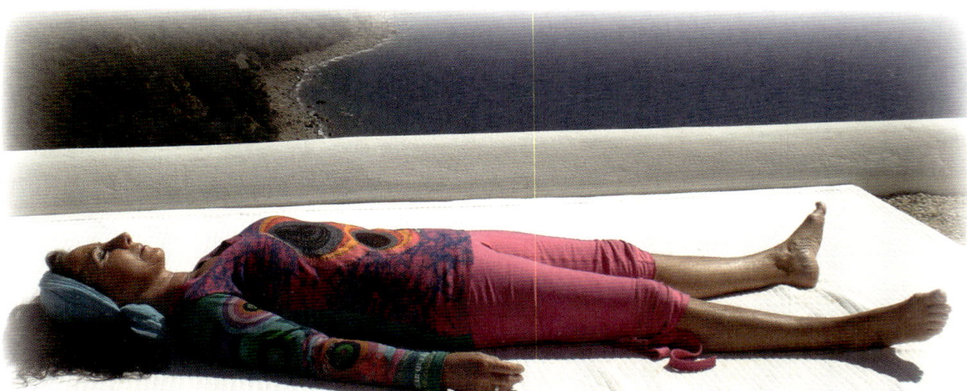

Foto 1

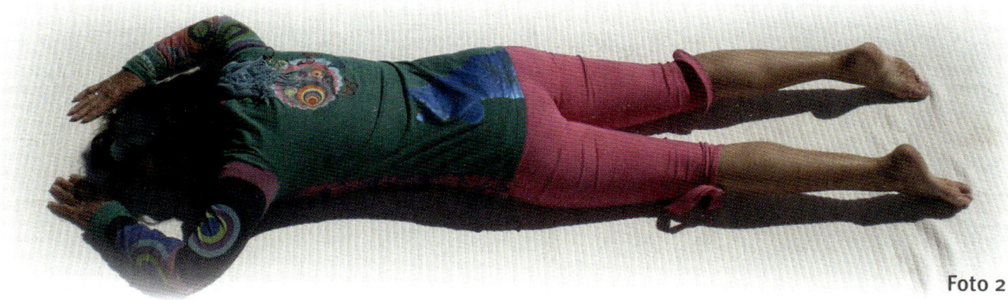

Foto 2

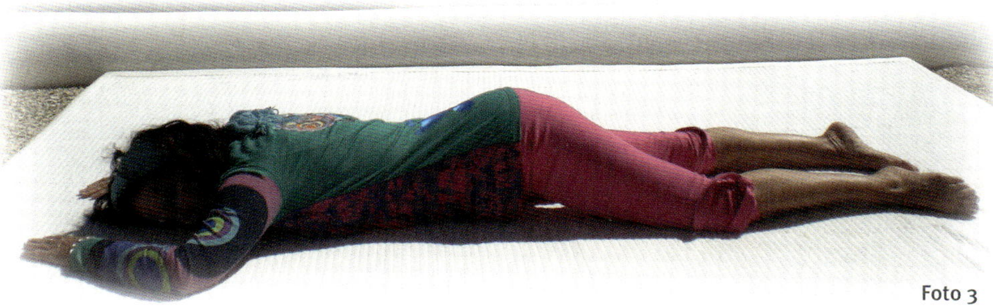

Foto 3

Foto 2 und 3

Legen Sie sich mit angewinkelten Armen auf den Bauch und legen Sie die Hände neben Ihren Kopf. Die gestreckten Beine legen Sie in bequemem Abstand etwa schulterbreit auseinander und drehen Sie den Kopf nach links.

Rollen Sie ganz langsam beide Beine abwechselnd ein wenig nach rechts und links. Beobachten Sie, wie das Becken mitrollt und die Fersen sich nach links und rechts bewegen. Wie weit hinauf können Sie die Bewegung in der Wirbelsäule spüren? Wiederholen Sie die Bewegung 10-mal und beobachten Sie, wie das linke Knie automatisch zu beugen beginnt, wenn das Becken nach rechts rollt.

Foto 4

Stellen Sie nun die linke Hand auf den Boden, der Ellbogen zeigt in Richtung Himmel, so als wollten Sie einen Liegestütz

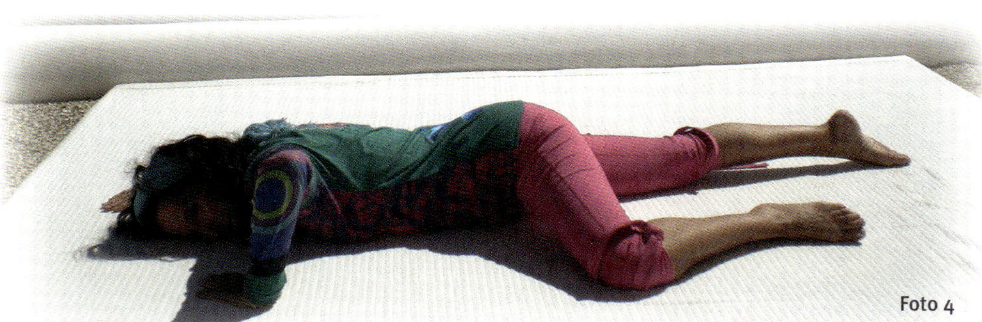

Foto 4

nur mit der linken Hand machen. Drücken Sie leicht auf die linke Hand, gleichzeitig rollen Sie beide Beine mit dem Becken nach rechts und wieder zurück zur Mitte. Beobachten Sie, wie die linke Hüfte sich nun weiter vom Boden abhebt.
Je höher sich die linke Seite des Beckens hebt, umso mehr wird sich das linke Knie nach außen biegen. Ziehen Sie jedes Mal das Knie an, indem Sie mit der Innenseite am Boden rutschen. Versuchen Sie den Widerstand zwischen Boden und Knie zu reduzieren. Je mehr sich Ihr Rücken und das Becken mitbewegen, desto höher kann Ihr Knie nach oben rutschen. Strecken Sie langsam das linke Bein wieder nach unten.

Foto 5 und 6

Legen Sie den linken Ellbogen wieder zurück auf den Boden. Ziehen Sie das linke Knie nochmals nach oben, so hoch, wie das leicht möglich ist.
Lassen Sie Ihr Knie nun am Boden weiter nach links gleiten, sodass die Innenseite des linken Oberschenkels näher zum Boden kommt. Dann ziehen Sie das Knie wieder zurück. Wiederholen Sie die Bewegung 10-mal, jedes Mal in der Absicht, das Knie etwas weiter nach links gleiten zu lassen.
Zeichnen Sie nun mit der Innenseite des Knies einen Kreis am Boden. Das linke Bein wird sich dadurch sowohl noch mehr anwinkeln als auch mehr strecken.

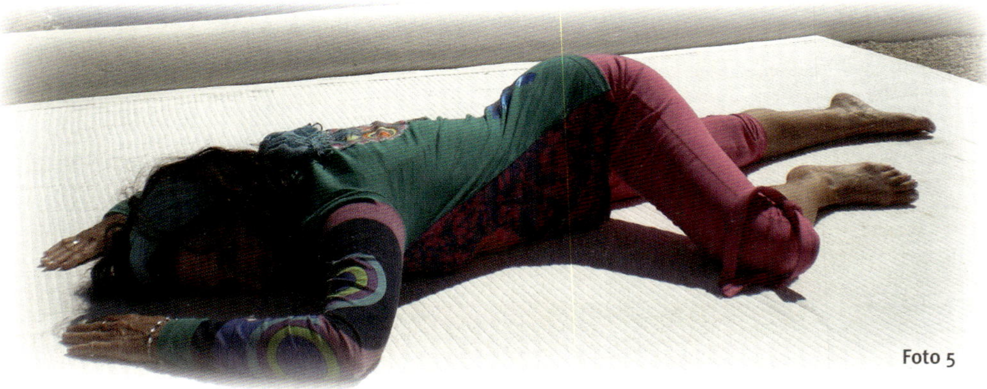

Foto 5

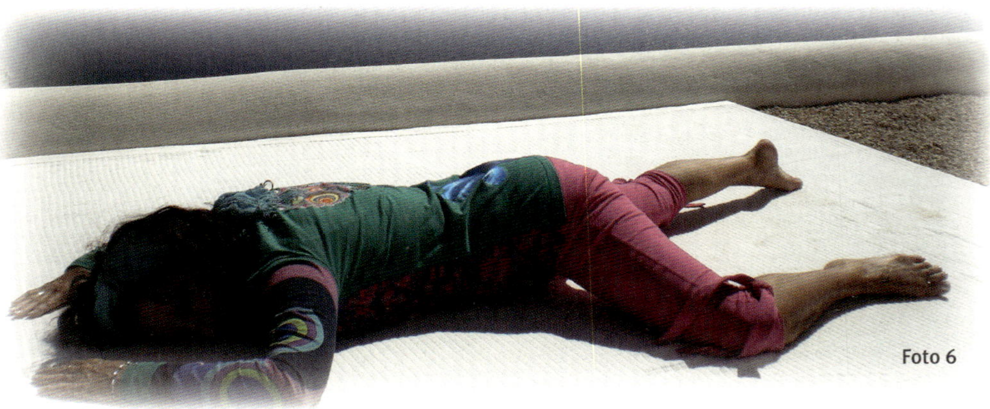

Foto 6

Versuchen Sie die Reibung des Knies am Boden so gut wie möglich zu verringern. Vergrößern Sie allmählich die Kreisbewegung, sodass Sie:

1. das gestreckte linke Bein anziehen,
2. das linke Knie weiter nach links über den Boden gleiten lassen,
3. das Bein wieder strecken.

Machen Sie diese Bewegung so rund und gleichmäßig wie nur möglich.

Legen Sie sich auf den Rücken und beobachten Sie, wie sich das linke Bein nun im Vergleich zur rechten Seite anfühlt. Ist das linke Bein jetzt weiter nach außen gedreht als am Anfang? Fühlt sich die linke Seite des Körpers länger oder größer an?

Foto 7

Drehen Sie langsam das linke Bein weiter nach außen und ziehen Sie das linke Knie an, sodass es näher zur rechten Hand kommt. Dann strecken Sie es wieder langsam aus. Sie spüren hauptsächlich, wie der rechte Knöchel über den Boden gleitet. Wiederholen Sie die Bewegung 20-mal langsam und entspannen Sie ganz bewusst die Muskeln des inneren Oberschenkels. Pause.

Liegt das linke Bein jetzt noch mehr nach außen gedreht als zuvor? Wie fühlt sich die linke Beckenhälfte an?

Wiederholen Sie alle Bewegungen mit dem rechten Bein. Danach beobachten Sie, wie beide Beine weiter nach außen gedreht sind. Liegt der Lendenbereich des Rückens nun satter am Boden?

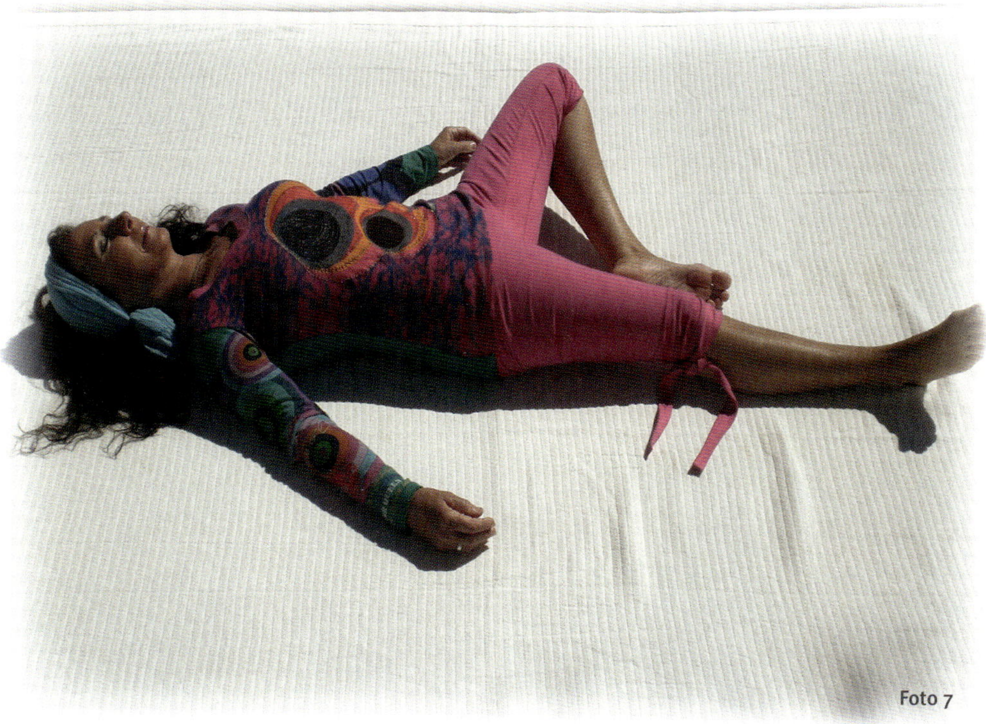

Foto 7

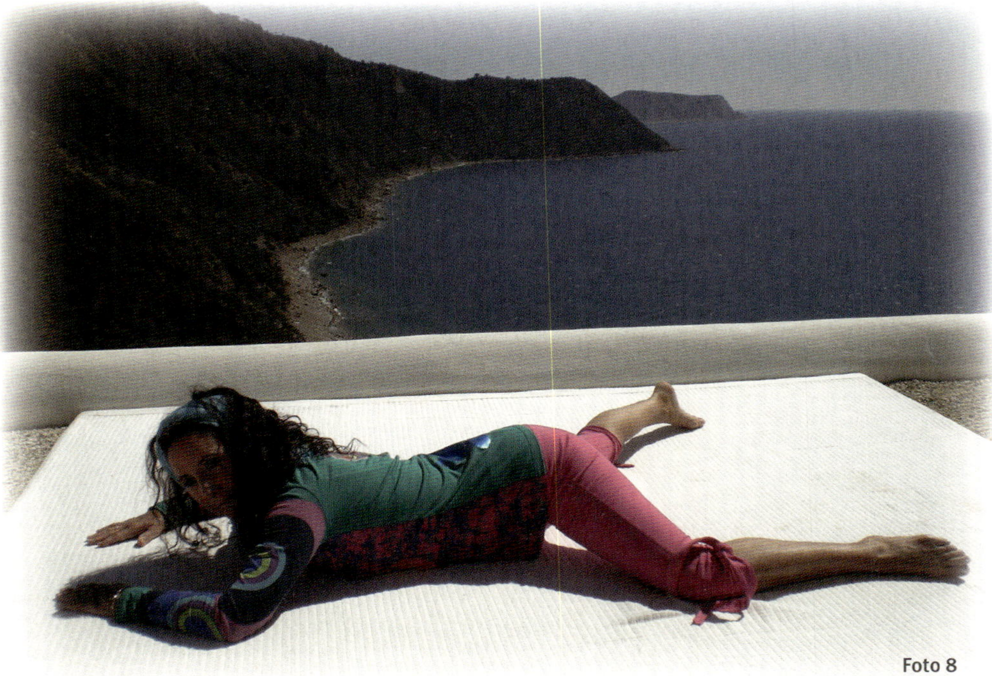
Foto 8

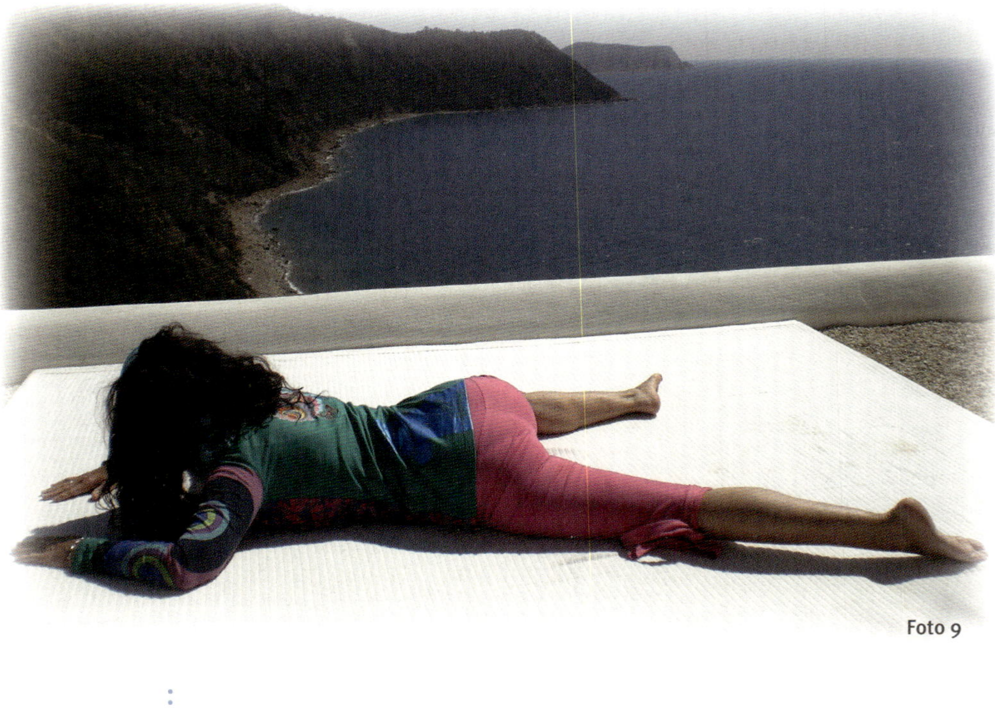
Foto 9

Foto 8, 9 und 10

Legen Sie sich wieder auf den Bauch, der Kopf ist nach links gedreht.
Rollen Sie das Becken nach rechts und ziehen Sie das linke Knie langsam an.
Strecken Sie langsam das linke Bein, während Sie das Knie am Boden weiter nach links gleiten lassen. Gleichzeitig heben Sie den Kopf und drehen Sie ihn nach rechts.

Ziehen Sie nun auf die gleiche Art das rechte Knie an. Während Sie das rechte Bein wieder strecken, heben Sie den Kopf und drehen ihn wieder nach links. Ziehen Sie gleichzeitig das linke Knie an. Bewegen Sie sich abwechselnd und koordinieren Sie gleichzeitig den Kopf und die Beine.
Die Bewegung ähnelt ein wenig dem Gang einer Eidechse. Versuchen Sie, die Vorderseite des Beckens immer flacher auf dem Boden zu bewegen, während Sie die Beine weiter auseinanderstrecken.

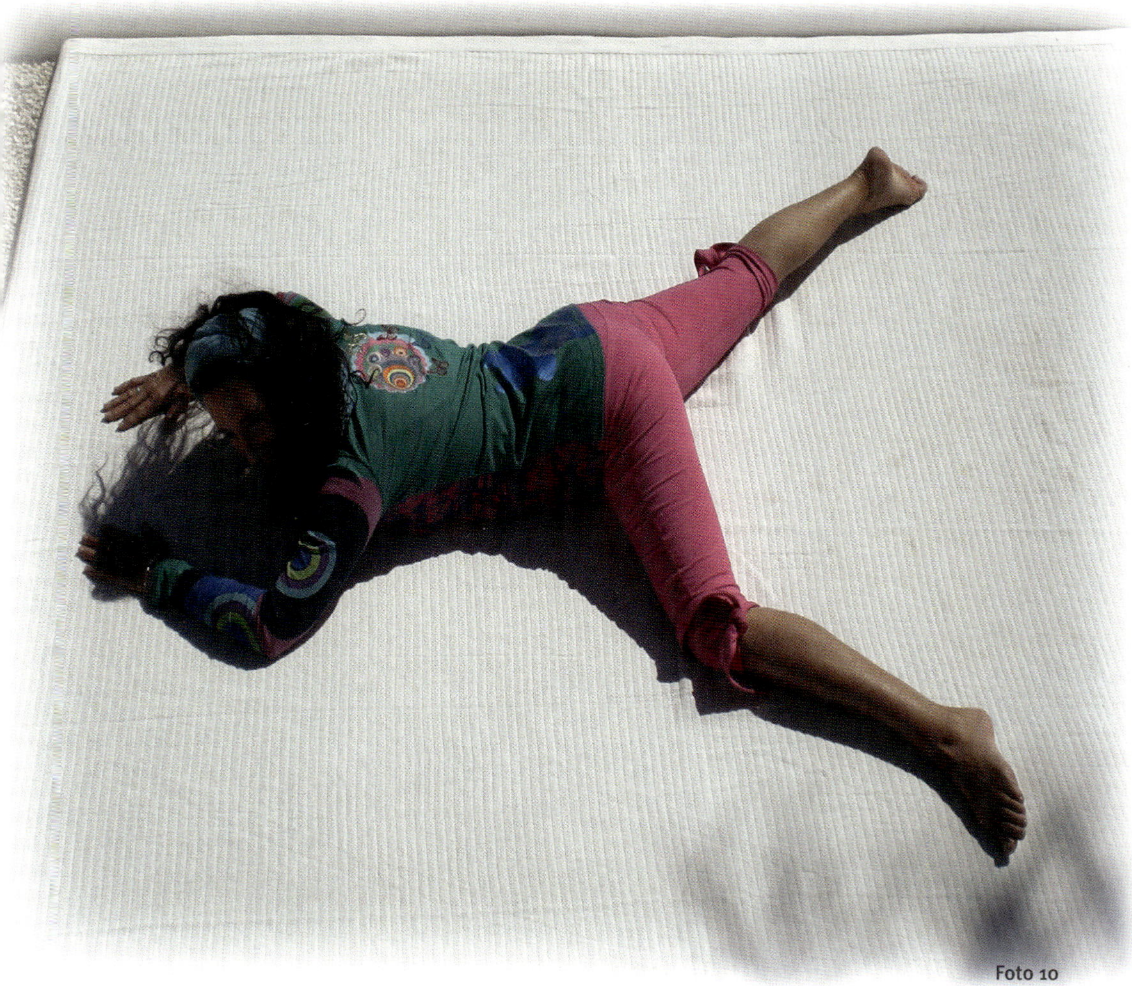

Foto 10

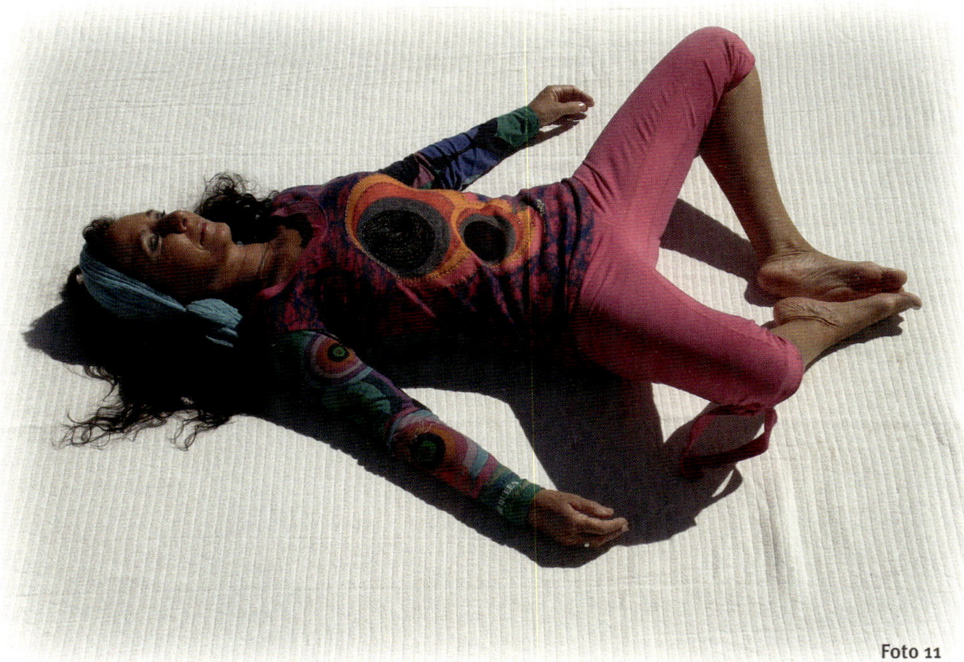

Foto 11

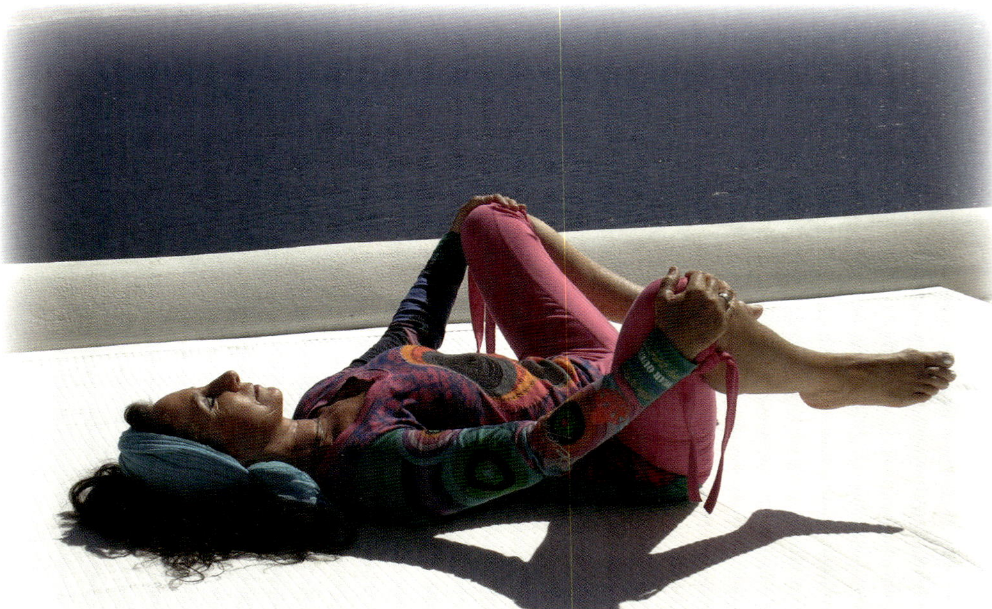

Foto 12

Foto 11 und 12

Legen Sie sich nun auf den Rücken und spüren Sie, wie sich der Lendenbereich, der Rücken und die Beine jetzt anfühlen. Ziehen Sie beide Knie ein wenig nach außen an und strecken Sie dann die Beine wieder lang. Lassen Sie die Außenkanten Ihrer Füße gleichmäßig über den Boden gleiten. Entspannen Sie die Oberschenkel und lassen Sie das Gewicht der Beine in den Hüftgelenken hängen.

Wiederholen Sie diese Bewegung langsam und sooft Sie mögen. Genießen Sie das Gefühl in der Hüfte und im Becken. Ziehen Sie die Knie an, bis Sie sie mit Ihren Händen umfassen können, um sie dann noch weiter an sich heranzuziehen. Danach lassen Sie ganz langsam die Füße zurück auf den Boden kommen. Lassen Sie die Knie los und gleiten Sie mit den Beinen immer weiter nach unten, bis sie wieder gestreckt auf dem Boden liegen.

Foto 13

Strecken Sie alle Glieder lang. Drehen Sie beide Beine nach innen und lassen Sie sie wieder nach außen fallen. Wiederholen Sie die Bewegung leicht und schnell. Am Schluss lassen Sie Ihre Beine einfach nach außen fallen und bleiben in dieser Position. Beobachten Sie, wo Sie liegen bleiben wollen. Hat sich die Position der Beine im Vergleich zum Beginn der Lektion verändert? Wie und wo sind Ihre Beine am Anfang gelegen? Liegen nun Ihr Rücken und die Hüften auch satter am Boden auf?

Stehen Sie auf und beobachten Sie, wie sich die Beine jetzt beim Gehen bewegen. Machen Sie sich bewusst, was sich für Sie verändert hat.

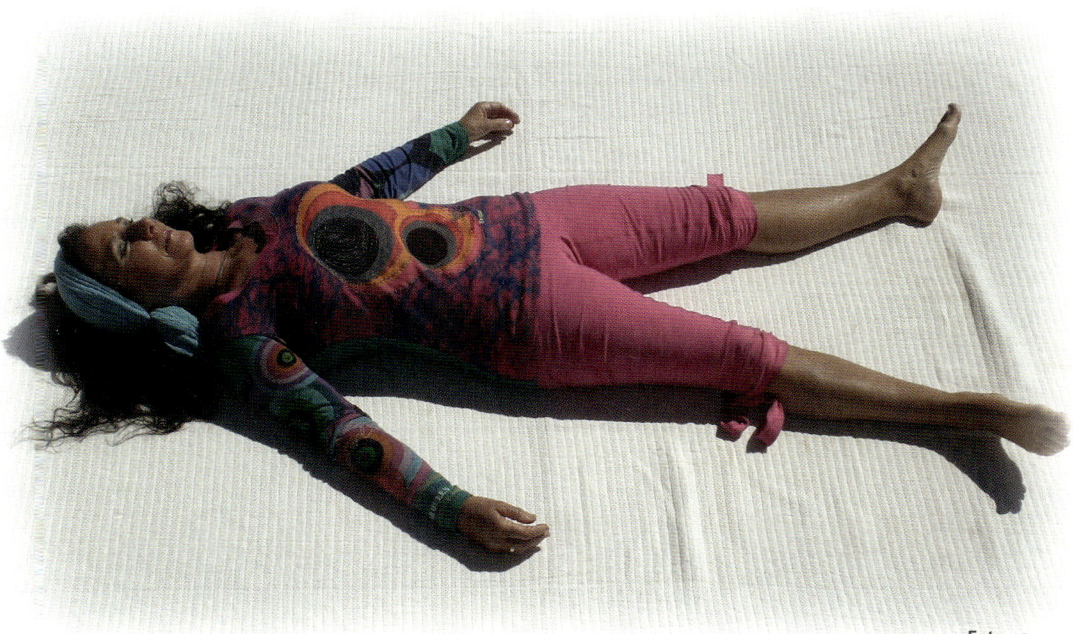

Foto 13

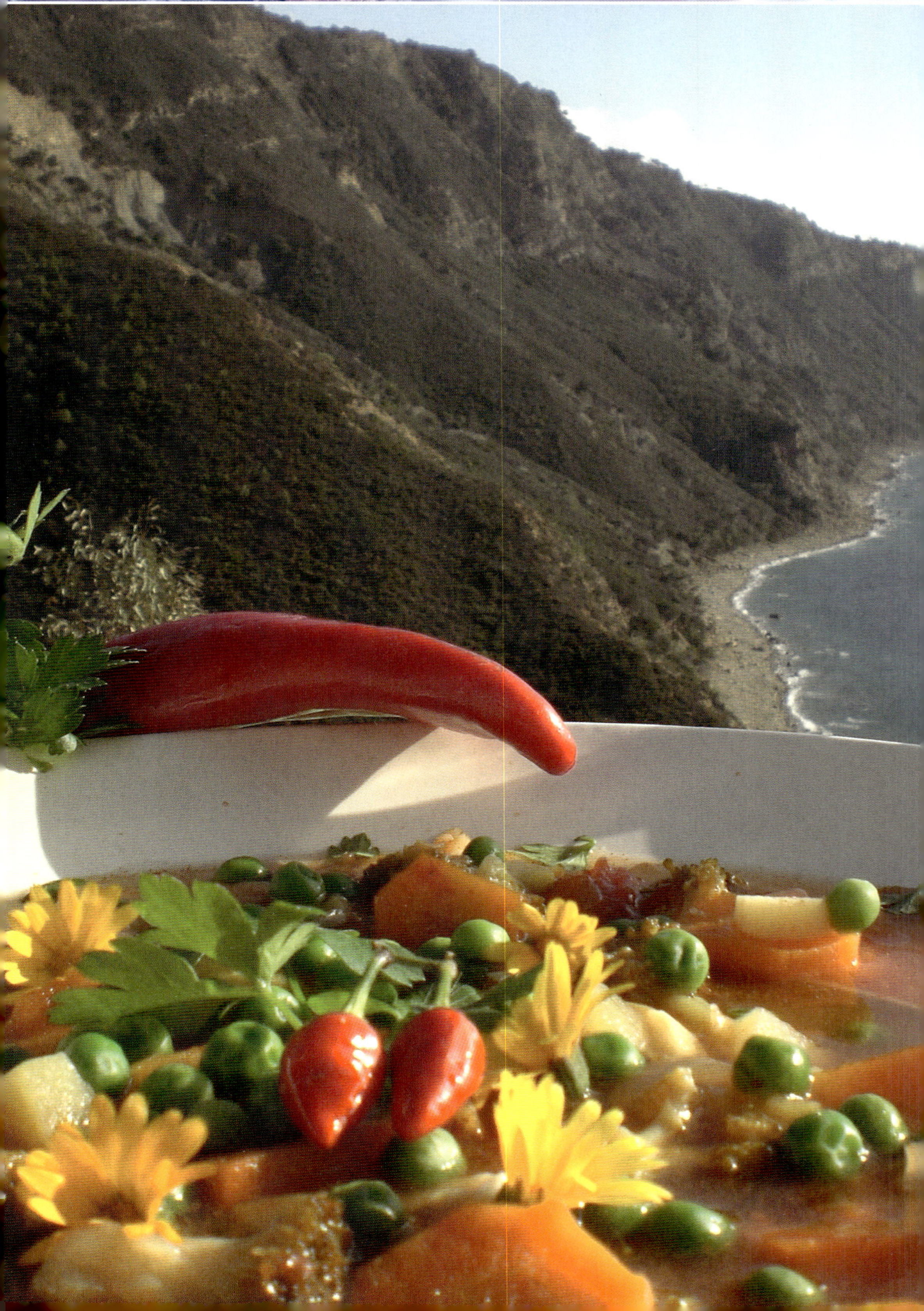

Ernährung

Gesunde Ernährung ist keine Askese

Die Ernährung ist eines der essenziellsten Themen unseres Lebens. Ursprünglich hat uns die Natur nur das Ziel gesteckt, unsere Art zu erhalten. Dafür spielen die Nahrungsbeschaffung und ihre Zufuhr eine entscheidende Rolle. Auch für unsere Gesundheit stellt die Ernährung eine wesentliche Säule dar, immerhin ist sie unsere älteste Medizin.

Es ist ein typisches Zeichen der Zeit, dass für das elementare Bedürfnis „Essen“ Zeit, Muße und Verständnis weggekürzt werden. Außerdem ist die Ernährung selbst ein gigantischer Industriezweig geworden. Noch nie stand uns eine so große Auswahl an Nahrungsmitteln zur Verfügung, noch nie galten so strenge Lebensmittelgesetze, noch nie gab es so viele Restaurants, Kochbücher und mediale Kochshows, noch nie wurde so viel über gesunde Nahrung geschrieben.

Und trotzdem: Noch nie gab es so viele ernährungsbedingte Krankheiten, noch nie war Fehlernährung für die Krankenversicherungen so teuer.

Fehlernährung: die teuerste Unterlassungssünde der Medizin.

Fehlernährung kostet z. B. den deutschen Staat ca. 70 Milliarden Euro pro Jahr, Tendenz steigend. Österreich und die Schweiz liegen im selben Trend. Ein besseres Ernährungsbewusstsein der Menschen könnte also so manche Finanzkrise abfangen.

Ärzte lernen zu wenig über Ernährung.

Ein frischgebackener Arzt, der alle Weihen zur eigenverantwortlichen Behandlung von Patienten verliehen bekommen hat, muss fast nichts über gesunde Ernährung wissen. Und damit begnügt sich leider auch die Mehrzahl der Kollegen. Mit Ernährungsempfehlungen ist kein Geld zu verdienen, weder von der Pharmaindustrie noch von den Ärzten und Therapeuten. Aber jene Medikamente, die ernährungsbedingte Krankheiten behandeln, verzeichnen immerhin den höchsten Umsatz der Pharmaindustrie.

Das Bemühen der Lebensmittelindustrie, immer raffinierter designte, ewig haltbare, variabel schmeckende, entfremdete Nahrungsmittel zu kreieren, führt in die falsche Richtung.
Was wir brauchen sind Lebensmittel, die noch die Energie des Lebendigen in sich haben, die von der lebendigen Natur dafür gemacht wurden, Natur lebendig zu erhalten. Immerhin müssen wir uns darüber im Klaren sein, dass die zugeführten Nahrungsmittel in körpereigene Substanzen und Gewebe wie Haut, Muskeln, Nerven usw. umgewandelt werden. Die Energie der Sonne, die Feinstruktur der Moleküle, die tausenden Begleitstoffe reiner Naturprodukte machen die Nahrung erst zu richtigen Lebensmitteln. Der Großteil der Zellen in Ihrem Körper stammt aus dem Essen, das Sie zu sich nehmen.

Lebensmittel sollen Lebensenergie enthalten und keine künstlich designte Industrieware sein.

Ein Umdenken findet bereits statt, die Nachfrage nach Bio ist größer als das Angebot.

Wenn wir nun glauben, dass es mit der richtigen Auswahl der Nahrung getan sei, liegen wir falsch. Mindestens so wichtig wie die Qualität der Nahrung ist die richtige Ernährungsweise!

Die Goldformel lautet nämlich: Richtige Ernährung = richtige Nahrung + richtige Verdauung.

Es nützt nichts, wenn man den besten Brennstoff in einen verrußten Ofen schiebt. Es wird nicht warm werden. Es nützt nichts, wenn man den besten Treibstoff einfach in den Motor hineinschüttet und anzündet. Er würde bestenfalls explodieren.

Die sieben Ernährungsregeln

Wir müssen sieben Parameter der richtigen Ernährung berücksichtigen:

1. Die richtige Ernährungsweise, die richtige Art der Nahrungsaufnahme
2. Der richtige Zeitpunkt der Nahrungsaufnahme
3. Die richtige Nahrungsauswahl
4. Die richtige Kombination der Nahrungsmittel
5. Die richtigen Getränke
6. Die richtige Zubereitung der Nahrung
7. Der Genuss

Die sieben goldenen Regeln der richtigen Ernährung:

1. DIE RICHTIGE ERNÄHRUNGSWEISE

Langsam essen: Jeder weiß es, aber kaum einer tut es. Nur wenn wir zu schnell essen, können wir zu viel essen.

Nur wenn wir zu schnell essen, steigt der Blutzuckerspiegel erst an, wenn wir schon viel zu viel in uns hineingeschaufelt haben. Während eines genüsslichen, langsamen Mahls wird die Nahrung schon verdaut und teilweise ins Blut aufgenommen. Der Blutzucker steigt an und gibt dem Gehirn die Information, dass wieder genug Treibstoff getankt wurde. Das sich einstellende Sättigungsgefühl verhindert die übermäßige Nahrungsaufnahme. Ungezügelten Fressorgien ist damit Einhalt geboten.

Gut kauen und einspeicheln: Die Mahlzeit verkommt zur Schlingzeit. Zu Recht nennen wir das Speisen auch Mahlzeit. Wir haben Mahlzähne, mit denen wir die Nahrung zerkleinern, um sie leichter verdaubar zu machen. Die Oberfläche der Nahrung wird durch das Zerkleinern vergrößert, sodass die Verdauungsenzyme effizienter einwirken können. Das lange Kauen verstärkt den Speichelfluss, und das nicht nur im Mund, sondern auch im Zwölffingerdarm, wo die Bauchspeicheldrüse ihre Fermente zur Verdauung beisteuert.

In entspanntem Zustand essen: Es gibt zwei Nervensysteme, die für die automatischen Funktionen im Körper verantwortlich sind:
Das sympathische Nervensystem ist für Stress zuständig, also eher das unsympathischere von beiden. Bei Stress dominiert der Sympathikus und hemmt gleichzeitig das parasympathische Nervensystem. Dieses ist für alle normalen Lebensfunktionen wie Verdauung, Nierentätigkeit, ruhige Atmung und ökonomische Herztätigkeit zuständig.

Der unsympathische Sympathikus hemmt die Verdauung.

Bei Stress wird der Parasympathikus abgeschaltet. Die Verdauungsdrüsen arbeiten weniger und die Darmbewegung wird reduziert. Es kommt daher bei Stress leichter zu Fehlverdauung in Form von Gärung und Fäulnis und damit zu Blähungen, Völlegefühl, Müdigkeit, bis hin zu echten Magenschmerzen, Darmkrämpfen oder auch Stuhlverstopfung.

Essenszeit ist Urlaubszeit: Daher sollte man die Essenszeit als Urlaubszeit betrachten, keine Probleme wälzen und keine schwerwiegenden Besprechungen abhalten. Die weit verbreiteten Geschäftsessen sind daher zwar psychologisch als verbindendes Elementverständlich, aber physiologisch ungesund.

Stillen Sie Ihren Durst vor dem Essen mit Wasser! Wir haben die Angewohnheit, während des Essens auch unseren Durst zu stillen.

Zum Essen kein Wasser trinken.

Wenn ich zu Spaghetti oder zu einem Steak Wasser trinken soll, wird mir schon bei dem Gedanken daran schlecht. Da passt Wein oder Bier einfach besser. Das sind nicht die Gedanken eines Alkoholikers, sondern ein natürliches, ge-

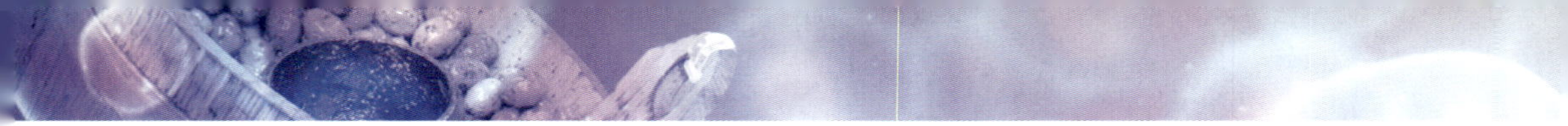

sundes Empfinden. Wenn wir nämlich zum Essen Wasser trinken, werden die Verdauungssäfte verdünnt und wirken nicht mehr so gut. Alkoholische Getränke sind diesbezüglich verträglicher, da sie den Verdünnungseffekt dadurch kompensieren, dass sie die Magensaft- und Verdauungsfermentproduktion verstärken. Wenn wir nun aber Wein oder Bier gegen den Durst trinken, passiert es nur allzu leicht, dass wir nicht mehr mit dem eigenen Auto nach Hause fahren können und unsere Leber und Nervenzellen unnötig strapaziert haben. Aber wo steht geschrieben, dass wir den Durst während des Essens stillen müssen? Mein Tipp ist daher der, dass Sie bis eine Viertelstunde vor dem Essen so viel Wasser trinken, dass Sie danach eigentlich gar nichts mehr trinken wollen. Und dann kann man sich zu einem guten Essen ab und zu einen wirklich guten Tropfen mit einem langen Abgang, einem starken Körper und kräftigen Rückgrat zur Verfeinerung der Esskultur gönnen. Darüber hinaus haben Sie den Vorteil, dass sich durch die reichliche Flüssigkeitszufuhr der Hunger in Grenzen hält und das natürliche Sättigungsgefühl früher eintritt. Es ist nämlich ein Phänomen, dass wir sehr oft Durst mit Hunger verwechseln.

Schach dem Mitternachtseisschrankräuber!

Sie kennen das vielleicht: Das Abendessen war gut und reichlich, der Abend war gemütlich und lang, die Zähne sind bereits geputzt. Und plötzlich zieht Sie eine unsichtbare Kraft unaufhaltbar zum Kühlschrank. Jetzt wird dieser zu mitternächtlicher Stunde plötzlich ausgeraubt bar jeder Vernunft und Notwendigkeit.
Die Ursache liegt meist in einem Durst, der als Hunger fehlgedeutet wird. Trinken Sie ein Glas Wasser, schon ist

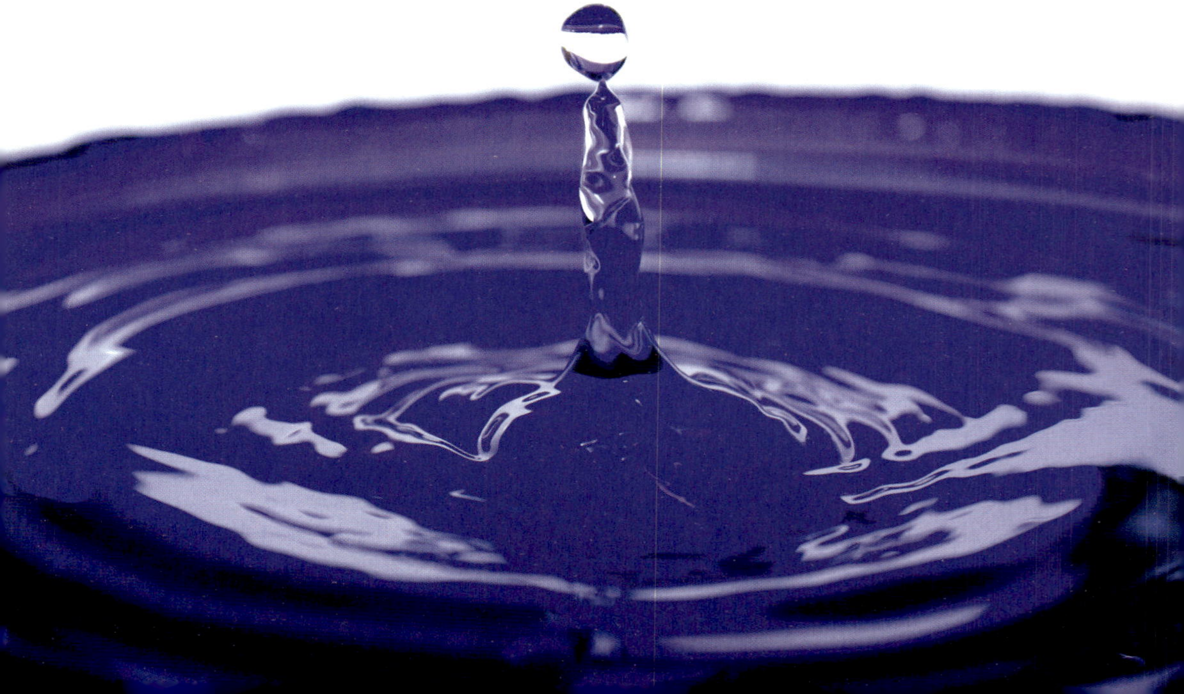

der Spuk vorbei und der Kühlschrank bleibt unangetastet.

Bei Sättigungsgefühl aufhören:

Zwischen „satt sein“ und „nicht mehr können“ ist ein Unterschied.

Was ist der Unterschied zwischen „satt sein“ und „nicht mehr können“? Wenn wir zum Beispiel ein Wiener Schnitzel mit Kartoffelsalat und einem kleinen Bier genossen haben, sind wir meistens satt. Da es aber zu Hause so gemütlich ist und noch ein Schnitzel in der Pfanne lauert, gönnen wir uns ganz gerne noch ein zweites. Ohne Kartoffelsalat würden wir es zwar nicht mehr hinunterbringen, mit der bewährten Methode, Fleisch und Kohlenhydrate abwechselnd einzunehmen, gelingt uns der Verzehr dennoch spielend. Um unsere Kehle zwischendurch zu befeuchten, brauchen wir natürlich noch ein Bier, und schon wieder war es zu viel, haben wir uns maßlos überessen. Und was kommt dann?
Die Sachertorte oder der Apfelstrudel. Und damit sie besser rutschen, natürlich mit Schlagobers. Wenn wir genug Kaffee dazu trinken, können wir vielleicht sogar zwei Desserts vertilgen.

Süßes stimuliert unser Lustzentrum.

Warum jetzt das? Waren wir nicht gerade völlig überfüllt? Wiener Schnitzel hätten wir tatsächlich keines mehr vertragen. Süßes jedoch allemal. Süßes stimuliert nämlich das Lustzentrum im Gehirn. Zucker ist tatsächlich ein so genannter „Serotonin-reuptake-Hemmer“ und funktioniert damit wie ein modernes Antidepressivum. Und das mögen wir immer. Hätten wir mit dem Dessert eine halbe Stunde gewartet, wäre uns wahrscheinlich die Lust darauf von selbst vergangen, da der Blutzuckerspiegel durch den verdauten Kartoffelsalat und die Schnitzelpanier schon hoch genug gewesen wäre. Aber unsere Gier und Hektik ermöglichten die Völlerei.

2. ALLES ZU SEINER ZEIT

Die Anforderungen an unsere Treibstoffzufuhr sind zu jeder Tageszeit anders. Morgens sind wir von einer Nacht ohne jede Nahrungsaufnahme ausgehungert.

Unser Gehirn braucht Kohlen-hydrate.

Der Blutzucker ist niedrig und es fehlen uns Kohlenhydrate, die besonders als Treibstoff für unser Gehirn und zur schnellen Aktivierung des Körpers nötig sind. Die Verdauungsleistung ist gut und wir haben einen ganzen Tag vor uns, an dem wir die Nahrung aufschlüsseln, umwandeln, einbauen und verbrennen können.

Somit ist das Frühstück ein Eldorado für Allesfresser. Hier sind für den Gesunden ohne Weiteres Marmeladenbrot, Müsli, Früchte, Eier usw. willkommen. Besonders die Kohlenhydrate füttern das Gehirn und kurbeln die Fettverbrennung an. Ein Spruch besagt: Fett verbrennt im Feuer der Kohlenhydrate.

Mittags bis spätestens 14:00 Uhr sind wir sehr verdauungskräftig und können uns Salat und eine ausgewogene Mischkost leisten. Allerdings müssen wir berücksichtigen, dass zwischen 13:00 und 15:00 Uhr eine vegetative Schwächezeit eintritt, bei der der Blutdruck absinkt und sich eine träge Müdigkeit einschleicht. Der Sehnsucht nach einem Mittagsschlaf sollte, wenn möglich, nachgegeben werden.

Abends wird es nun heikel: Einerseits beginnt für viele Berufstätige erst abends das wirklich erquickliche Sozialleben. Es ist auch genügend Energie vorhanden. Zwischen 19:00 und 21:00 Uhr besteht ein absolutes Leistungshoch, das für Bewegung genutzt werden sollte.

Wenn die Sonne untergeht, schläft unser Verdauungssystem ein.

Nur der Verdauungstrakt schläft schon. Sowie nämlich kein Sonnenlicht mehr auf die Netzhaut unserer Augen fällt, schaltet unsere Verdauung ab und wir haben Schwierigkeiten, ein fulminantes Abendessen ordnungsgemäß zu verdauen. Die alte und verstaubt klingende Volksregel: Frühstück wie ein König, Mittagessen wie ein Bürger und Abendessen wie ein Bettelmann hat nach wie vor ihre uneingeschränkte Gültigkeit!

Ein nächtlicher Hungerzustand lässt Jungbrunnen-Hormone sprudeln.

Das Abendessen soll also spärlich und leicht verdaulich ausfallen.
Nachts wird auch beim Erwachsenen Wachstumshormon gebildet, das so genannte Somatotropin oder auf Neumedizinisch: „human growth hormon". Dieses Hormon gilt als wahres Jungbrunnenhormon. Es hilft Fett abzubauen, Muskeln aufzubauen, Blutgefäße zur besseren Durchblutung und Sauerstoffversorgung zu bilden, das Immunsystem zu stärken, Reparaturmechanismen zu fördern und kann somit unser Leben verlängern. Dieses begehrenswerte Hormon wird jedoch hauptsächlich dann gebildet, wenn wir nachts eine Unterzuckerung bekommen, also in einen Hungerzustand geraten. Da wir schlafen, stört uns dieser ja nicht. Die radikalste und somit effizienteste Wachstumshormon-Produktionsförderung erreichen wir durch das berühmte „dinner canceling". Namhafte Persönlichkeiten, die auch im hohen Alter fit geblieben sind (z.B. die Queen Mum), schwörten auf diese scheinbare Askese. Wer es probiert hat, wird zugeben, dass nur die ersten drei Abende Überwindung kosten. Danach hat man sich daran gewöhnt und die Kreativität erlangt, Alternativen zum Essen zu finden und zu genießen.

14 Stunden fasten schaltet unsere Alterungsgene ab.

Ein weiterer Vorteil des versäumten Abendessens ist die Bildung von Sirtuinen. Diese Sirtuine werden ab einer Fastenperiode von mindestens 14 Stunden gebildet und schalten jene Gene ab, die unsere Alterung beschleunigen. Für diesen das Leben verlängernden Effekt genügt es schon, das Abendessen wenigstens auf ca. 17:00 Uhr vorzuverlegen. Sollte aber doch ein Abendessen gewollt werden oder wegen Ausfalls des Mittagessens nötig sein, ist uns schon damit geholfen, dass wir wenigstens Kohlenhydrate meiden. Verzichten Sie also einfach auf Nudeln, Reis, Knödel, Kartoffeln und Brot.

Das wichtigste Abend-Gesetz lautet jedoch: Abends keine Rohkost essen!

Wir sind keine Rindviecher!

Rohkost wie Obst und Salat ist für uns relativ schwer verdaulich, da wir keine Rinder sind, keine Zellulase produzieren können und uns schwertun, Zellulose zu verdauen. Wir haben nur einen Magen und käuen nicht wieder, außer wenn wir übersäuert sind und dann nicht freiwillig. Tagsüber können Früchte und Salate meist noch gut verdaut werden. Nachts ist die Verdauungsleistung jedoch reduziert. Und da kann uns Rohkost zum Verhängnis werden: die nicht ausreichend verdauten Früchte und Salate werden dann von den Darmbakterien in Form von Gärung zersetzt. Und bei Gärung entstehen nicht nur unser geliebter Äthylalkohol, den wir sowieso freiwillig dazuschütten, sondern auch Methanol, Butanol, Propanol, also vielfach so giftige Alkohole. Darüber hinaus werden Säuren gebildet, die unseren Magen-Darm-Trakt reizen. Wir liegen dann nachts quasi als lebendiges Mostfass im Bett, wachen zwischen 01:00 und 03:00 Uhr auf, da in dieser Zeit die Leber eine Sonderschicht einlegen muss, um diese Alkohole zu entgiften, sind dann morgens relativ gerädert und brauchen

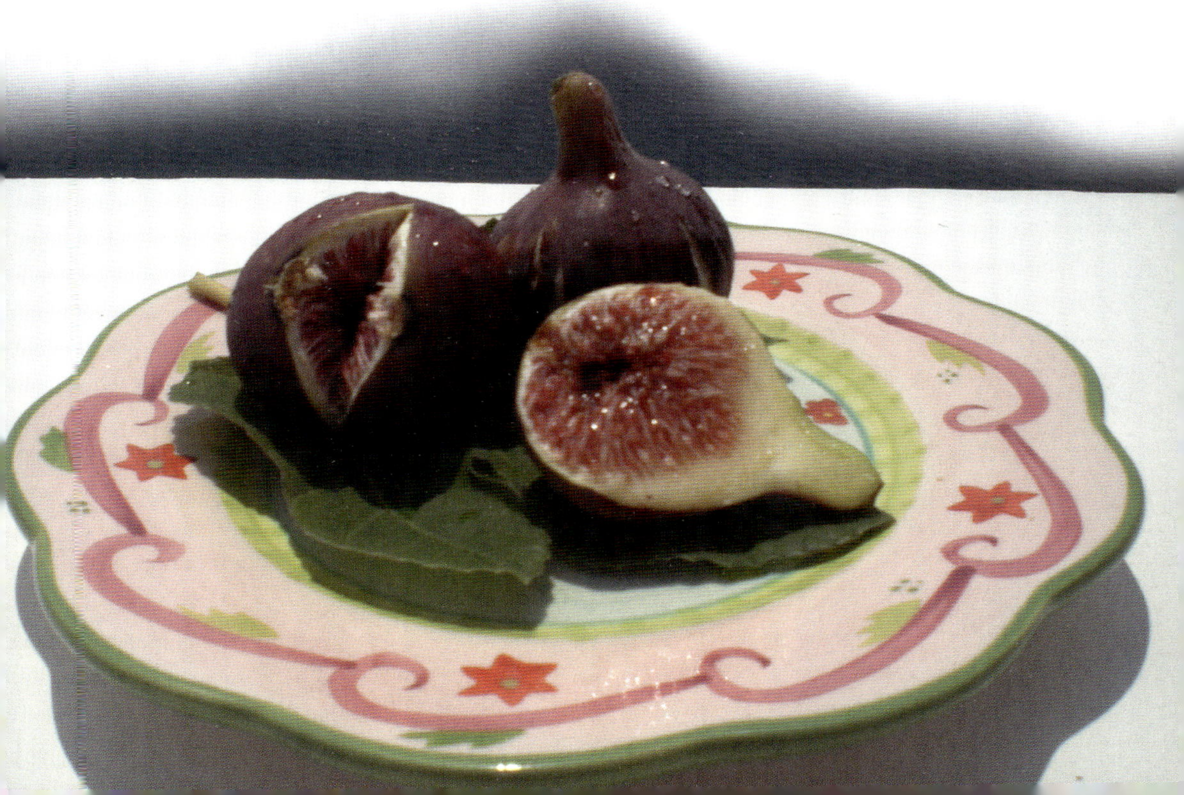

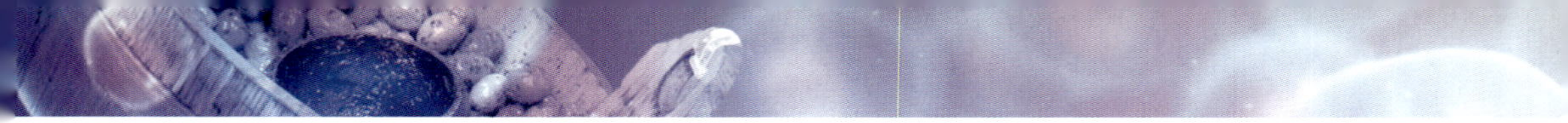

einen oder gar mehrere Kaffees, um in den Tag starten zu können. Auch übermäßiges Schnarchen kann Ausdruck dieser Alkoholvergiftung durch Gärungsprozesse sein.

Überblick über den Tagesernährungsplan:

Früh: Müsli, Früchte, Vollwert-Marmeladen-Honigbrot, Ei, Roastbeef, Käse, Paprika, Tomaten usw.
Mittags: Salat, Suppe, Hauptspeise, eventuell Dessert
Mittagsschlaf: 30 Minuten
Abendessen: nicht nach 19:00 Uhr; gedünstetes Gemüse, eventuell Fleisch oder Fisch, keine Rohkost.

3. RICHTIGE NAHRUNGSAUSWAHL

Lebensmittel sind unsere ältesten Heilmittel.

Die Nahrung ist unsere älteste und verlässlichste Medizin. In präpharmazeutischen Zeiten heilten die Mediziner hauptsächlich mit Wasser (daher die Bezeichnung „Bader" für den Arzt), Diätetik und Kräutern. Schon im Mittelalter waren die verschiedenen Wirkungen der Nahrungsmittel bekannt. Die Empfehlung der richtigen Nahrungsauswahl ist in diesem Kapitel für den gesunden Durchschnittsmenschen gedacht. Abgesehen davon, dass es den nicht gibt, ist es ein Gebot der Seriosität, individuell auf die verschiedenen Verdauungsleistungen, energetischen Typologien und diversen Nahrungsmittelunverträglichkeiten einzugehen. Trotzdem soll zuerst ein Überblick gegeben werden.

Der Ölwechsel – von schlechten zu gesunden Fetten:

Vor 200 Jahren bestand der Brennwert unserer Nahrung zu 20 Prozent, heute zu 40 Prozent aus Fett.

Es ist eine Tatsache, dass die Mitteleuropäer 40 Prozent ihrer Kalorien in Form von Fett verzehren. Das wäre an sich kein Problem, solange wir uns nur hochwertige ungesättigte Öle, vor allem Omega-3- und Omega-9-Fettsäuren, gönnten. Leider verwendet der Mitteleuropäer diese zu selten, deshalb sind Fette im Übermaß ein hochpotentes Gesundheitsrisiko. Es gibt prinzipiell drei Gefahrenklassen des Fettes:

Überhitztes Fett ist Gift.

Das überhitzte Fett ist am gefährlichsten. Wir kennen das: Das Telefon läutet, die Pfanne mit Fett bleibt auf der Herdplatte, plötzlich stinkt und qualmt es aus der Küche. Der beißende, bittere Gestank ist für den unglücklichen Koch das untrügliche Signal, dass das Fett entsorgt gehört, bevor er seine Gäste vergiftet. Bei der Überhitzung sind nämlich giftige Substanzen entstanden, die Krebs erregend sind und das Immunsystem schädigen.
Wie heiß darf das Fett werden? Das hängt vom Fett ab. In kühlem Zustand harte Fette, wie z. B. Kokosfett, dürfen bis 230 °C erhitzt werden. Butter darf zwar geschmolzen, soll aber nicht braun werden. Flüssige Öle, die keine ungesättigten Fettsäuren enthalten, vertragen auch noch relativ viel Hitze.

Einfach ungesättigte Fettsäuren, wie sie z. B. im Olivenöl vorkommen, können auch noch erhitzt werden. Mehrfach ungesättigte Fettsäuren, die in den meisten kalt gepressten Pflanzenölen vorkommen, dürfen nur bis 60 °C erwärmt werden.

Die gesättigten Fettsäuren, von diesen besonders die Transfettsäuren, werden leichter in unser Fettgewebe aufgenommen und fördern die Gefäßverkalkung.

Transfettsäuren sind Gift. Sie schädigen das Immunsystem, begünstigen die Krebsentstehung und sind somit potente Gesundheitsschädlinge.

Transfette sind in Pommes frites, Hamburgern, Croissants, Donuts und anderen Industrienaschereien enthalten. Es wird sogar bereits politisch diskutiert, die Transfette in Nahrungsmitteln zu verbieten, zumal es nicht schwer ist, vergleichbare „Köstlichkeiten" ohne Transfette zu produzieren.

Die mehrfach ungesättigten **Omega-6-Fettsäuren:** Sie sind an sich gut und sehr wichtig für unser Immunsystem. Sie bilden jedoch Arachidonsäure, aus der entzündungsfördernde Prostaglandine erzeugt werden. Reich an Arachidonsäure sind Gänse-, Enten- und Schweinefett.

Die Stars unter den Fetten sind die Omega-3-Fettsäuren.

Multitalent Omega-3-Fettsäuren: Die mehrfach ungesättigten Omega-3-Fettsäuren hemmen die Arachidonsäurebildung, werden zu entzündungshemmenden Prostaglandinen abgebaut. Sie wirken somit Entzündungen entgegen. Außerdem können sie das gute HDL-Cholesterin anheben, das schlechte LDL-Cholesterin senken und Thrombosenbildung verhindern. Somit sind sie ein guter Schutz gegen Arteriosklerose. Da sie wichtige Bausteine des Gehirns sind, wirken sie Depressionen entgegen und steigern die Hirnregeneration bei diversen Erkrankungen (z. B. Multiple Sklerose). Diese gesunden Fettsäuren sind dafür verantwortlich, dass die Eskimos kaum Herzinfarkt und Bluthochdruck kannten, obwohl sie so gut wie keine pflanzliche Nahrung zuführten.

Hauptlieferanten für Omega-3-Fettsäuren in Form von Linolensäure ist das Leinöl mit 55%. Damit es seine positiven Wirkungen entfalten kann, sollte man gleich auf Kaltwasserfische zurückgreifen, diese enthalten nämlich bereits diese wirksamen Fettsäuren.

Olivenöl, Gesundbrunnen des Südens. Olivenöl, die tragende Gesundheitssäule der mediterranen Kost:

Das kalt gepresste Olivenöl enthält hauptsächlich die einfach ungesättigten Omega-9-Fettsäuren. Sie senken das LDL-Cholesterin, erhöhen das gute HDL-Cholesterin und wirken entzündungshemmend.

Butter ist ein reines Naturprodukt und enthält sogar nennenswerte Mengen an Vitamin E. Natürlich ist sie nicht so gesund wie Oliven- oder Leinöl, aber wie so oft ist es eine Frage der Dosis. Solange wir Butter nicht zum Beschweren, sondern zum Anfärben des Brotes

verwenden, ist nichts gegen sie einzuwenden. Nur braun darf sie nicht werden, dann ist sie schädlich. Zum Braten ist sie daher nicht geeignet, sondern lediglich zum Anschwitzen.
Aber warum verzehren wir so viel Fett?

Fett ist ein Geschmacksverstärker.

Butter pur schmeckt nicht besonders. Ein trockenes Brot ist auch keine Delikatesse. Aber ein Butterbrot kann schon ein kulinarisches Wohlgefühl auslösen. Auch trockene Nudeln sind eher eine Strafe. Aber Spaghetti in Butter oder Olivenöl geschwenkt, vielleicht mit etwas Petersilie und Knoblauch gewürzt, sind doch ein Festschmaus. Und da Fett eben ein Geschmacksverstärker ist, wird es oft von schlechten Köchen missbraucht, damit ihr Essen wenigstens nach irgendetwas schmeckt. Die wahre, gesunde Gourmetküche kommt mit wenig Fett aus.

Fleischfresser oder Vegetarier? Die Konstitution, der Geschmack und die Lebensauffassung der Menschen sind sehr verschieden. Nichts wäre falscher, als gerade zu diesem Dauerthema der Ernährungsphilosophen ein Dogma aufzustellen. Man kann als Vegetarier genauso gut leben wie als Fleischliebhaber. Lediglich der Veganer, der jegliches tierisches Eiweiß verschmäht, lebt unter Umständen beschwerlicher. Nur Tiere liefern uns nämlich die essenziellen Aminosäuren in ausreichender Menge, die wir primär für unser Immunsystem und diverse Botenstoffe

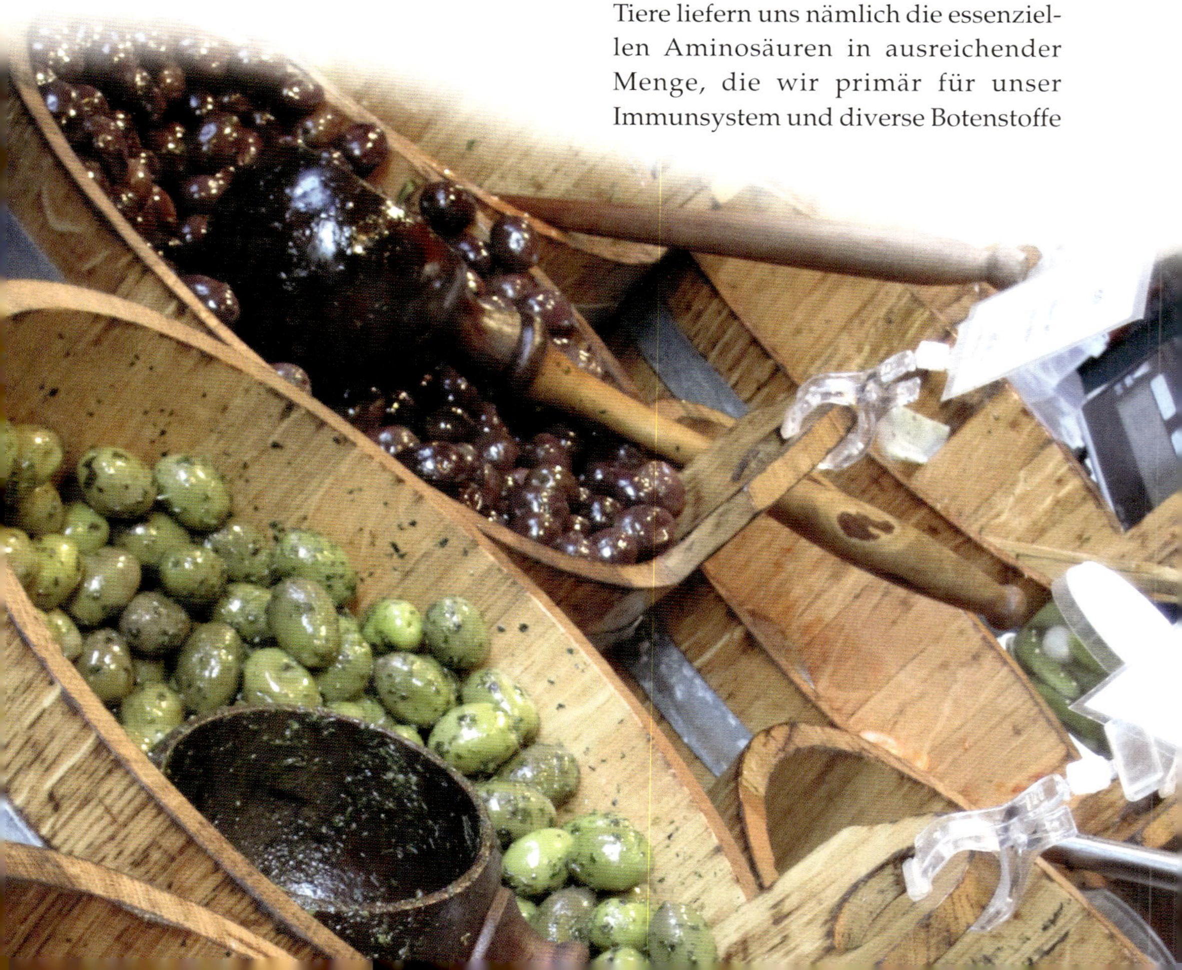

benötigen. Trotzdem: Das Wichtigste ist immer, dass wir uns in einer geistigen Harmonie wohlfühlen.
Der Mitteleuropäer isst im Schnitt tatsächlich vor allem zu wenig Gemüse. Daher ist eine Anpreisung von vegetarischen Gerichten erzieherisch durchaus sinnvoll.
Mein Rat für den Durchschnittsbürger: jeden 2. bis 3. Tag vegetarisch zu essen. Der Idealfall wäre: maximal ein- bis zweimal pro Woche Fleisch oder Fisch und die restlichen Tage vegetarisch.

Fleisch: Wir müssen strikt zwischen fetten Wurstwaren von in Megastress und Todeskampf verendeten Schlachthofkadavern auf der einen Seite und magerem Fleisch von ehemals glücklichen, biologisch ernährten und stressfrei geschlachteten Tieren unterscheiden. Letztere belasten uns weder mit Stresshormonen noch mit Antibiotikarückständen oder durch Mästung verunstaltetes Fleisch.
Ein Zuviel von Fleisch und somit Eiweiß kann jedoch Probleme bereiten. Es wird in den roten Blutkörperchen eingelagert. Diese schwellen an und verformen sich nicht mehr so leicht. Sie bleiben dann leichter in den Kapillaren stecken und die Durchblutung und somit Sauerstoffversorgung der Organe wird beeinträchtigt. Eiweiß reichert sich auch im Serum, dem flüssigen Teil des Blutes, an und macht das Blut insgesamt dickflüssiger und zäher. Der Blutdruck muss dann erhöht werden, um dieses dicke Blut überall hinpumpen zu können. Außerdem wirkt Eiweiß als Klebstoff.

Geldrollen gibt es nicht nur in der Bank.

Im Blut klebt das Eiweiß die roten Blutkörperchen aneinander und verursacht die so genannte „Geldrollenbildung“. Die scheibenförmigen Blutkörperchen werden in der Form von Münzenrollen aneinandergelagert. Diese Konglomerate können die engsten Blutgefäße verstopfen.
Dunkles Fleisch und besonders Innereien können bei entsprechend veranlagten Menschen den Harnsäurespiegel im Blut erhöhen und die Entstehung von Gicht und Gelenksentzündungen und die Verkalkung der Blutgefäße fördern.
Noch ein Effekt trübt den Fleischgenuss: Eiweiß verfault leicht bei entsprechender Menge und falschem Essverhalten (zu schnell, zu viel, zu spät, im Stress) im Darm. Das trifft vor allem dann zu, wenn die Darmflora im Dickdarm gestört ist und ein basisches Milieu herrscht.

Leichengifte im Darm.

Diese Fäulnisgifte sind nachweislich Krebs fördernd und schädigen das Immunsystem.

Die Eskimos kannten weder Herzinfarkt noch Gemüse.

Fisch: Eskimos kannten kaum Bluthochdruck und Herzinfarkt, obwohl sie praktisch kein Gemüse und keine Kohlenhydrate aßen. Fischeiweiß ist relativ leicht verdaulich, darum hält es unkonserviert nicht so lange wie Fleisch.

Es gibt eigentlich nur drei Möglichkeiten, frischen Fisch zu bekommen:

1. Selber angeln,
2. frisch vom soeben in den Hafen eingelaufenen Fischkutter,
3. Tiefkühlfisch, da dieser meist bereits an Bord großer Verarbeitungsschiffe auf hoher See eingefroren wurde. Fische auf Fischmärkten haben meist schon lange Reisen aus fernen Ländern und diversen Zwischenhandel hinter sich.

Meeresfische beherbergen wertvolle Spurenelemente wie Selen, Jod und Zink. Kaltwasserfische, also Fische aus Nordsee, Ostsee, Nordatlantik und arktischen Gewässern, enthalten die wertvollen Omega-3-Fettsäuren. Ist der Fisch frisch und stammt er aus noch

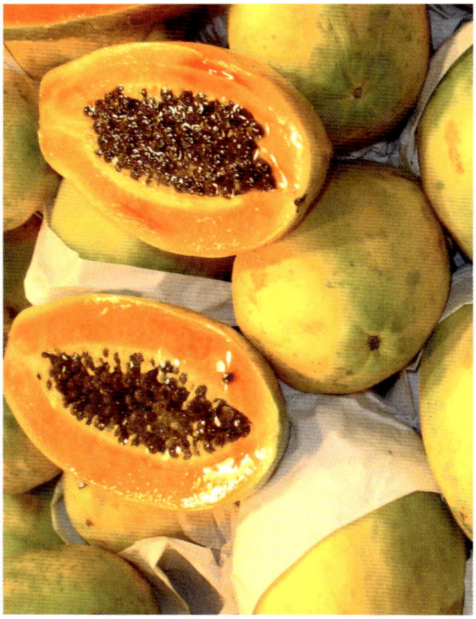

sauberen Gewässern, ist er immer wertvoller und gesünder als Fleisch. Durch unvernünftige Fangquoten sind die Meere nahezu leergefischt und die Nachfrage nach gesundem Fisch kann nicht mehr abgedeckt werden. Heute stammen mehr als 50 Prozent der Fische aus großen Zuchtfarmen und sind mit Antibiotika und anderen chemischen Stoffen belastet. Dadurch gefährdet die expandierende Fischzuchtindustrie das gesamte Ökosystem der Ozeane.

Gemüse: Gemüse hat auch wie Fleisch seine Sonnen- und Schattenseiten. Es enthält nicht nur wertvolle Mineralstoffe, Spurenelemente und Vitamine, sondern vor allem auch die vielfältig positiv wirkenden, sekundären Pflanzenstoffe wie Polyphenole und Bioflavonoide. Diese Stoffe sind großteils für die heilsame Wirkung vieler Pflanzen verantwortlich, bekämpfen Entzündungen, hemmen das Tumorwachstum und stärken das Immunsystem. Einige Gemüse wirken regelrecht als gesunde Antibiotika. Den Kontakt mit Knoblauch, Zwiebel, Thymian überleben keine Bakterien und Pilze.

Rohkost verträgt nicht jeder.

Rohes Gemüse ist immer am schwersten verdaulich, da unser Verdauungssystem keine Zellulase besitzt, ein Enzym zum Aufspalten von Zellulose. Wird Gemüse gekocht, platzen die aus Zellulose bestehenden Zellwände durch den Dampfdruck des Zellwassers und das Zellinnere mit all seinen wertvollen Bestandteilen kann besser verstoffwechselt werden.

Obst: Niemand soll sich gezwungen fühlen, Obst zu essen. Natürlich ist Obst an sich sehr gesund. Vitamine, Mineralstoffe, Spurenelemente, Bioflavonoide usw. sind, wie im Gemüse, wichtige Ingredienzien. Außer Zitrusfrüchten und Rhabarber ist Obst auch basisch und dient somit dem Säure-Basen-Gleichgewicht.

Fruktose kann uns depressiv machen.

Leider enthalten viele Obstsorten mehr oder weniger Fruktose. Ca. 30 Prozent der Europäer leiden allerdings an einer Fruktoseintoleranz. Das heißt, dass sie Fruchtzucker nicht aus dem Darm ins Blut aufnehmen können. Der Fruchtzucker wird dann von den Darmbakterien im Darm vergoren und bindet die Aminosäure Tryptophan an sich. Blähungen, Bauchbeschwerden, Schlafstörungen, Depressionen und erhöhtes Schmerzempfinden sind die Folge.
Zitrusfrüchte und einige Beeren fördern darüber hinaus allergische Reaktionen. Viele Menschen beobachten diese Symptome an sich, essen Obst aber pflichtbewusst, da sie glauben, dass es gesund und notwendig ist.
Die am besten verträglichen Obstsorten sind: Honigmelone, Zuckermelone, Banane, Papaya und Mango.
Gekochtes Obst enthält zwar genauso viel Fruchtzucker wie rohes, ist jedoch leichter verdaulich.

Die Verführung des Zuckers: Warum verfallen wir der süßen Versuchung so gerne und naschen uns wider jedes besseres Wissen durch den Tag? Warum wird jedes Kind folgsamer, wenn es dafür Süßigkeiten gibt? Warum lernt jedes Tier Kunststücke, wenn es Zuckerstücke bekommt, die es in der freien Natur gar nicht gibt? Warum lässt sich der Bär von hunderten Bienen stechen, nur um an deren Honig heranzukommen?

Zucker stimuliert das Lustzentrum im Gehirn!

Wie schon erwähnt, wirkt Zucker ähnlich wie moderne Antidepressiva und verstärkt das Glücksgefühl. Und da wir alle nicht verlernt haben, auf Lustreize zu reagieren, sind wir anfällig für Süßes.

Betthupferl werden nie Würstchen oder Essiggurken sein.

Was spricht denn überhaupt gegen Zuckerkonsum?
Raffinierter Zucker holt sich Mineralstoffe aus Knochen (Osteoporose), Knorpeln (Gelenksarthrosen und Bandscheibendegenerationen), Haaren und Fingernägeln (werden brüchig), Muskeln (nächtliche Muskelschmerzen und Krämpfe) und Zahnschmelz (Karies).
Als etwas gesündere Alternative stehen eine komfortable Anzahl vollwertiger Zuckerarten zur Verfügung: Honig, Ahornsirup, Birnendicksaft, Rohzucker (= Vollwertzucker), Melasse (ist besonders reich an Kalium und

Magnesium), Dörrfrüchte und natürlich süße Früchte.
All diese gesünderen Süßungsmöglichkeiten haben allerdings immer noch einen Haken: Sie sind zwar vollwertig, können aber relativ leicht von den Darmbakterien vergoren werden, wodurch Alkohole, Säuren und Gase entstehen. Die Säuren waschen wiederum Mineralstoffe aus dem Gewebe, allerdings nicht so viele wie bei den raffinierten Zuckern. Wenn zusätzlich eine Fruktoseintoleranz vorliegt, bleibt von den Vollwertzuckern nur mehr der Rohzucker übrig.

Ein weiterer fataler Effekt des Zuckers ist die erhöhte Insulinausschüttung. Sie bewirkt, dass nicht nur die Kalorien des Zuckers ins Fettgewebe eingebaut werden, sondern auch, dass die davor genossene Nahrung bevorzugt ins Speicherfett eingebaut wird und für die Verbrennung nicht mehr so leicht zur Verfügung steht. Wir werden also bei gleicher Kalorienzufuhr dicker und leistungsschwächer. Diese durch Zucker hervorgerufenen übermäßigen Insulinausschüttungen führen im Laufe der Zeit zu einer Abstumpfung der Insulinrezeptoren. Sie werden unempfindlich für Insulin und die gefürchtete Insulinresistenz stellt sich ein. Diese ermöglicht die Entwicklung eines Diabetes mellitus Typ II, Bluthochdruck und eine Leistungseinbuße des Gehirns. Da sich die Gehirnzellen vor allem von Zucker ernähren, sind sie auf seinen insulinabhängigen Einbau in die Zellen angewiesen. Gelingt das wegen der Unwirksamkeit des Insulins bei Insulinresistenz nicht mehr, verhungern die Hirnzellen und die Entstehung von Morbus Alzheimer und Parkinson wird begünstigt.

Zucker macht süchtig.

Auch die diversen Kunstzucker, die Süßstoffe, wurden nicht von der Natur geschaffen – und diese hat sie in ihrem Stoffwechsel nicht berücksichtigt. Einige von ihnen sollen die Krebsentstehung fördern.

Warum ist Stevia bei uns als Zuckerersatz verboten?

Es gibt allerdings einen gesunden, natürlichen Süßstoff: Stevia. Dieses seit Jahrtausenden als Heilkraut bekannte Gewächs hat Blätter, die 10-mal süßer schmecken als Zucker, jedoch keinen Zucker und keine Kalorien enthalten. Interessanterweise ist Stevia in den meisten europäischen Ländern und auch in den USA als Lebensmittel verboten, obwohl alle Studien seine gesunde und völlig unbedenkliche Wirkung beweisen. In Japan werden bereits 60 Prozent der Limonade mit Stevia gesüßt! Wer hat hier ein Interesse, dass nicht Stevia, sondern Zucker gegessen wird? Wer lebt vom Zucker und von den durch ihn verursachten Krankheiten? Es gibt eben viele verschiedene Sichtweisen und Wertigkeiten. Nicht alle haben mit Gesundheit zu tun.

Vollwert ja, aber nicht ganze Körner: Viele glauben, je mehr es beim Beißen kracht und je mehr Körner zwischen den Zähnen kleben bleiben, desto gesünder ernähren sie sich. Diese auch von den Rohkostpäpsten Bircher-Benner und Kollath vertretene Meinung hat einen Haken: Wir Menschen haben in unserem Verdauungssystem keine Zellulase. Wir können Zellulose nicht verdauen, sie wirkt als wertvoller Ballaststoff zur Stuhlformung und Cholesterinausscheidung. Körner und besonders ihre Hüllen sind normalerweise sehr reich an Zellulose. Außerdem hat ein ganzes Korn eine viel kleinere Oberfläche als die vielen Partikel nach seiner Zermahlung. Die Verdauungsfermente haben also bei gemahlenem Korn eine viel größere Angriffsfläche und können effizienter verdauen.

Ungemahlene Körner werden vollwertig wieder ausgeschieden.

Wenn wir in bester Absicht vollwertige ganze Körner verspeisen, geraten diese in Gefahr, ebenso vollwertig und somit unverrichteter Dinge wieder ausgeschieden zu werden. Wir haben die Vollwertigkeit nicht genutzt.

Sie können das testen: Essen Sie einen Maiskolben oder Maiskörner im Salat. Wenn Ihre Stuhlpassage pünktlich ist, entbinden Sie am nächsten Tag in der Toilette einen Feuersalamander, also eine Wurst mit gelben Tupfen. Das sind die Maiskörner, vollwertig wie vor der Mahlzeit. Müslikörner ereilt das gleiche Schicksal, nur sehen können wir sie wegen ihrer braunen Farbe nicht so deutlich. Daher: Gemahlen sollen sie sein, die guten vollwertigen Körner, im Brot wie auch im Müsli.

Vollwertbrot aus Vollwertmehl: ja
Müsli aus geschroteten Körnern: ja
Ganze Körner: sind maximal zur Verzierung geeignet

4. DIE RICHTIGE KOMBINATION DER NAHRUNGSMITTEL

Das Säure-Basen-Gleichgewicht: Eine wichtige Grundlage für einen gesunden Körper ist der Säure-Basen-Haushalt. Studien haben belegt, dass der Großteil der Zivilisationsmenschen übersäuert ist und übersäuernd isst. Dabei handelt es sich nicht um eine Übersäuerung des Blutes, wie sie in der Schulmedizin gemessen wird. Vielmehr werden den Zellen Basenreserven entzogen, die notwendig sind, um im Zellstoffwechsel anfallende Säuren zu neutralisieren. Es handelt sich bei einer Übersäuerung also primär um eine intrazelluläre Azidose, eine Übersäuerung in den Körperzellen. Sie bewirkt eine geringere Verformbarkeit der roten Blutkörperchen mit einer eventuellen Verstopfung der kleinsten Blutgefäße, der so genannten Kapillaren. Es folgt daraus eine schlechtere Sauerstoffversorgung gerade jener Organe, die am meisten Sauerstoff benötigen, wie Gehirn und Herz.

Herzinfarkt ist eine Säurekatastrophe.

Herzinfarkt und Hirnschlag werden damit begünstigt. Weiters lösen Säuren Mineralstoffe aus Knochen und Knorpeln, wodurch Osteoporose, Arthrosen und Bandscheibendegenerationen entstehen können.

Zahnärzte leben von der Säure.

Das Hauptgeschäft des Zahnarztes, Karies, ist ebenfalls eine typische Säureerkrankung: Wenn Mundbakterien Kohlenhydrate wie Zucker vergären, entstehen Säuren, die das Kalcium aus dem Zahnschmelz lösen.
Eine berühmte Säureerkrankung ist die Gicht. Harnsäure lagert sich dabei in Gelenken ab und entzündet sie bis hin zur kompletten Destruktion des Gelenkes. Aber auch scheinbar harmlosere Gelenksschmerzen werden oft durch Harnsäure verursacht. Ein viel zu wenig berücksichtigter Säureeffekt ist die Verdauungsschwäche. Damit ist nicht Stuhlverstopfung gemeint, sondern die Unfähigkeit, Nahrungsmittel ordnungsgemäß zu verdauen. Dazu müssen wir wissen, dass der Speichel im Mund und die Enzyme der Bauchspeicheldrüse und des Zwölffingerdarms nur im basischen Milieu funktionieren. Wenn nun die Speichelflüssigkeit fälschlicherweise sauer ist, funktioniert die Amylase im Speichel nicht mehr und Kohlenhydrate werden im Mund nicht mehr richtig vorverdaut. Das kann man testen, indem man ein Weißbrot lange und ausgiebig kaut. Es sollte einen süßen Geschmack annehmen. Wenn es das nicht tut, ist mit höchster Wahrscheinlichkeit der Speichel zu sauer oder er enthält generell zu wenige Verdauungsenzyme.
Zur Übersäuerung führen: Sauerstoffmangel (z. B. durch Rauchen oder Schlafapnoe), Bewegungsmangel, Entzündungen, falsche Ernährung.

Wir müssen zwischen säureüberschüssigen und säurebildenden Nahrungsmitteln unterscheiden.
Im Grunde genommen ist es ganz einfach: Bis auf Spargel, Tomatenschalen, Mangold und Spinatstängel sind alle Gemüsesorten basisch. Fleisch, Fisch und Kohlenhydrate sind hingegen sauer. Mit dem Obst verhält es sich komplizierter: Außer Rhabarber und Zitronen sind alle reifen Obstsorten an sich basisch. Wenn jedoch eine Fruktoseintoleranz gegeben ist, sind alle fruktosereichen Obstarten säuernd, da die Fruktose dann im Darm vergoren wird und vermehrt Gärungssäuren entstehen.
Um im Säure-Basen-Gleichgewicht zu essen, soll zu Fleisch, Fisch und Getreideprodukten immer Gemüse (einschließlich Kartoffeln) gegessen werden.

Gemüse sollte immer die dominante Beilage sein.

Das Geheimnis der Trennkost: Ein vitaler, sportlicher Gesunder hat keinen Anlass, sich mit Trennkost zu beschäftigen. Ist die Verdauung jedoch geschwächt, plagt Übergewicht den Stoffwechsel und die Gelenke, dann allerdings stellt die Trennkost eine praktikable Gesundheitsunterstützung dar.

Die Regeln der Trennkost sind ganz einfach: Eiweiß darf nicht gemeinsam mit Kohlenhydraten gegessen werden. Das heißt, dass Fleisch und Fisch mit Gemüse und nicht mit Brot, Kartoffeln, Nudeln oder Reis gegessen werden. Ebenso werden Nudeln, Reis, Kartoffeln und Brot nicht mit Fleisch, Fisch und Wurstwaren, sondern wiederum mit Gemüse gegessen.

Diese Vorgehensweise hat vor allem drei entscheidende Vorteile:

1. Zur Eiweißverdauung wird Magensäure benötigt. Im sauren Magensaft befindet sich u. a. das eiweißverdauende Enzym Pepsin. Ein längerer Aufenthalt der Nahrung im Magen ist daher für die Eiweißverdauung vorteilhaft. Kohlenhydrate benötigen jedoch keine Säure für ihre Verdauung. Im Gegenteil: Säure hemmt sogar die Wirkung jener Enzyme, die Kohlenhydrate verdauen. Somit stehen Eiweiß und Kohlenhydrate verdauungstechnisch in Konkurrenz zueinander. Ihre Trennung vereinfacht die Verdauung und schont die Verdauungsorgane.
2. Durch die regelmäßige Kombination mit Gemüse werden die sauren Kohlenhydrate und Eiweißspeisen immer im Säure-Basen-Gleichgewicht gehalten.
3. Trennkost hilft Übergewicht abzubauen, da bei Eiweißmahlzeiten ohne Kohlenhydrate der Insulinspiegel nicht erhöht wird und dadurch keine vermehrte Speicherung der zugeführten Kalorien im Fettgewebe erfolgt. Außerdem isst man bei diesen Mahlzeiten automatisch weniger.

5. DIE RICHTIGEN GETRÄNKE

Lebenselixier Wasser: Wasser ist der Ursprung allen Lebens und wir sind davon abhängiger als von allen anderen Naturgütern. Wir Menschen bestehen bis zu 70 Prozent aus Wasser.

Als vor ca. 4 Milliarden Jahren die ersten Einzeller das Leben der Erde besiedelten, war das nur mithilfe von Wasser möglich. Erst sehr viel später entschied sich die Natur, komplexere Lebewesen in die Welt zu setzen. Die Zellen verbündeten sich, bildeten riesige Gemeinschaften und konnten dadurch die ganze Erde besiedeln. Der Mensch ist nur eine Spezies, die aus Billionen von verbündeten Zellen organisiert ist. Als Erinnerung an unsere Ursuppe, das Urmeer, lassen wir Blut in unseren Adern fließen. Es hat noch die gleiche Osmolalität wie das Urmeer, also die gleiche Konzentration gelöster Teilchen.

Trinken wir zu wenig, trocknen wir aus. Das Blut wird zähflüssiger, die roten Blutkörperchen verkleben untereinander und verstopfen die feinen Kapillaren. Sauerstoffmangel im Gewebe ist die Folge. Darunter leiden v. a. jene Organe, die den meisten Sauerstoff benötigen. Das sind Herz und Gehirn, die wir beide ununterbrochen zum Überleben benötigen. Flüssigkeitsmangel dickt auch den Stuhl ein, was mit Stuhlverstopfung quittiert wird. Da Frauen meist wenig Durst haben, leiden sie 10-mal häufiger unter Stuhlverstopfung.

Heilwasser: Einige Heilwässer haben eine mehr oder weniger stark ausgeprägte abführende Wirkung und reinigen damit den Darm. Andere wirken äußerlich entzündungshemmend und antirheumatisch. Wenn sie basisch sind, wirken sie einer Übersäuerung des Organismus entgegen. Eine Aussage über den Basengehalt des Wassers liefert die Angabe über die Menge des enthaltenen Hydrogencarbonats. Wenn viel Hydrogencarbonat enthalten ist (über 1000 mg/Liter), dann ist der Natriumgehalt auch oft hoch. Aber als Hydrogencarbonat wirkt das Natrium nicht blutdruckerhöhend. Im Gegenteil, der Natriumspiegel im Blut kann durch Hydrogencarbonat sogar absinken und der Blutdruck gleich mit. Natrium kann den Blutdruck nur als Natriumchlorid, also Kochsalz, erhöhen. Die mit dem Wasser zugeführten Mineralstoffe halten das Wasser auch besser im Gewebe und wirken einer Austrocknung entgegen. Das alles sind gute Effekte gegen diverse Beschwerden. Als Getränk im Sinne der Blutverdünnung und Entgiftungsförderung über die Nieren taugen sie weniger. Hierfür eignet sich besser ein mineralstoffarmes Wasser mit dementsprechend hohem, elektrischem Widerstand. Diese Wässer schmecken auch besser, werden lieber getrunken und fördern die Nierentätigkeit.

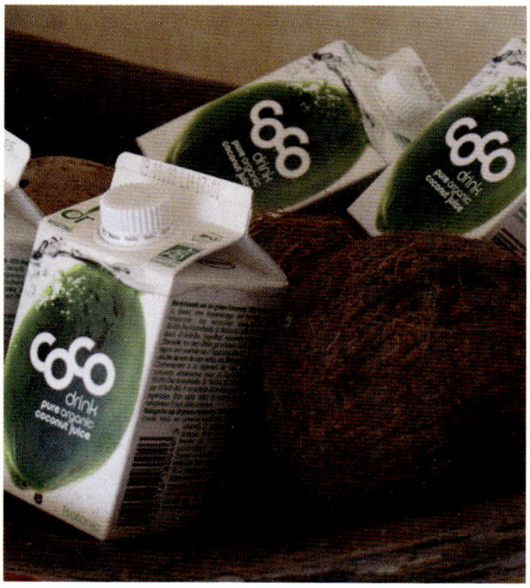

Wie viel Wasser braucht der Mensch?

Wie viel man trinken sollte, kann man natürlich nicht pauschal für jeden gleich bestimmen. Experten empfehlen heute täglich ein bis drei Liter. Dass ein 90 Kilo schwerer Bauarbeiter, der in der Sonne schwitzt, mehr Wasser braucht als eine 50 Kilo leichte Sekretärin, die im Büro sitzt, ist leicht nachzuvollziehen. Der Bauarbeiter bringt locker zwei bis drei Liter weg. Die Sekretärin muss sich dazu zwingen, einen Liter Wasser hinunterzubekommen. Dazu kommen auch die unterschiedlichen Körperkonstitutionen: Ein heißer Typ, der sich schnell überhitzt, trinkt gerne kühlendes Wasser. Jemand, der dauernd friert, ist besser beraten mit wärmenden Getränken wie Tee.

Dabei spielt selbstverständlich auch die Ernährung eine große Rolle. Isst man hauptsächlich Gemüse, Getreide und Obst, die einen Wasseranteil von bis zu 90 Prozent aufweisen, hat man logischerweise weniger Durst. In diesem Fall deckt die Ernährung zum Großteil die benötigte Flüssigkeitsmenge ab.

Aus der Sicht der Traditionellen Chinesischen Medizin ist übermäßiges Trinken von kaltem Wasser nicht Energie bringend, sondern eher Energie raubend. Weil Wasser thermisch eine kalte Wirkung hat, führt übermäßiges Trinken auf Dauer zur Schwächung des Yangs der Nieren. Ein Symptom dafür ist Inkontinenz. Bemerkt man, dass warme Teegetränke länger im Körper gehalten werden als Mineralwasser, ist Tee mit Sicherheit sinnvoller.

Kokoswasser: Die Globalisierung macht's möglich, dass wir nun Zugang zum einzigen natürlichen isotonischen Getränk haben, dem Wasser aus der unreifen, grünen Kokosnuss.

Die Kokosnuss ist eine natürliche Infusionsflasche.

Es hat die gleiche Osmolalität wie unser Blut und könnte im Notfall direkt aus der Kokosnuss in die Vene infundiert werden.
Studien haben gezeigt, dass durch das Trinken von Kokoswasser die Leistungsfähigkeit signifikant ansteigt und der Harnsäurespiegel im Blut sinkt.
Der große Same der Kokospalme beinhaltet das perfekteste isotonische Getränk, das man in der Natur finden kann. Die Evolution hat der Kokosnuss eine Besonderheit mit auf den Weg gegeben: Sie ist so entwickelt, dass sie selbst ihr Wasser transportiert, das sie zum Keimen benötigt, und muss nicht erst auf die nächste Regenzeit warten. Kokosnüsse sind grün und voller Saft. Ein halber bis ein Liter befindet sich in jeder Nuss. Diese wachsen an den Stränden tropischer Meere. Die reifen Kokosnüsse fallen von der Palme und treiben oft monatelang im Ozean. Sie haben sich perfekt angepasst, um lange Strecken zurücklegen zu können, bis sie von der Strömung an einen fernen Strand getragen werden, dort keimen und zu wachsen beginnen. Das Kokoswasser hält den Keimling über ein Jahr feucht, nährt und schützt ihn.
Die Nährstoffzusammensetzung des Kokoswassers ist einzigartig. Es enthält eine Vielzahl lebensnotwendiger Mineralstoffe und Vitamine und ist vollkommen steril: Kalcium, Magnesium, Natrium, Eisen, Kupfer und Schwefel, neben den Vitaminen C und B ist der Anteil von Kalium besonders hoch, der unseren Wasserhaushalt regelt. Das Kokoswasser reinigt den Körper von Schwermetallen wie Quecksilber und Amalgam. Das natürliche Kokoswasser ist somit nicht nur ein köstliches, erfrischendes, sondern auch ein äußerst gesundes, biologisches Getränk.
Tipp: Coco Juice von Dr. Martins, www.dr-martins.info

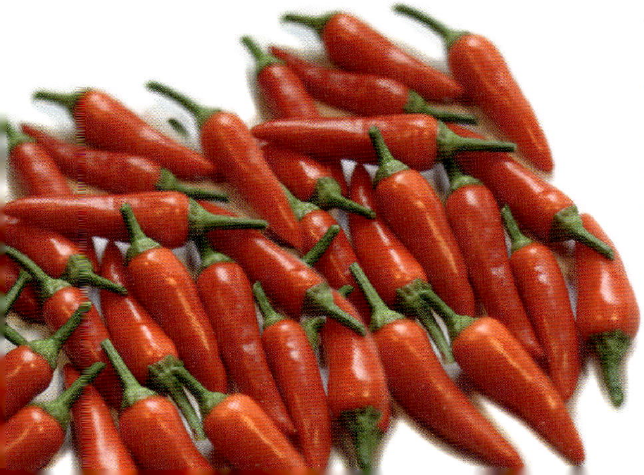

Tee: Warum nicht ein bisschen britischer oder arabischer denken und zwischendurch Tee trinken? Ein Gramm Schwarztee enthält zwar mehr Koffein als ein Gramm Kaffee, das Koffein wird im länger als drei Minuten gezogenen

Tee jedoch an Gerbsäure gebunden, heißt dann Tein, und kann nicht mehr so schnell vom Darm resorbiert werden, ist also gewissermaßen gezähmt. Zusätzlich belästigen keine Röststoffe unsere Leber.

Eine Sonderstellung nimmt der **Grüne Tee** ein. Er enthält das Wundermittel Epigallokatechin-3-Galleat. Dieses hemmt das Tumorwachstum und kann somit die Entstehung von Krebs verhindern, es verringert Entzündungen und Gefäßverkalkung. Grüner Tee wird oft als das Getränk der Hundertjährigen bezeichnet. Mit seinem relativ hohen Koffeingehalt bietet er sich als hervorragende Alternative zum Kaffee an.

Die Hierarchie des Alkohols: Über die gesundheitsfördernden Wirkungen von Alkohol wird schon lange diskutiert. Die Argumente bergen immer die Gefahr, dass eine Herstellerzunft dahintersteht oder ein Studienautor selbst ein Alibi für seine Leidenschaft braucht. Außerdem werden wissenschaftliche Studien oft sehr fachspezifisch durchgeführt. Wenn z. B. die Fragestellung einer Studie lautet, ob Alkohol gut gegen Gefäßverkalkung wirkt, dann wird ausschließlich dieser Aspekt untersucht. Tatsächlich kann er Arteriosklerose hemmen, allerdings schädigt er die Leber- und Hirnzellen derart, dass man zwar keinen Herzinfarkt bekommt, dafür aber an einem Hirnschaden oder einer Leberzirrhose zugrunde geht.
Natürlich ist eine individuelle Wertigkeit zu berücksichtigen.
Bier enthält am wenigsten Säuren. Übersäuerte Menschen können sich daher am ehesten an Bier ergötzen. Der im Bier enthaltene Hopfen macht müde und das Malz liefert die zusätzlichen Kalorien. Das im Bier enthaltene Xanthohumol soll sogar Entzündungen und das Tumorwachstum bremsen.

Das tägliche Glas Rotwein ist besser als keines.

Rotwein ist genau untersucht worden, nachdem man entdeckte, dass die Franzosen als Rotweinnation weniger Herz-Kreislauf-Erkrankungen aufweisen als andere Nationen. Hierbei sind nicht primär der Alkohol, sondern die vielen Inhaltsstoffe entscheidend.

Wundermittel Resveratrol: Der wichtigste Wunderstoff der roten Traube ist das Resveratrol. Es kann vieles, was wir uns für unsere Gesundheit wünschen

- Antioxidative
- Senkung des schlechten LDL-Cholesterins
- Hemmung der Thrombozyten-Aggregation gegen Thrombosen
- Hemmung von Entzündungen
- Bekämpfung von Herpesviren
- Hemmt die Bildung und Vermehrung von Krebszellen

Nur: Migräniker und Bluthochdruck-Patienten sollen den Mund vom Rotwein lassen. Die besonders im dunklen, südlichen Rotwein enthaltenen biogenen Amine helfen, Migräne auszulösen. Verstärkt wird der Effekt durch Hartkäse. Weißwein enthält doppelt so viel Säure wie Rotwein.

6. DIE RICHTIGE ZUBEREITUNG

Um das Beste aus hochwertiger Nahrung für unseren Körper zu bekommen, ist die Art, wie wir Nahrungsmittel verarbeiten, wesentlich.

Das gesundeste Gemüse wird „wertlos“, wenn wir es zu Tode kochen oder in Fett ertränken. Vieles hat sich in der Haushaltstechnik in den letzten Jahren zum Besseren verändert. Der Einzug des Dampfgarers in unsere Küchen lässt unsere Körper aufatmen, denn dampfgegartes Gemüse ist Gold für unseren Körper. Durch diese schonende Zubereitungsart können die meisten Vitamine erhalten werden, das Gemüse bleibt knackig und geschmacksintensiv.

Wenn man sich ein Stück gesundes Fleisch gönnt, sollte man es auf jeden Fall schonend (möglichst ohne Fett!) braten. Auch Teflon ist eine segensreiche Erfindung, durch die man sich Fett beim Braten und Kochen nahezu sparen kann.

Natürlich verfeinert jedes gute Öl den Geschmack, am besten gießt man es allerdings erst beim Servieren über das Gericht. Erwärmtes Öl verliert schon bei 40 °C an Aroma, ab 90 °C wird es wertlos.

Wie bei der Auswahl jedes Nahrungsmittels kommt unserem Körper ein behutsamer Umgang bei der Zubereitung in direkter Form zu gute. Unsere Bauchspeicheldrüse hat weniger zu tun und wir können die in der Nahrung enthaltenen Stoffe umfassend verwerten.

7. DER GENUSS

Ja, ohne ihn wäre das Leben nicht lebenswert! Wenn wir ehrlich sind, sind wir gierig nach Genuss, stellen vieles im Leben in seine Dienste, auch dann, wenn wir es uns nicht bewusstmachen. Wie stark Sex unseren Alltag bestimmt, sehen wir an den Plakatwänden und im Zeitschriftenhandel. Essen ist ein ebenso elementares Bedürfnis.

Essen: Sex der Alten? Und die sexuellen Aktivitäten unserer Senioren völlig verkennend, wird es sogar als der Sex des Alters bezeichnet. Wie wertvoll gutes Essen für uns ist, zeigen die Preise in diversen Sternerestaurants und die unübersehbare Flut von Kochbüchern. Wer Essen nicht genießen kann, dem entgeht ein ebenso kreatives wie elementares Erlebnis.

Der Genuss eines kulinarischen Hochamtes hat neben der reinen Freude noch andere Wirkungen:

- Das Immunsystem wird gestärkt.
- Der Geist wird beflügelt.
- Das seelische Gleichgewicht wird unterstützt.
- Stress wird gemildert.
- Schmerzzustände werden gedämpft.
- Der Stoffwechsel wird verbessert.

Gutes, gesundes, wertvolles Essen sollte ein hoch entwickeltes Ritual in unserem Alltag werden. Eine Insel im tosenden Ozean der immer unübersichtlicher werdenden Arbeitswelt, ein zartes Band der Liebe innerhalb der Familie, ein Beitrag zur eigenverantwortlichen Lebensgestaltung und Lebensverbesserung!

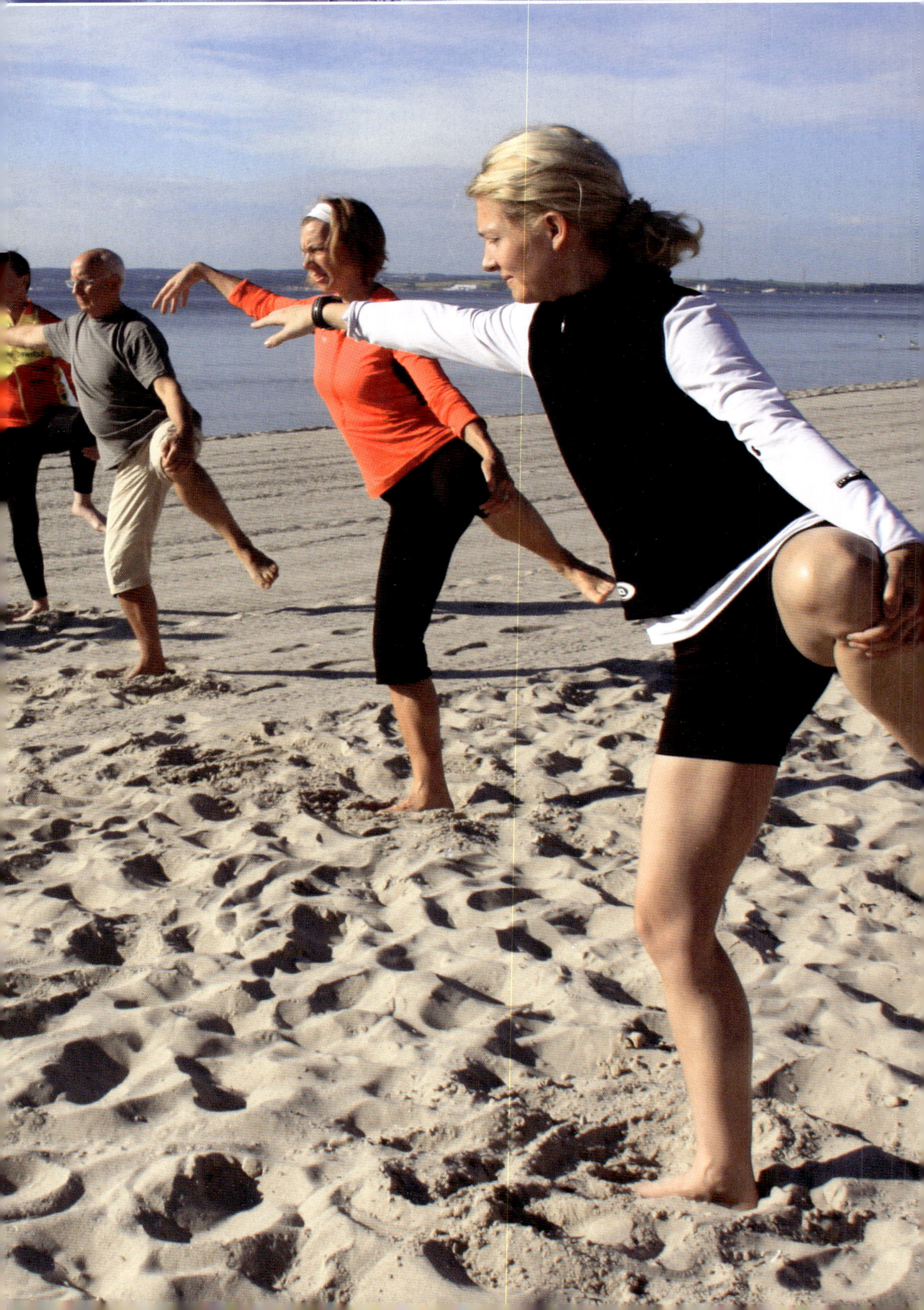

Mechanische und reflektorische Zusammenhänge

Einfluss des Verdauungstraktes auf den Bewegungsapparat

Beschwerden am Bewegungsapparat und Frührenten aufgrund von Wirbelsäulenerkrankungen kosten den deutschen Staat jährlich 25 Milliarden Euro. In den Nachbarländern sieht die Situation ähnlich aus.

Wenn man die Ursachen für die meisten Beschwerden im Bereich des Bewegungsapparates erforscht, darf man nicht immer nur den Ort der Beschwerden sehen. Viel zu oft wird die primitive Diagnose „degeneratives Wirbelsäulensyndrom" gestellt. Etwas präziser sind dann schon die Diagnosen „Bandscheibendegeneration", „Osteochondrose", „Spondylarthrose", „Pseudospondylolisthese", „Discusprotrusion" usw. Aber meist sind diese röntgenologisch darstellbaren Veränderungen nicht die wahren Schuldigen. Zu oft müssen mit teurer Technik detektivisch ermittelte Gebrechen als Sündenböcke herhalten und die geringe Zeit der Orthopäden für eine gründliche funktionelle Untersuchung kompensieren. Die genannten Befunde finden wir auch bei Menschen, die überhaupt keine Beschwerden haben. Die oft wirklich quälenden Beschwerden in Wirbelsäule, Gelenken und Muskeln lassen sich oft mit relativ einfachen Techniken, wie der Änderung der eingeschlichenen Bewegungsmuster und neuen Verhaltensweisen, hervorragend beseitigen. Unsere berufs- und gewohnheitsbedingte Fehlhaltung lässt uns zu einem „Homo sedens curvatus" werden, übersetzt: zum sitzenden Krümmling. Bei der Entwicklung unseres Körpers wurde noch nicht daran gedacht, dass wir die meiste Zeit unseres Lebens sitzen und dass 72 Prozent der Männer und 58 Prozent der Frauen übergewichtig werden.

Nun muss man erkennen, dass viele der Leiden am Bewegungsapparat nicht nur durch falsche Bewegung, sondern auch durch Irritationen des Verdauungstraktes hervorgerufen werden können. Leider wird in der schnellen und oft oberflächlichen Schulmedizin der Behandlung durch die Pharmaindustrie der Vorrang gegeben. Nicht immer ist nur der Arzt schuld, wenn er lediglich auf Medikamente mit oft gefährlichen Nebenwirkungen setzt. Die Patienten selbst bevorzugen eine rasche und leider nur symptomatische Lösung, ohne Rücksicht auf deren Folgen und vor allem ohne Wille zur Verhaltensänderung. Ein Arzt, der keine Antischmerzbombe verschreibt, wird bald gewechselt. Wenn allerdings jemand die Wirkung einer Feldenkrais-Lektion oder einer osteopathischen Behandlung, eventuell verbunden mit Akupunktur oder Neuraltherapie, erlebt hat, gewinnt der ehemals Leidende ein ganz anderes Verständnis für die Zusammenhänge im Körper und ein neues Vertrauen in seine eigene Selbstheilungskraft.
Alle Bewusstseins-Bewegungsübungen in diesem Buch sind speziell für die verschiedenen Typen nach F. X. Mayr ausgesucht, um körperliche Beschwerden auszugleichen und den Gesundungsprozess zu unterstützen.

Jeder Orthopäde sollte auch Magen-Darm-Spezialist sein

Wie wir wissen, ist das Verdauungssystem ein äußerst wichtiger, lebenserhaltender Teil unseres Körpers. Und dieser beeinflusst auch die Orthopädie! Die Zusammenhänge zwischen Magen-Darm-Trakt und Wirbelsäule, Gelenken und Muskeln sind teilweise so eklatant, dass jeder Orthopäde auch Gastroenterologe und jeder Gastroenterologe auch Orthopäde sein sollte.
Der gesamte Bewegungsapparat und im Besonderen die Wirbelsäule sind eng mit dem Verdauungsapparat verbunden und werden von diesem entsprechend versorgt, manchmal auch gequält.

Über unsere Ernährungssünden haben Sie im vorigen Kapitel gelesen:
Essen wir zu schnell, zu viel, zu müde, zur falschen Zeit das Falsche, wird unser Verdauungstrakt überlastet. Fehlverdauung in Form von Gärung und Fäulnis ist die Folge. Das Immunsystem wird gestört, die Lymphe im Mesenterium gestaut und der Tonus des Darmes verringert. Er hängt bis in das Becken herab, wo eigentlich nur die inneren Genitalien der Frau und die Harnblase liegen sollten. Ist der Darm irritiert und schmerzempfindlich, benötigt er zusammen mit der gestauten Lymphe mehr Platz. Die Schmerzempfindlichkeit bemerken die meisten Menschen nicht spontan selbst, sondern erst, wenn ein entsprechend geschulter Arzt (z. B. Mayr-Arzt) den Bauch untersucht. Klopfen Sie einmal auf Ihren Oberschenkel, als wäre er eine Trommel. Normalerweise tut das nicht weh. Nun trommeln Sie mit Ihren Fingerkuppen ähnlich stark auf Ihrem Bauch herum. Wenn das schmerzt oder zumindest recht unangenehm ist, sind Sie sicherlich ein intestinaler Problemfall, also Besitzer eines belasteten Darmes.
Ein überlasteter, irritierter Verdauungs-

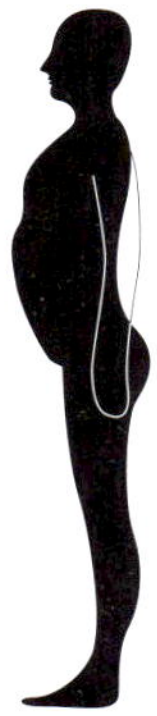

Habtachthaltung

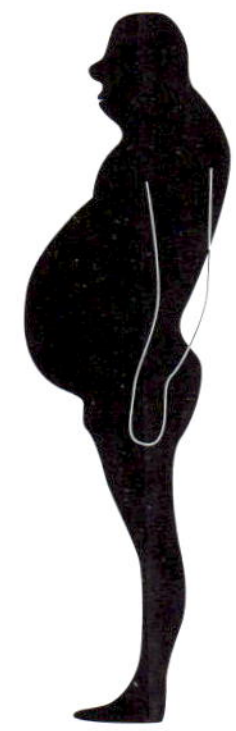

Großtrommelträger

trakt benötigt mehr Platz und ist in seiner Position vom normalen Standort verschoben. Also verändert sich die Bauchform und vor allem die gesamte Körperhaltung. Die berühmten Figuren nach Dr. Franz Xaver Mayr zeigen alle verschiedenen Möglichkeiten, durch Haltungsveränderungen mehr Platz im Bauch zu schaffen. Die Ansicht, dass Bauchformen und Körperhaltungen so verschieden seien wie eben Nasen und Körpergrößen, ist schlichtweg falsch. Wenn dem so wäre, müssten wir die Natur anklagen und ihr vorwerfen, dass sie mehr oder minder zufällig mehr oder weniger orthopädische Schädigungen zulasse bzw. vorprogrammiere, ohne dass das arme Individuum etwas dagegen unternehmen könne.

Dass ein Dicker mehr Platz für seinen Darm und sein Bauchfett benötigt, ist einleuchtend. Dass aber auch ein Dünner, Untergewichtiger für seinen irritierten Darm mehr Platz schaffen muss, machen die obigen Abbildungen deutlich.

Welche Haltung schließlich vom einzelnen Individuum zur Platzbeschaffung gewählt wird, hängt natürlich auch vom Konstitutionstyp und von der psychischen Verfassung ab.

Die Habtachthaltung: Die Habtachthaltung zeichnet sich durch einen insgesamt erhöhten Muskeltonus aus. Dieser Mensch ist nicht nur bemüht, immer „seinen Mann zu stehen“, er leidet dabei auch besonders unter vielfältigen Muskelverspannungen und einer Einschränkung seiner Beweglichkeit. Die ständige Muskelanspannung fördert die Entstehung von Gelosen (Hartspann) und Muskelansatzirritationen mit entsprechenden Schmerzen an verschiedenen Stellen. Dieser tapfere Mensch ist hart im Nehmen und akzeptiert die Beschwerden als notwendiges und auszuhaltendes Übel. Erst wenn er erlebt, wie schön das Leben ohne diese Last sein kann, ist er zur Therapie bereit. Hier wird durch eine geradere Wirbelsäule mehr Platz für den irritierten Darm geschaffen.

Der Großtrommelträger: Der Großtrommelträger ist zu bewundern. So eine

Last mit so vielen Unannehmlichkeiten mit sich herumzuschleppen, ist eine wahre Leistung. Seine Bezeichnung verdankt er der Beobachtungsgabe des Landjungen F. X. Mayr, der jeden Sonntag die Dorfkapelle in seinem Heimatort in der Steiermark hören durfte. Der stolze Träger der großen Basstrommel musste sich stark nach hinten lehnen, um nicht durch das Gewicht seiner Trommel nach vorne umzukippen. Erstaunlicherweise gibt es Menschen, die sich eine Basstrommel anessen, die sogar ungleich schwerer ist als das sonore Pendant. Auch sie müssen sich nach hinten neigen, um nicht auf ihren Bauch zu stürzen. Wenn sie nun in dieser Stellung ihre Halswirbelsäule richtig halten würden, sähen sie nur den Himmel und lebten äußerst sturzgefährdet. So ein Großtrommelträger muss also seine Halswirbelsäule nach vorne biegen, um seinen Weg und seine Mitmenschen sehen zu können. Dadurch ist eine chronische Fehlstellung der Halswirbel vorprogrammiert und die entsprechenden degenerativen Prozesse nehmen ihren Lauf. Zusätzlich sind jene Muskeln verspannt, die diese kompensatorische Haltung ermöglichen. Spannungskopfschmerzen und Bewegungseinschränkungen des Kopfes sind die Folge.

Aber: Wenn das Bauchfett, die Darmgase und die Lymphstauung des Gequälten so viel Platz fordern und der Darm schon irritiert ist, bleibt das Zwerchfell reflektorisch und wird nach oben verdrängt. Der Platz im Bauchraum wird auf Kosten des Brustraumes vergrößert. Aber wo sollen nun Herz und Lunge hin? Diese zwei wichtigen Organe haben echte Platznöte. Kompensatorisch wird der Brustraum mithilfe der Zwischenrippenmuskeln und anderer Muskelgruppen nach der Seite erweitert und der Schultergürtel angehoben. Die dafür zuständige Muskulatur ist nicht für diese Dauerarbeit gebaut und leidet in Form von Brustkorbschmerzen und Nackenverspannung. Da diese Schadensbegrenzung meist nicht ausreicht, leiden auch die verdrängten Organe. Das Herz muss sich quer legen, funktioniert schlechter und wird weniger durchblutet. Die Lunge hat weniger Platz und kann nicht mehr so viel Luft ein- und ausatmen. Die an sich normale Ruheatmung mittels des Zwerchfells (Bauchatmung genannt) funktioniert nicht mehr, da sich das hochgestellte Zwerchfell nicht ausreichend nach unten bewegen kann. Also muss die nur für Hochleistungen vorgesehene Brustkorbatmung schon bei Ruhe aktiviert werden. Auch die hierfür notwendigen Muskeln sind für diese Dauerarbeit nicht geeignet, sie sind verspannt und schmerzen.

Das Übergewicht des Großtrommelträgers belastet natürlich die Bandscheiben und alle Gelenke der Beine. Die Gefahr des Nach-hinten-Kippens wird zusätzlich durch vermehrtes Anspannen der vorderen Oberschenkelmuskeln (Quadriceps) verringert. Dadurch wird die Kniescheibe stärker an das Kniegelenk gedrückt und reibt bei jeder Bewegung ihren Knorpel kaputt. Die berühmte Chondropathia patellae (= Knorpelschaden der Kniescheibe) ist geboren. Da für diesen Menschen Bewegung meist sehr beschwerlich ist, meidet er sie und der Teufelskreis schließt sich. Denn Bewe-

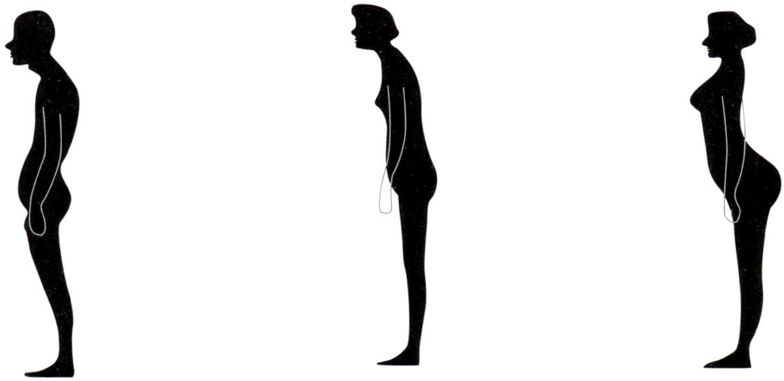

Lässige Haltung — Anlaufhaltung — Entenhaltung

gung würde sein Gewicht reduzieren, das Herz stärken, die Sauerstoffzufuhr verbessern und gleichzeitig die Bandscheiben und Gelenksknorpel beleben.

Die lässige Haltung: Die lässige Haltung zeichnet sich durch eine allgemeine Muskelschwäche aus. Die Platzvermehrung geschieht durch eine abnorme Krümmung in der unteren Lendenwirbelsäule. Dadurch wird eine Instabilität der Lendenwirbelsäule mit Wirbelgleiten begünstigt. Dieses schmerzt besonders nach längerem Liegen oder Sitzen. Um den Kopf trotz der starken Rückwärtskrümmung der unteren Lendenwirbelsäule gerade halten zu können, wird die Brustwirbelsäule zum Ausgleich nach vorne gekrümmt. Dieser Buckel kann allerdings auch durch eine in der Jugend erlittene, fast unauffällige und relativ unbedeutende Erkrankung, den so genannten Morbus Scheuermann, entstanden sein. Wie beim Großtrommelträger müssen auch hier die vorderen Oberschenkelmuskeln Aufgaben der Bauchmuskeln übernehmen und drücken die Kniescheiben zu stark gegen die Kniegelenke. Wieder leidet deren Knorpel unter der Dauerbelastung.

Die Anlaufhaltung: Die Anlaufhaltung wählt der eher dienstbeflissene, gehorsame Diener seiner Umwelt. Hier ist die Platzbeschaffung durch eine Aufhebung der natürlichen Lordose (Rückwärtskrümmung) in der Lendenwirbelsäule erreicht. Die Rückenmuskeln sind geschwächt und die Bauchmuskulatur verkürzt. Somit werden die Bandscheiben vorne mehr belastet als hinten und ein Bandscheibenvorfall vorbereitet. Zusätzlich wird der innere Vorfuß im Bereich des Großzehengelenkes stärker belastet. Die Bandstrukturen des Fußgewölbes geben nach, ein Spreizfuß entsteht und mündet in der Bildung eines so genannten Hallux valgus. Durch richtiges, ökonomisches Gehen und optimierte Körperhaltung kann diese Verformung jedoch wieder zurückgebildet werden.

Die Entenhaltung: Die Entenhaltung könnte zwar von Anhängern Sigmund

Freuds als signalisierte Paarungsbereitschaft gedeutet werden, der Mayr-Arzt sieht das anders. Wenn der Dünndarm durch Überlastung erschlafft und herabhängt, also eine Enteroptose zeigt, drückt er Frauen nicht nur auf die Blase, sondern auch auf die inneren Genitalien. Bei der Entenhaltung kommt der Dünndarm vor den Eierstöcken und der Gebärmutter zu liegen und stört diese Organe nicht. Der Krümmungsknick befindet sich in der Gegend des ersten Lendenwirbels. Dies deutet auf eine Beteiligung der Psoasmuskeln hin, die sehr nahe dem Dickdarm liegen.

Ein irritierter Dickdarm irritiert auch seine benachbarten Psoasmuskeln, die mit einer Verkürzung antworten. Damit ziehen diese die obere Lendenwirbelsäule nach vorne und bewirken die kreuzhohle Haltung wie bei der Ente. In diesem Fall ist auch das Becken samt Kreuzbein nach vorne gekippt. Die Köpfe der Hüftgelenke stehen dann allerdings falsch in ihrer Gelenkspfanne und die Bildung von Hüftarthrosen wird begünstigt. Außerdem wird die hintere Oberschenkelmuskulatur abnorm angespannt, damit die Ente nicht nach vorne umfällt. Schon wieder werden die Muskeln und ihre Ansätze überlastet. In diesem Fall äußert sich das als Ischiasbeschwerden, obwohl der Ischiasnerv gar nicht beteiligt ist. 90 Prozent der Ischialgien haben mit dem Ischiasnerv nichts zu tun und werden irrtümlich wie eine Nervenirritation oder Nervenentzündung behandelt. Meist sind „lediglich" Muskeln aus der Balance geraten und lokal überlastet. Schuld daran können ein überlasteter Darm und falsche Bewegungsmuster sein. Dass die Entenhaltung eine besonders effiziente Stellung zur Bildung eines Hallux valgus ist, ergibt sich aus der Vorlage und der damit verbundenen Mehrbelastung des Großzehengelenkes. Stöckelschuhe, die womöglich noch vorne spitz zusammenlaufen, sind Spezialinstrumente zur systematischen Selbstverstümmelung zugunsten kurzlebiger optischer Täuschungen.

Ein irritierter Dickdarm kann die Beine verlängern.

Ist nur ein Teil des Dickdarmes beleidigt, wird nur jener Ileopsoasmuskel verkürzt, auf dessen Seite sich der irritierte Darm befindet. Wenn z. B. der aufsteigende Dickdarm im rechten Bauch gereizt ist, verkürzt sich nur der rechte Ileopsoas. Das ist relativ häufig, da sich auf dieser Seite auch der Übergang vom Dünndarm zum Dickdarm, die berühmte Ileocoecalklappe, ein Rückschlagventil, befindet. Druckschmerz im rechten Unterbauch deutet häufig auf eine Irritation dieser Art hin. Nun verkürzt sich der benachbarte Psoasmuskel. Er verdreht die Wirbelsäule nach links und zieht sie nach rechts. Eine Rotationsskoliose mit Bewegungseinschränkung könnte die Folge sein. Der äußere Anteil des Ileopsoas, der Iliakus, verkürzt sich auch und zieht den oberen Beckenkamm nach vorne. Das rechte Becken kippt nach vorne und das Hüftgelenk wandert dadurch nach unten. Somit wird das rechte Bein funktionell länger als das linke und wir haben eine funktionelle Beinlängen-

differenz. Die schlimmste Therapie wäre in so einem Fall ein Ausgleich mittels Einlagen oder gar Schuhsohlenerhöhung. Dann wird diese Beckenkippung noch unterstützt und alles noch mehr in die Fehlstellung gebracht. Am meisten leiden dabei das Kreuz-Darmbein-Gelenk und seine Bänder. Die kompensatorische Wirbelsäulenverkrümmung kann alle möglichen Beschwerden bis hin zu therapieresistenten Kopfschmerzen auslösen. Ein einseitig irritierter oder überlasteter Dickdarm kann Sie schief machen und eine Kette von Wirbelsäulenbeschwerden nach sich ziehen. Ein irritierter absteigender Dickdarm auf der linken Seite kann natürlich das Gleiche auch auf der anderen Seite verursachen.
Die Dehnung und Bewegung der Psoasmuskeln ist in diesen Fällen immer notwendig und gut. Ohne Sanierung und Regeneration des Darmes wird die Wirkung allerdings nicht lange anhalten.

Schulterhochstand rechts deutet auf Leberbelastung, Schulterhochstand links auf Blähungen hin.

Nackenverspannungen und Brustkorberweiterungen können eine Vielzahl von Beschwerden auslösen:
Kopfschmerzen, Bewegungseinschränkungen der Halswirbelsäule, Schulter-Arm-Syndrom mit Bewegungseinschränkung der Schultergelenke und Schmerzen, die in die Arme ausstrahlen, bis hin zu einer gestörten Atmung ist alles möglich, was den Patienten zum Orthopäden, Neurologen oder Kardiologen treibt.

Ist ein inneres Organ belastet oder gar krank, sendet es ein entsprechendes Nervensignal ans Rückenmark. Dort wird dieses auf Nervenleitungen zu bestimmten Hautarealen und Muskeln umgeschaltet. Somit zeigen in diesem Fall bestimmte Bereiche eine Verquellung der Haut und Muskelverspannungen mit Schmerzempfindungen.

Probleme mit dem Magen lassen die linke Schulter schmerzen. Außerdem kann die Gegend um die linke Niere sich melden, ohne dass die Niere etwas dafürkann.
Wenn die Leber belastet ist oder/und die Galle Probleme hat (Gallensteine, Entzündung, Stauung), schmerzen der rechte Nacken bis hin zur Schulter und ein Areal zwischen den Schulterblättern. Da die Brustwirbelsäule an sich im Verhältnis zu den anderen Wirbelsäulenbereichen wenig Beschwerden macht, ist bei Schmerzzuständen in ihrem mittleren Bereich immer an die Leber zu denken.
Und der Darm, er kümmert sich um den Rest. Beide Nackenbereiche und die gesamte Lendenwirbelsäulenregion können durch ihn beleidigt sein und eine Vielzahl von Beschwerden alleine auf dem Reflexweg bereiten.
Das Körper-Geist-Orchester Mensch spielt immer in allen Bereichen zusammen. Im harmonischen Zustand erklingen alle Instrumente wie eine wunderschöne Sinfonie, die uns Gesundheit und ein glückliches Leben schenkt. Das ist nur im Verbund aus wertvoller Ernährung, ökonomischer Bewegung und psychischer Balance möglich.

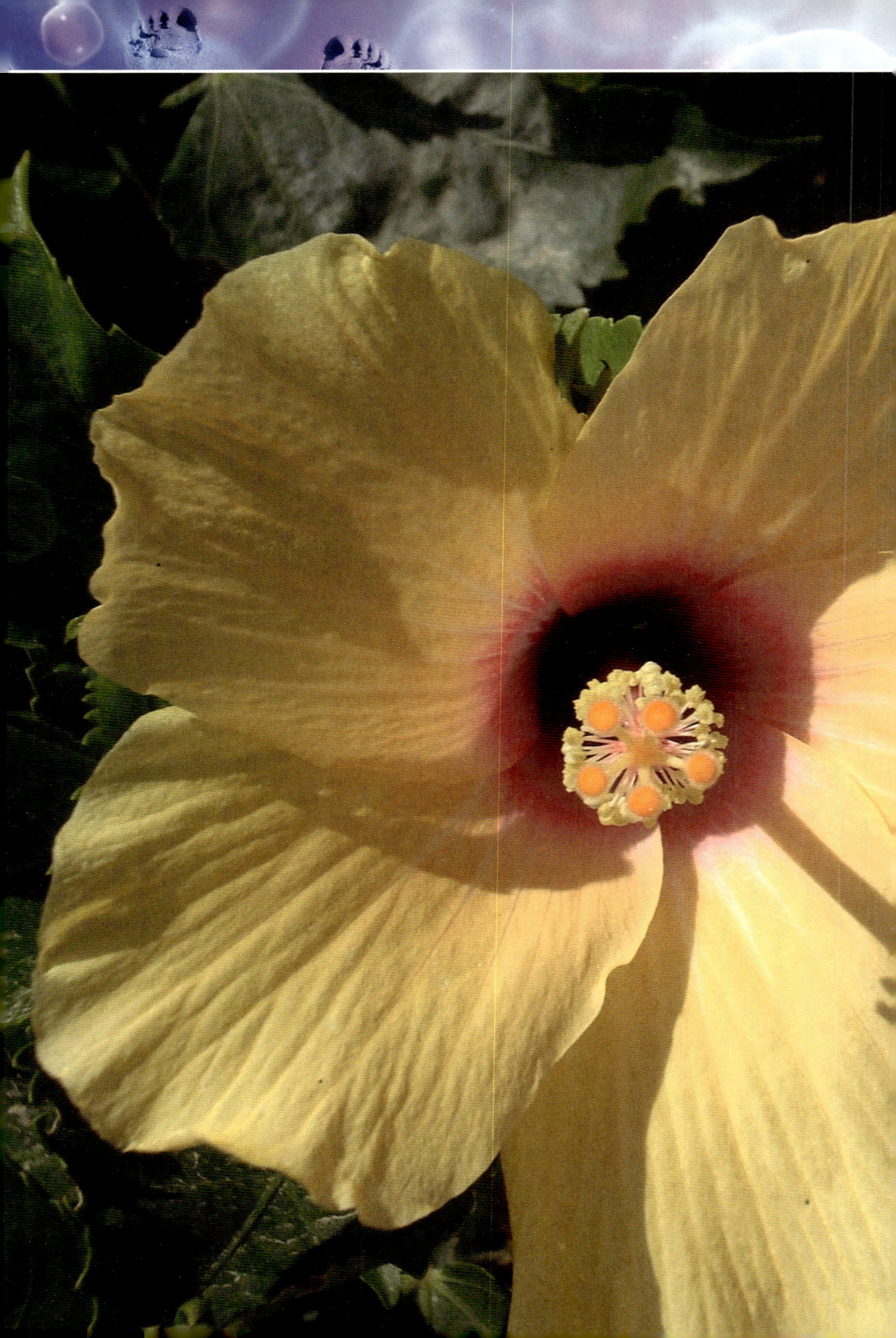

Alles zu seiner Zeit

Die versteckten Uhren in unserem Körper

In unserem Leben wechseln sich Phasen der Aktivität mit Phasen der Ruhe und Entspannung ab. Die Nacht folgt dem Tag und umgekehrt. Der Gezeitenrhythmus, die Mondphasen und die Jahreszeiten bilden die Grundlagen aller Rhythmen in der Natur und in unserem Körper. Unsere Physiologie verändert sich von Augenblick zu Augenblick.

Alle Gewebe und Funktionen des Körpers ändern ihren Zustand regelhaft im Verlauf von 24 Stunden. So steigt die Körpertemperatur von einem Tiefpunkt kurz vor Ende der Schlafzeit zu einem Maximum am späten Nachmittag. Ähnlich verhält sich die Ausschüttung der Nebennierenhormone und Botenstoffe. Etwa spiegelbildlich dazu verlaufen jedoch die Kurven psychosomatischer Reaktionen, die einen nachmittäglichen Leistungsabfall zeigen. Die Lungenaktivität nimmt nachts ab und erreicht ihren Höhepunkt nachmittags. Die Haut regeneriert sich am besten um Mitternacht, die Blase füllt sich am stärksten morgens und der Magen produziert so gegen 20 Uhr besonders viel Säure.

Die innere Uhr: Sie sitzt im suprachiasmatischen Kern des Gehirns. Hier wird vorgegeben, wann es Zeit zum Schlafen ist und wann wir wieder aufwachen sollen. Gesteuert wird diese Uhr durch das Sonnenlicht. Interessant ist, dass unsere innere Uhr von sich aus falschgeht. Für sie hat der Tag 25 Stunden. Nur das morgendliche Sonnenlicht und die abendliche Dunkelheit justieren sie immer wieder neu. Versuche haben gezeigt, dass Menschen in konstanter Beleuchtung und ohne Uhr 25-Stunden-Tage haben und nach 16 Tagen um 06:00 Uhr einschlafen und um 19:00 Uhr aufwachen. Ursache für diese Zeitverschiebung könnte der Mond sein, der sich auch nicht an die Sonnentage hält und jeden Tag eine Stunde später aufgeht. Hier liegt auch die Ursache dafür, warum uns der Jetlag von West nach Ost mehr zu schaffen macht als der von Ost nach West.

Die Organuhr: Ihre jahrtausendelange Beobachtung ließ die Chinesen eine Organuhr entwickeln, die die Aktionsspitzen der verschiedenen Organe darstellt.

Die hier beschriebenen Zeiten sind die Zeiten maximaler Aktivität der entsprechenden Organe. In der gegenüberliegenden Zeit (12 Stunden später) ist die Aktivität der Organe geschwächt. Wenn diverse Beschwerden immer zu einer bestimmten Zeit auftreten, sollte auch an die entsprechenden Organe gedacht werden.
Besonders deutlich sind die Zeiten der Leber, Lunge und des Dickdarms spürbar. Wer an den zugedachten Zeiten oft aufwacht, soll u. a. an diese Organe denken und sie durch richtiges Essen, Trinken und Atmen schonen.
Eine völlig andere Dimension der menschlichen „Gezeiten" hat der Hormonhaushalt. Dass die Frau monatlichen Zyklusschwankungen ausgesetzt ist, wissen wir. Auch dieser Zyklus gehorcht dem Mond. Ein Normalzyklus dauert 28 Tage. Im Rahmen der Emanzipation hat man entdeckt, dass auch Männer solchen Hormonschwankungen ausgesetzt sind. Die Stimmung, Leistungsbereitschaft und auch die sexuelle Aktivität unterliegen bis zu einem gewissen Grad diesen monatlichen Hormonschwankungen.

Das Leben im Biorhythmus

In unserer zivilisierten Kultur wurde das eigene Rhythmusgefühl geschwächt. Das hat hauptsächlich damit zu tun, dass wir nicht mehr wie unsere Vorfahren nach dem Rhythmus des Tageslichtes leben. Durch die Erfindung der Glühbirne können wir die Nacht zum Tag machen. Wir bestimmen unser Leben nach der Uhrzeit und bringen so unseren natürlichen Rhythmus aus dem Gleichgewicht. Durchzechte Nächte bedeuten Stress für unser biologisches System. Durch Straßenlaternen erhellte Schlafzimmer beeinträchtigen die Melatonin-Ausschüttung – der Schlaf ist nicht mehr so tief und erholsam, wie er sein sollte. Wir spüren vielleicht auch noch, dass das Abendessen zu üppig war und können deshalb schlecht schlafen. Spätestens am nächsten Tag haben wir unser Unwohlsein wieder vergessen

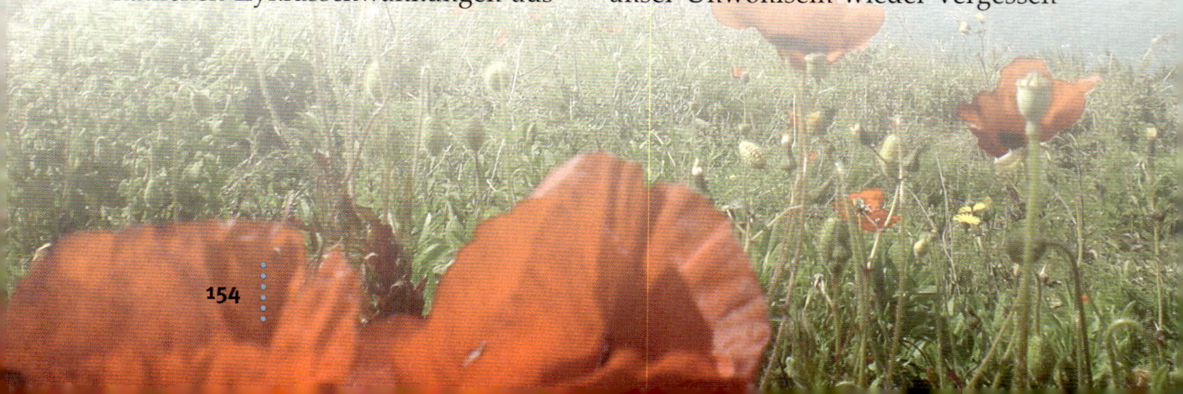

und wiederholen dieses Verhalten erneut. Durch das Ausgrenzen des Rhythmus der Natur fällt uns das nicht weiter auf. Wird unser Verhalten zu einer Gewohnheit, sind wir schnell der Meinung, dass wir an Schlafstörungen und Verdauungsproblemen leiden. Genauso schnell sind Medikamente wie Schlafmittel und Säureblocker für den Magen zur Hand, die nur die Symptome beseitigen. Finden wir jedoch zurück zu unserem biologischen Rhythmus, wecken wir das Potenzial unserer Selbstheilungskräfte. Richten wir unser Leben und unsere Ernährung danach aus, verschwinden viele Störungen von selbst.

Unser Körper ist zwischen sechs und zehn Uhr morgens genauso wie zwischen sechs und zehn Uhr abends „hypometabolisch". Das bedeutet, dass sich der Stoffwechsel in seiner schwächsten Phase befindet. Das ist ein ungünstiger Zeitpunkt, um viel zu essen. Um sechs Uhr wäre die Zeit günstig für eine Meditation. Die optimale Zeit, um eine Runde zu laufen, Yoga oder eine andere Art von Bewegung zu machen, ist zwischen sieben und neun Uhr, besonders, wenn Sie Gewicht reduzieren möchten.

Von zehn Uhr morgens bis etwa zwei Uhr nachmittags ist das Feuer des Stoffwechsels – der Metabolismus – am höchsten. Da sollten Sie auch die größte und üppigste Mahlzeit des Tages einnehmen. Jetzt kann der Körper die Nahrung am besten verdauen und verwerten. Für körperliche Aktivitäten dagegen ist mittags die schlechteste Zeit.

Statistiken zeigen, dass Menschen, die nur in der Mittagspause Sport treiben, ihre Bewegungseinheiten schneller wieder einstellen, als diejenigen, die in der Früh oder am Abend zu Bewegung kommen.

Im Grunde genommen ist alles, was wir erleben, sehen, spüren, jede Materie und jede Energie periodischen Schwingungen ausgesetzt. Die vermutlich kleinste Periode in uns Menschen ist die Schwingung des Lichts. Und Licht ist nicht nur dort, wo wir es in Form eines Fernsehbildes oder eines in der Sonne glühenden Strandes sehen, sondern auch in und zwischen unseren Körperzellen. Unsere Zellen kommunizieren mit dem fortschrittlichsten Kommunikationssystem überhaupt, mit Lichtquanten. Einige Therapiemethoden nützen dieses System, um den Körper dazu zu bewegen, sich selbst wieder ins Gleichgewicht zu bringen. Hierzu zählen die Bachblüten, Photonentherapie, Farbtherapie und im weitesten Sinne auch die Homöopathie.

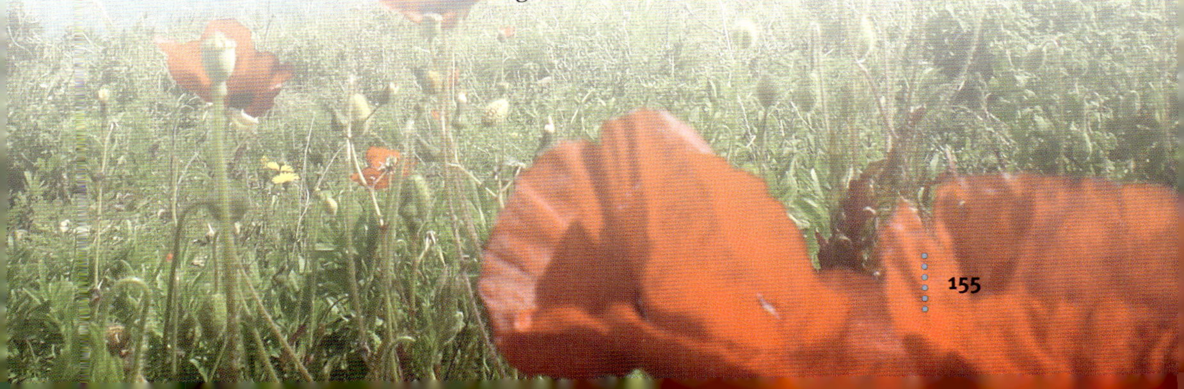

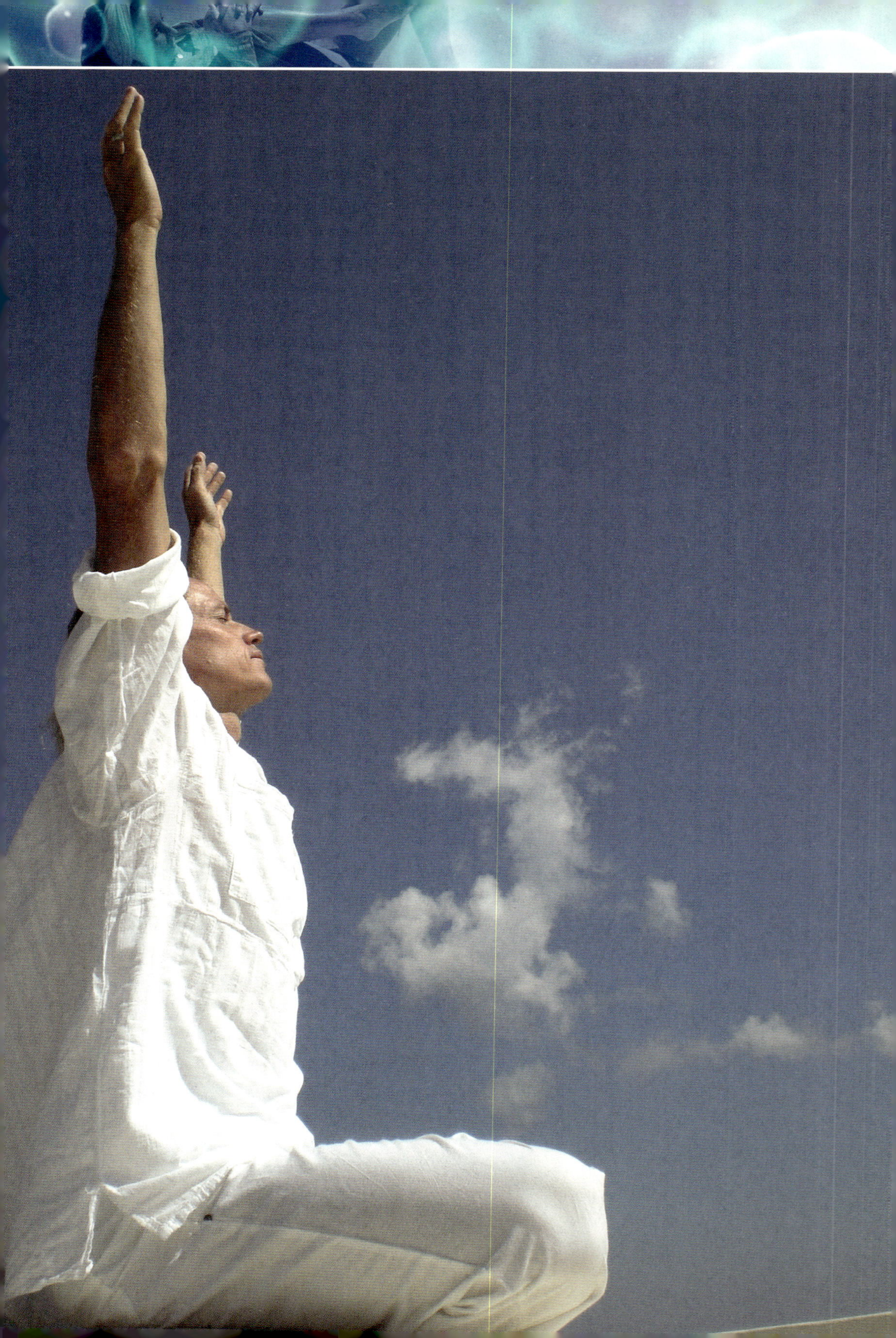

Atmung ist Leben

Der Mensch kann wochenlang ohne Nahrung auskommen. Ohne Flüssigkeit nur ein paar Tage. Und wie lange ohne Luft? Probieren Sie das doch aus. Halten Sie mal die Luft an. Der Weltrekord im Atemanhalten liegt bei neun Minuten. Sie schaffen knapp eine Minute.

Jeder Atemzug schenkt uns Leben. Möchten Sie Ihre Lebensqualität verbessern, liegt der Schlüssel in der Qualität der Atmung. Nirgendwo sind körperliche, geistige und seelische Prozesse so eng miteinander verknüpft wie beim bewussten Atmen. Ständig tauschen wir Sauerstoff, Stickstoff, andere Gase und Kohlendioxid durch unsere Lungen aus. Wenn wir auf der Quantenebene ausatmen, atmen wir 10^{22} Atome aus. Diese Atome sind faktisch Teile unseres Körpers. Egal aus welcher Zelle Ihres Körpers, seien es Ihre Herzzellen, Leberzellen, Hirnzellen, Hautzellen, Knochenzellen, Sie atmen im Grunde ununterbrochen Teile Ihrer selbst aus. Raten Sie mal, was Sie einatmen.

Bei jedem Atemzug, den wir nehmen, atmen wir wieder die gleiche Anzahl, 10^{22} Atome, eine ungeheuerliche Zahl, an Rohmaterial aus der Luft um uns herum ein. Diese Luft besteht aus Atomen, die aus der ganzen Welt kommen. Der Körper ist also im Grunde nur aufbereitete Erde, Wasser und Luft.

Unsere eigenen körperlichen Grenzen lassen uns zwar glauben, dass wir alleine und abgeschnitten vom Rest der Welt sind, aber gerade durch diesen Austausch von Luft, die uns am Leben hält, können wir uns bewusst daran erinnern, dass wir alle miteinander verbunden sind.

Prana, der indische Begriff für jede Kraft und Energie, die im Universum tätig ist, entspricht Pneuma, dem griechischen Wort für Atem, das gleichzeitig Geist bedeutet und das daher besonders reichhaltig in der Atemluft vorhanden ist. Diese Energie fließt im gesamten Universum und verbindet uns mit allem. In China atmet man die Lebensenergie Qi (Chi) ein. Der Fluss des Atmens und der Fluss des Qi sind untrennbar miteinander verflochten.

Atemluft ist also nicht nur Sauerstoff, sondern auch Energie, die wir aufnehmen. Positive Gefühle wie Liebe, Dankbarkeit und Freude strömen als Moleküle mit unserem Atem ein und stärken unser Immunsystem. Negative Gefühle wie Angst, Neid oder sogar Hass sind giftige Energien in unserem Körper, die unser Immunsystem angreifen. Feinfühlige Menschen bemerken sofort die Schwingungen, wenn sie einen Raum mit anderen Leuten betreten. Ob uns die Nähe eines Menschen angenehm oder unangenehm ist, hat auch mit dieser feinstofflichen Ausstrahlung zu tun.

Diese Moleküle in Form von Energien empfinden wir in unserer Realität. Wenn wir ein Haus betreten, in dem liebevolle Menschen leben, fühlen wir uns wohl und geborgen. Wir haben diese Wärme und Liebe eingeatmet und gerochen. Genauso gibt es auch negativ denkende Menschen, die wir lieber meiden sollten. Das hat auch mit der Luft zu tun, die wir von ihnen einatmen müssen, wenn sie uns nahe sind.

Wenn wir diese Tatsachen akzeptieren, können wir die enorme Kraft nutzen. Schöne, glückliche Gedanken, Respekt für unsere Mitmenschen, die Natur und die Umwelt können genauso ansteckend sein wie ein gefährliches Virus.

In der modernen westlichen Welt wird Atmung leider hauptsächlich auf die Aufnahme von Sauerstoff und die Ausscheidung von Kohlendioxid reduziert. Wissenschaftler haben die Wirkung von Sauerstoff auf die Zellen untersucht und Folgendes herausgefunden: Wenn normalen, gesunden Zellen die verfügbare Sauerstoffmenge gekürzt wird, verwandeln sie sich in kranke Zellen.

Ausnahmslos sind alle Körperfunktionen direkt oder indirekt von Sauerstoff abhängig. Wenn wir den Sauerstoffgehalt in unseren Zellen erhöhen, verbessern sich all unsere körperlichen Funktionen. Die einfachste Möglichkeit, das zu tun, ist eine tiefe, bewusste Atmung. Beim Gehen und Laufen sind wir gezwungen, tiefer zu atmen. Deshalb wird auch schon ein längerer Spaziergang als lebensverlängernd angesehen.

Wir Menschen haben drei Möglichkeiten zu atmen: durch die Nase, durch den Mund und über die Haut.

Ein Blick in die Natur

Wir kommen als Nasenatmer auf die Welt. Auch die Wissenschaft erkennt uns als „obligatorische Nasenatmer" an. Babys besitzen anfänglich nicht einmal die Fähigkeit, durch den Mund zu atmen.

Beobachtet man Tiere, erkennt man, dass sie nur durch die Nase atmen, auch dann, wenn sie sehr schnell rennen. Für sie ist die Nase zum Atmen und Riechen da. Schließlich hängt ihr Leben davon ab. Das Maul dient nur zum Fressen und Kommunizieren. Nur unter extremen Bedingungen, wie Überlebensangst oder Überhitzung, reißen auch Tiere das Maul auf, um genug Luft zu bekommen. Ist die Gefahr gebannt, steigen sie sofort auf Nasenatmung um. Mundatmung ist immer und ausschließlich eine Notatmung und bedeutet Stress für den Körper. Menschen schalten grundsätzlich viel zu schnell von Nasenatmung auf Mundatmung um. Schon beim Treppensteigen geht es für viele ans Eingemachte und sie schnaufen durch den Mund. Jeder sollte die Nasenatmung

so weit trainieren, dass die Luft für unseren alltäglichen Dauerbetrieb ausreicht. Es macht einen enormen gesundheitlichen Unterschied für jeden Menschen, ob er durch den Mund oder die Nase atmet.
Atmen Sie beim Gehen und Laufen durch die Nase, dann suchen Sie automatisch nach Nebenstraßen, Waldwegen oder Grasflächen, ohne dabei lange nachzudenken. Die Nase ist mit einem „Genießer-Wegweiser" ausgestattet – dem Geruchssinn. Ich wundere mich oft, wie Läufer bei dichtem Verkehr am Straßenrand laufen können. Aber es ist eigentlich logisch. Die meisten atmen durch den Mund, dadurch fällt ihr Geruchs- und Schmutzfilter weg. Sie bemerken nicht mehr, was sie einatmen und wie sehr sie dabei ihrem Körper schaden.
Die Luft, die wir atmen, schenkt uns nicht nur Lebenskraft, sie verbindet unsere Seele direkt mit unserer Umwelt. Das funktioniert allerdings nur, wenn wir durch die Nase atmen.

Testen Sie selbst: Gehen Sie raus an die frische Luft, schließen Sie die Augen und atmen Sie eine Minute lang durch den Mund tief und langsam ein und aus. Spüren Sie, wie gut sich das anfühlt. Spüren Sie nicht? Kein Wunder! Sie können frische Luft nur riechen, und das geht nur durch die Nase.

Probieren Sie das Gleiche durch die Nase. Atmen Sie mit geschlossenen Augen tief und langsam bewusst ein und wieder aus. Spüren Sie es jetzt? Meiden Sie dabei aber unbedingt die Straße, da riechen Sie nämlich nur die Abgase von Autos und den Zigarettenrauch von vorbeigehenden Passanten.
Durch den Mund ist es unmöglich zu riechen. Aber im Gegensatz dazu schmecken wir auch mit der Nase. Sind wir verkühlt und die Nase ist verstopft, können wir den Geschmack von Speisen nicht mehr erkennen. Unser intelligenter Körper möchte sich regenerieren, deshalb haben wir automatisch weniger Appetit, wenn wir krank sind.

Die perfekte Nase

Unsere Nase, das perfekte Riechorgan, präpariert unsere Atemluft, während wir einatmen. Sie filtert mit ihren Flimmerhärchen Schmutzpartikelchen aus der Luft und befeuchtet ihre Innenseite mit Nasenschleim. Diese geniale Nase erwärmt täglich an die 10.000 Liter Atem auf körpergerechte 34 °C. Das alles passiert unbewusst, ohne auch nur einmal daran zu denken.
Die Mundatmung dagegen begünstigt Infektionen, Entzündungen im Hals-Kehlkopf-Bereich, in den Bronchien und Lungen sowie die Polypenbildung in der Nase. Sie setzt alle wichtigen Nasenfunktionen außer Kraft.
Die Mundatmung ist von Mutter Natur nur als Notatmung vorgesehen, ein Notaus- und Noteingang sozusagen. Bei großer körperlicher Belastung wie Flucht, extremem Stress oder auch einem Schnupfen leistet sie gute Dienste und bewahrt uns vor dem Ersticken. Aus Sicht unseres Körpers und somit auch unserer Seele sind alle

durch den Mund atmenden Läufer ständig in Lebensgefahr und auf der Flucht. Die sitzende Gesellschaft in den Industrieländern atmet durchschnittlich nur ein Zehntel ihres möglichen Lungenvolumens ein. Die Atmung ist sehr flach und kann sich nicht bis in die Lungenspitzen und den Bauchraum ausdehnen. Bei einem langsamen Spaziergang erhöht sich diese Menge schon auf das Zweieinhalbfache, beim Laufen oder Schwimmen steigt das Lungenvolumen auf das Zehn- bis Zwanzigfache an!

Nasenpflege

Wir duschen uns täglich, putzen die Zähne, waschen unsere Haare. Das sind alles selbstverständliche Rituale. Doch was tun wir für unsere Nase? Wie pflegen wir unsere Nase? In der modernen westlichen Welt wird das leider schmählich vernachlässigt. Die Nase verdient es, genauso gehegt und gepflegt zu werden wie der Rest unseres Körpers. Sie reinigt jeden Atemzug wie ein Filter und warnt uns vor Gefahren wie Brand, giftigen Substanzen oder verdorbenem Essen. Der Luftfilter Ihres Autos wird gewartet und jährlich ausgetauscht. Die Nase nur zu putzen, ist nicht ausreichend, um unser Riechorgan zu pflegen. Der wirksamste Schutz vor Schmutz und Viren ist die tägliche Nasenspülung mit einer Salzwasser-Lösung und einem Tropfen Sesam- oder Olivenöl als Schmiermittel.
Lösen Sie einen halben Teelöffel Meersalz in einer kleinen, flachen Schüssel in lauwarmem Wasser auf. Dann halten Sie ein Nasenloch zu und ziehen durch das freie Nasenloch das Wasser langsam hoch, bis es in den Rachen rinnt. Keine Angst, es brennt nicht und tut auch nicht weh! Das Wasser einfach ausspucken und aus der Nase herausrinnen lassen. Dann das andere Nasenloch durchspülen und die ganze Prozedur nochmals wiederholen. Wer es professioneller haben möchte, kann auch in der Apotheke eine spezielle Nasendusche kaufen. Sie erzielt den gleichen Effekt.
Täglich am Abend vor dem Schlafengehen und auch morgens oder wenn ich an kalten Tagen laufe, schmiere ich mit dem kleinen Finger einen Tropfen Sesam- oder biologisches Olivenöl in jedes Nasenloch – gut hochziehen. Das verhindert, dass die Nasenschleimhaut austrocknet und sich Krankheitserreger einnisten können. Das hilft Schnupfen und anderen Erkältungskrankheiten vorzubeugen.

Nasenatmung beruhigt

Viele Menschen zweifeln noch immer an der Wichtigkeit der Nasenatmung. Testen Sie es wieder selbst und atmen Sie nur durch den Mund ruhig ein und aus, während Sie die nächste Seite lesen. Beobachten Sie genau Ihre Empfindungen.
Jeder gesunde Mensch atmet im Ruhezustand durch die Nase. Während wir Zeitung lesen, wenn wir nachdenken, uns entspannen oder Auto fahren, immer atmen wir selbstverständlich und völlig unbemerkt durch die Nase. Sobald wir uns aber körperlich anstren-

gen, empfinden wir einen Sauerstoff-Notstand und stellen sofort auf Mundatmung um.
Übrigens, wie geht es Ihnen jetzt mit der Mundatmung? Haben Sie Ihren Mund schon wieder geschlossen? Brauchen Sie vielleicht einen Schluck Wasser? Fühlen Sie sich entspannt?
Die meisten von Ihnen werden bemerken, dass der Mund sehr schnell austrocknet. Das kann doch nicht angenehm sein! Deswegen machen wir ihn auch automatisch wieder zu. Wenn Sie das noch nicht nachempfinden können, atmen Sie einfach weiter durch den Mund. Es kann sein, dass Ihre somatische Intelligenz etwas länger braucht, um zu spüren, was besser für Sie ist. Es ist nur eine Frage der Zeit.

Befreiung des Zwerchfells

Die Muskeln zwischen den Rippen, die Bauchmuskeln und das Zwerchfell sorgen dafür, dass wir Luft in unsere Lungen bekommen. Wenn wir ausatmen, sieht das Zwerchfell aus wie ein aufgespannter Regenschirm, es trennt den Bauch- vom Brustraum. Atmen wir ein, zieht sich das Zwerchfell zusammen und wölbt sich kegelförmig im Bauchraum. Durch den Unterdruck in der Lunge strömt Luft hinein. Beim Ausatmen entspannt sich das Zwerchfell und bewegt sich nach oben in einer Kuppelform. Die Griechen nannten das Zwerchfell „Sitz der Seele".
Ist unser Darm durch falsche Ernährungsweise irritiert, bleibt das Zwerchfell hochgestellt, um mehr Platz für den überlasteten Verdauungstrakt zu schaffen. Blähungen und übermäßiges Bauchfett unterstützen den Zwerchfellhochstand. Primär muss dieser verhindert werden. Die richtige Ernährungsweise und Nahrungsauswahl sind hier entscheidend. Darüber hinaus sollte das Zwerchfell mithilfe von Atem- und Bewegungsübungen befreit werden.

Atem-Meditation

Diese Atem-Meditation ist eine einfache Technik, die hilft, Körper und Geist zu entspannen. Durch die Konzentration auf die Atmung kann der Geist sich langsam beruhigen und im gegenwärtigen Moment leben. Sie entwickeln durch diese Meditation mehr Bewusstheit, Frieden und innere Ruhe. Beachten Sie bitte die Länge der Atempause. Zwischen Ausatmen und Einatmen entsteht absolute Ruhe. Das ist der Moment, in dem auch das Denken dazu tendiert aufzuhören. Nach einiger Zeit werden Sie bemerken, dass die Pause sich verlängert und die Atmung langsamer wird. Genießen Sie das!

1. Suchen Sie sich einen ruhigen Platz, an dem Sie nicht gestört werden können.
2. Legen Sie sich auf den Rücken. Stellen Sie die Füße mit angewinkelten Knien auf den Boden oder setzen Sie sich bequem hin und schließen Sie die Augen.
3. Atmen Sie ganz normal durch die Nase ein und aus. Lenken Sie langsam Ihre Aufmerksamkeit auf die Atmung. Versuchen Sie sie nicht bewusst zu beeinflussen, sondern

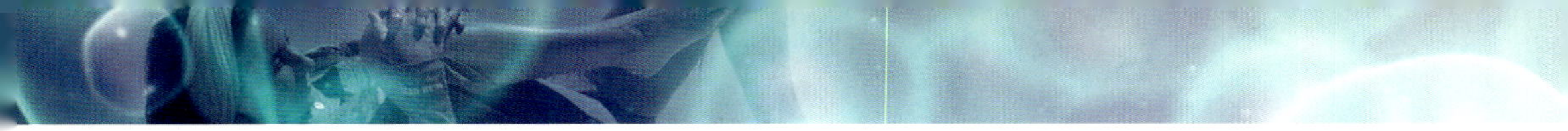

beobachten Sie nur. Sie können sich vorstellen, dass beim Einatmen der Ton „SOOOO“ lautet und beim Ausatmen „HAAAAM“. Das macht es leichter, sich auf die Atmung zu konzentrieren.

4. Es kann sein, dass Ihre Atmung sich fast von alleine ändert. Die Geschwindigkeit, der Rhythmus, die Tiefe. Es kann sogar sein, dass Sie das Gefühl haben, als würde die Atmung einen Moment lang anhalten. Beobachten Sie nur und versuchen Sie nichts bewusst zu ändern oder zu bewerten. Konzentrieren Sie sich einfach auf das SOOOO ... HAAAAM.
5. Falls Sie durch ein Geräusch oder andere Gedanken abgelenkt werden, bringen Sie einfach Ihre Aufmerksamkeit bewusst wieder zurück auf die Atmung.
6. Während dieser Atem-Meditation können Sie bestimmte Gefühle oder Erwartungen spüren. Lassen Sie sie los und lenken Sie die Aufmerksamkeit sanft zurück auf Ihre Atmung. Sie können am Anfang tiefer ein- und ausatmen. Es kann passieren, dass die Atmung völlig abflacht und man kaum noch erkennen kann, ob man noch atmet. Es löst sich auch das SOOO-HAAAM Mantra auf. Ihre Gedanken beruhigen sich und Sie transzendieren jenseits der Sinneswelt. Auch die Zeit steht still.
7. Praktizieren Sie diese Atem-Meditation am Anfang fünf Minuten und steigern Sie sie bis zu 20 Minuten. Diese Meditation ist auch eine hervorragende Einschlaftechnik.

Es ist empfehlenswert, diese Meditation am Anfang täglich abends vor dem Zubettgehen durchzuführen. Auch wenn Sie während des Tages Gefühle von Unruhe oder Aufregung überkommen, konzentrieren Sie sich ein paar Minuten auf Ihre Atmung, um sich wieder zu zentrieren. Ihre eigene Atmung wird systematisch zum Ruhepol Ihres Lebens, auf den Sie sich verlassen können.

Lachen und singen Sie

Lachen ist das beste Atemtraining. Norman Cousins beschreibt in seinem Buch, wie er sich während einer ernsten Erkrankung gesundlachte. Er verbrachte einen Großteil seines Alltags damit, lustige Bücher zu lesen und amüsante Filme anzuschauen. Durch Lachen schüttet der Körper Interferon, Killerzellen und andere Substanzen aus, die das Immunsystem aufbauen. Sein Arzt staunte nach seiner vollständigen Genesung sehr, denn die Überlebenschancen standen bei 1 zu 500. Cousins schreibt: „Ich habe gelernt, die Regenerationsfähigkeit des menschlichen Geistes und des menschlichen Körpers nicht mehr länger zu unterschätzen, selbst wenn die Aussichten äußerst ungünstig erscheinen. Die Lebenskraft ist vielleicht die Kraft in unserer Welt, von der wir Menschen am wenigsten wissen.“
Meditation, Lachen und Singen haben eine ähnlich großartige Wirkung, sie senken den Kortisolspiegel und stärken damit das Immunsystem.

Lektion 1

Differenzieren der Atmung

Sie werden in dieser Lektion lernen, mehr Körperteile in Ihre Atmung zu integrieren. Dazu differenzieren wir zuerst Teile der Atmung voneinander. Sie werden spüren, wie Ihre Rippen, das Zwerchfell und der Bauch sich während Sie atmen bewegen. Auch die Bewegung des Atmens selbst können wir differenzieren. Das führt dazu, dass Ihre Atmung vollständiger wird, sich freier und leichter anfühlt.

Legen Sie sich bitte bequem, mit gestreckten Armen neben Ihrem Körper, auf den Rücken und strecken Sie Ihre Beine lang. Lenken Sie nun Ihre Aufmerksamkeit auf Ihren Atem. Versuchen Sie ihn nicht bewusst zu verändern. Beobachten Sie nur. Wo bewegen Sie sich, wenn Sie atmen? Im Bauch? In der Brust? Wie leicht fühlt sich Ihre Atmung an?

Foto 1

Winkeln Sie die Knie bitte an und stellen Sie die Füße, etwa hüftbreit, flach auf den Boden. Legen Sie Ihre rechte Hand auf Ihren Bauch und die linke auf Ihre Brust. Atmen Sie sanft ein, sodass nur der Bauch sich langsam mit Luft füllt. Beim Ausatmen lassen Sie einfach die Luft entweichen. Jedes Mal, wenn Sie nun einatmen, atmen Sie tiefer ein und spüren Sie, wie Sie Ihren unteren Bauchbereich wie einen Luftballon immer mehr mit Luft füllen. Atmen Sie einige Minuten ausschließlich in den Bauch und lassen Sie die gesamte Luft bei jedem Atemzug wieder langsam aus Ihrem Körper strömen.
Sollten Sie einen leichten Schwindel bemerken, reduzieren Sie bitte die Luftzufuhr oder verlangsamen Sie die Atmung.

Foto 2

Nun versuchen Sie es genau umgekehrt. Atmen Sie ausschließlich in den Brustbereich. Ziehen Sie den Bauch ein, um sicherzugehen, dass sich nur die Brust mit Luft füllt. Überlassen Sie die Ausatmung sich selbst, die passiert einfach. Bei jedem Atemzug atmen Sie tiefer ein und füllen ausschließlich Ihren Brustraum mit Luft.
Wechseln Sie jetzt zwischen Bauch- und Brustatmung ab. Füllen Sie zuerst den Bauch mit Luft, der Brustkorb sinkt dabei etwas ein. Lassen Sie die Ausatmung immer von selbst passieren. Danach füllen Sie Ihre Brust mit Atemluft und ziehen den Bauch etwas ein. Atmen Sie in die Brust ein, wird Ihr Bauch flacher.
Versuchen Sie nun, beim Ausatmen bewusst Ihren Bauch rauszudrücken. Es entsteht eine langsame Schaukelbewegung Ihres Oberkörpers. Atmen Sie einige

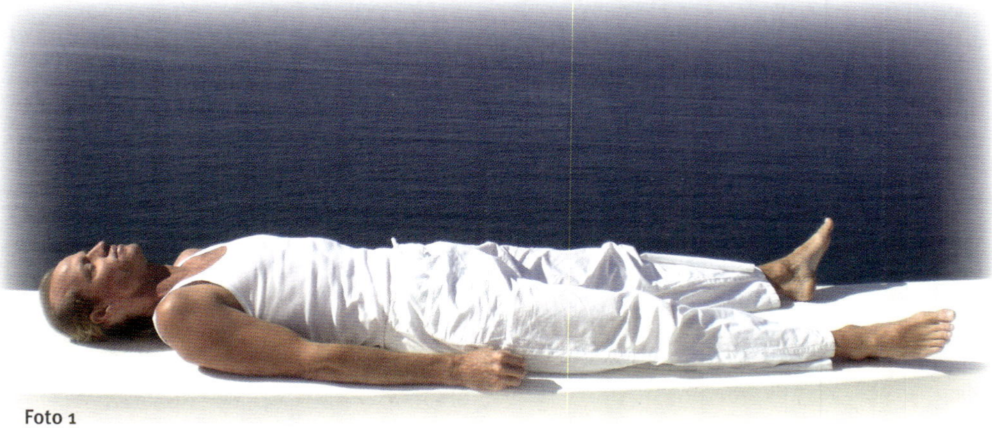

Foto 1

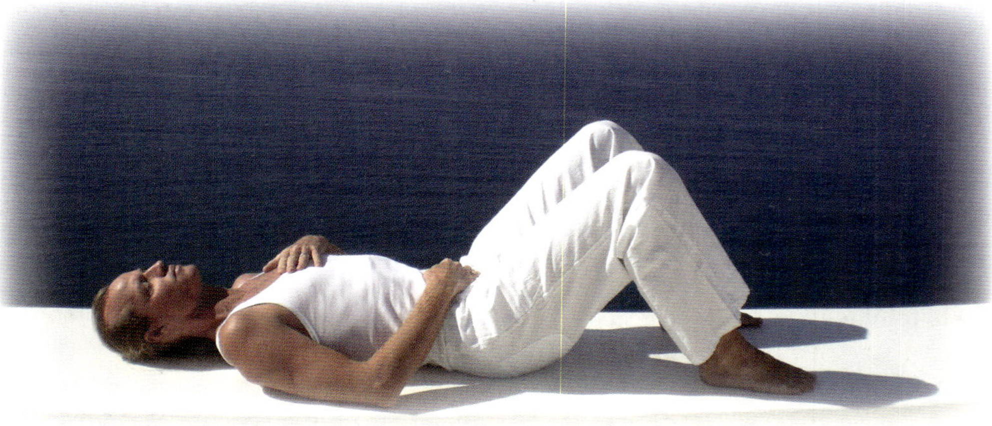

Foto 2

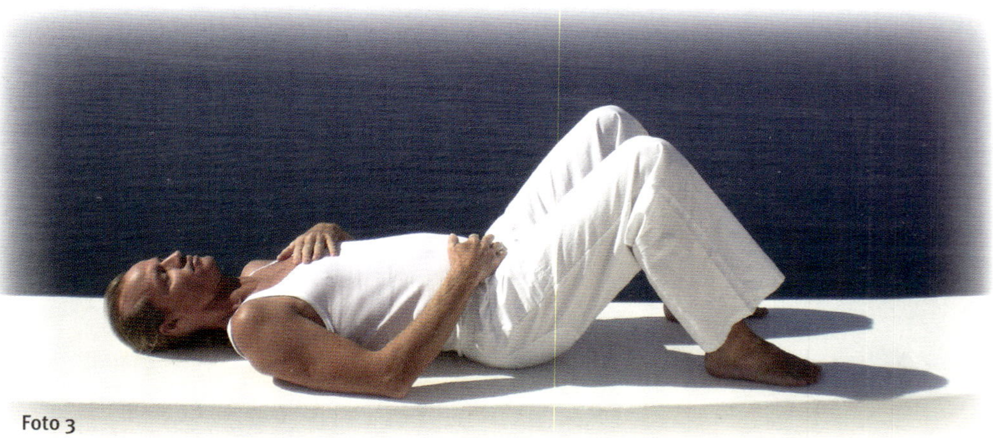

Foto 3

Minuten lang auf diese ungewohnte Art. Diese Atemübung ist gleichzeitig eine hervorragende Massage für Ihre Verdauungsorgane.

Foto 3

Atmen Sie nun bitte wieder ausschließlich in die Brust ein und halten Sie dann die Luft an. Drücken Sie Ihren Bauch hinaus und ziehen Sie Ihren Bauch wieder ein. Wiederholen Sie das einige Male, bevor Sie langsam ausatmen.
Führen Sie diese Schaukelbewegung mit Bauch und Brustkorb einige Male schneller aus, nun allerdings mit angehaltenem Atem. Sie können dieses Schaukeln 5- bis 8-mal durchführen, bevor Sie sich kurz ausruhen. Schaukeln Sie mal schneller, mal langsamer, dann lassen Sie die Luft aus Ihrem Körper langsam entweichen. Machen Sie eine Pause und erholen Sie sich.
Atmen Sie nun bitte vollständig aus und halten Sie die Luft an. Mit angehaltenem Atem führen Sie wieder die Schaukelbewegung aus. Ziehen und drücken Sie Ihren Bauch und Ihre Brust einige Male hin und her, bevor Sie wieder einatmen.
Nachdem Sie nun mit dieser Schaukelbewegung vertrauter sind, führen Sie die Bewegung während Sie einatmen durch. Das benötigt zwar ein wenig Übung, aber versuchen Sie trotzdem, die Bewegung so fließend wie möglich zu machen, ohne dass die Atmung ins Stocken gerät.
Atmen Sie tief ein und beim Ausatmen führen Sie diesmal die Schaukelbewegung durch. Der Trick ist, die Atmung von der Atmungsbewegung zu differenzieren.
Atmen Sie zuletzt regelmäßig ein und aus, während Sie leicht und schnell die Schaukelbewegung von Bauch und Brust ausführen.

Strecken Sie die Beine lang und legen Sie die Arme an Ihre Seiten. Atmen Sie eine Weile normal ein und aus, ohne zu versuchen etwas bewusst zu tun. Wie fühlt sich Ihre normale Atmung jetzt an? Hat sich etwas geändert? Sie werden spüren, dass es nun nicht nur der Bauch ist, der sich auf und ab bewegt. Bewegen sich jetzt mehrere Teile Ihres Körpers gleichzeitig mit? Ist Ihre Atmung leichter und gleichmäßiger? Spüren Sie, wie ruhig Ihre Atmung geworden ist?
Integrieren Sie, wie in der Atem-Meditation, das SOOO beim Einatmen und das HAAAAM beim Ausatmen. Genießen Sie es und verweilen Sie in sich, so lange Sie möchten.

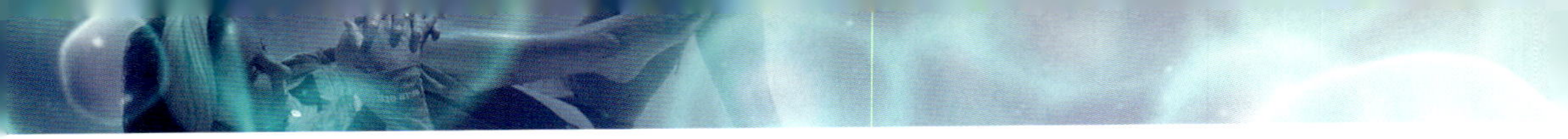

Lektion 2

Befreiung der Atmung

Diese zweite Atemübung ist eine Erweiterung der ersten Lektion und baut auf ihr auf.

Fangen Sie mit dieser Lektion erst an, nachdem Sie die Bewegungen der ersten Atemübung einige Male durchgeführt haben.

In dieser Lektion werden wir weitere Veränderungen durchführen, die Ihre Atmung noch mehr befreien. Um tiefer und leichter atmen zu können, werden wir unterschiedliche Körperhaltungen annehmen. Die Atmung passt sich bei jeder neuen Position anders an und wird dadurch befreit. Ihre Atmung wird sich immer ruhiger und gelöster anfühlen, bis zu dem Moment, an dem Sie das Gefühl haben, nicht mehr zu atmen. Es passiert ganz von allein.

Am Schluss werden Sie erkennen, dass die Atmung am leichtesten und rhythmischsten passieren kann, wenn der Körper ohne Anstrengung aufrecht gehalten wird. Das heißt, wenn das gesamte Körpergewicht nur durch das Skelett ausbalanciert und gehalten wird.

Legen Sie sich bitte zuerst bequem mit ausgestreckten Armen und Beinen auf den Boden und achten Sie auf Ihren Atem. Beobachten Sie nur, was sich in Ihrem Körper bewegt, wenn Sie ein- und ausatmen.

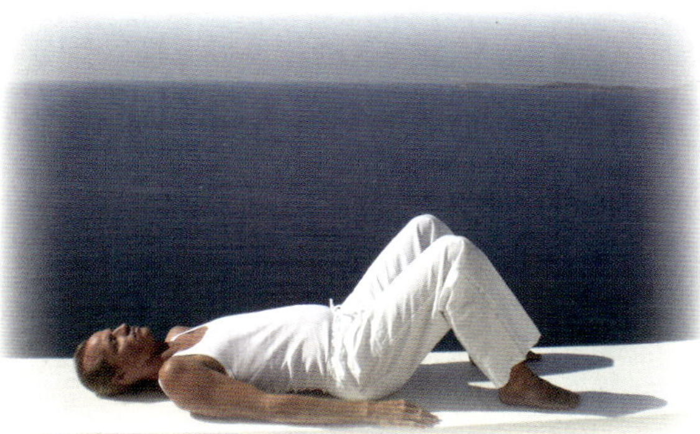

Foto 1

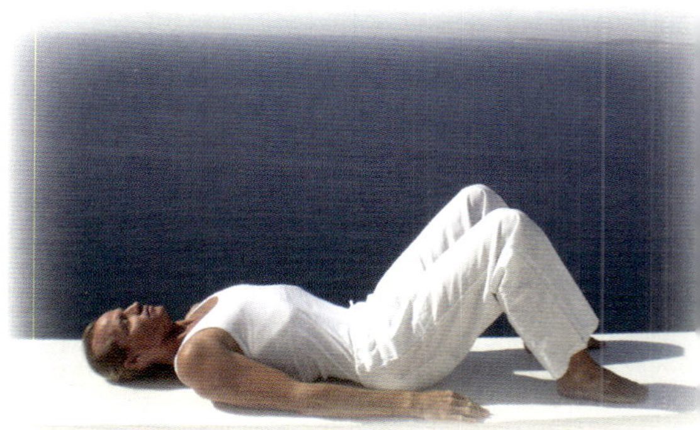

Foto 2

Foto 1 und 2

Winkeln Sie nun beide Knie an und stellen Sie die Füße flach auf den Boden. Atmen Sie in Ihre Brust ein. Während der Brustkorb sich ausdehnt, ziehen Sie gleichzeitig den Bauch ein.

Beim Ausatmen dehnen Sie Ihren Bauch nach allen Richtungen aus, während diesmal die Brust einsinkt.Versuchen Sie auf diese Art zu atmen, als wäre das normal für Sie. Atmen Sie in einem bequemen Rhythmus und Atemvolumen und stellen Sie sich vor, das wäre die einzig mögliche Art zu atmen.

Foto 3

Drehen Sie sich nun bitte auf Ihren Bauch. Legen Sie Ihre Beine in eine leichte Grätsche und drehen Sie Ihren Kopf nach links. Winkeln Sie Ihre Arme an und legen Sie die Hände bequem neben Ihren Kopf.

Atmen Sie weiter im Brustbereich ein und mit dem Bauch aus. Drücken Sie dabei Ihren Bauch in den Boden.

Beim nächsten Einatmen halten Sie die Luft an und schieben Sie sie nach unten in Ihren Bauch und wieder hinauf. Führen Sie die Schaukelbewegung wie in der ersten Lektion, nun auf dem Bauch liegend, mehrmals aus. Mal langsamer, mal schneller.

Atmen Sie vollständig aus und halten Sie den Atem an. Drücken Sie die Brust raus und ziehen Sie den Bauch ein. Machen Sie die Schaukelbewegung auch im ausgeatmeten Zustand. Beobachten Sie, wie Ihr Rücken nachgeben muss, um diese Bewegungen zuzulassen.

Legen Sie sich zurück auf Ihren Rücken und beobachten Sie, wie sich die Atmung geändert hat. Ist Ihre Atmung gleichmäßiger geworden? Was ist Ihnen jetzt bewusster?

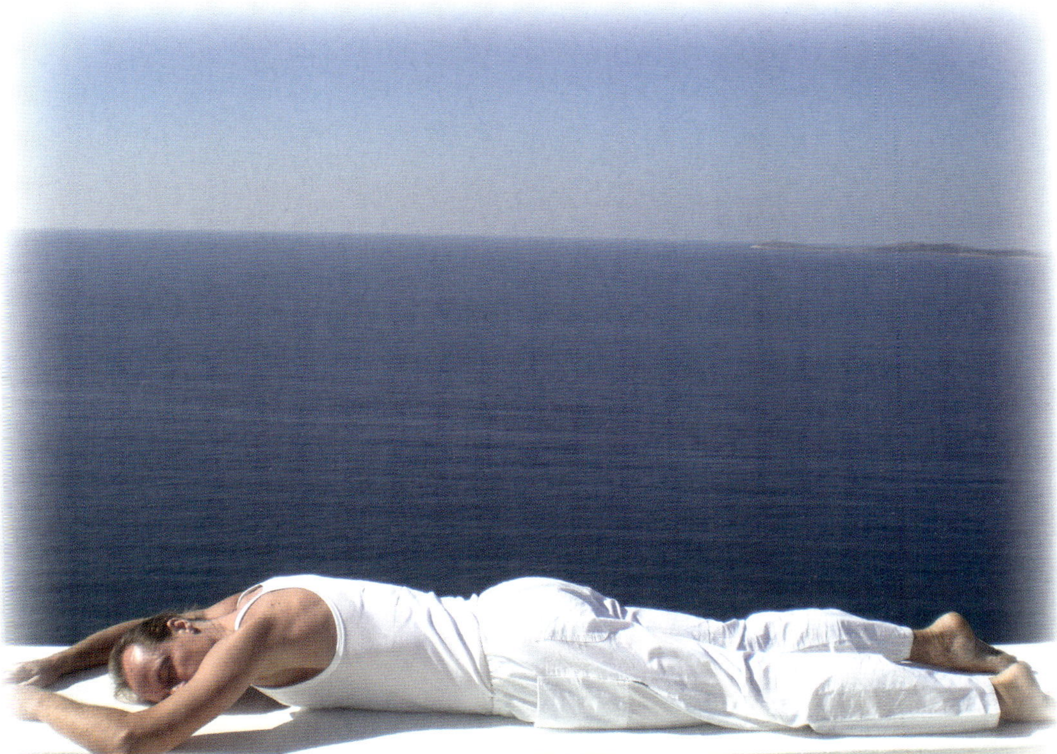

Foto 3

Foto 4 und 5

Beugen Sie nun das linke Knie und stellen Sie den linken Fuß flach auf den Boden. Strecken Sie den rechten Arm und legen Sie ihn über Ihrem Kopf auf den Boden. Um die Längendifferenz beider Körperhälften zu vergrößern, biegen Sie sich seitlich nach links. Gleiten Sie mit der linken Hand näher zum linken Fuß.

Führen Sie nun die folgenden drei Schaukelschritte aus:

1. Atmen Sie in die Brust ein und drücken Sie beim Ausatmen den Bauch raus. Atmen Sie eine Weile auf diese Weise.
2. Dann halten Sie beim Einatmen die Luft an und schaukeln den Bauch und die Brust hin und her.
3. Atmen Sie aus. Halten Sie den Atem an und führen Sie wieder die Schaukelbewegung auf diese Weise aus.

Wiederholen Sie die gleichen drei Schritte mit dem gebeugten rechten Knie und dem über Ihrem Kopf gestreckten, linken Arm. Beobachten Sie, wie sich bei jeder Atemschaukel die Rippen seitlich auseinanderdehnen und zusammenziehen.
Drehen Sie wieder zurück in die Rückenlage, um den Unterschieden nachzuspüren. Können Sie mehr Bewegung in Ihren Seiten spüren?

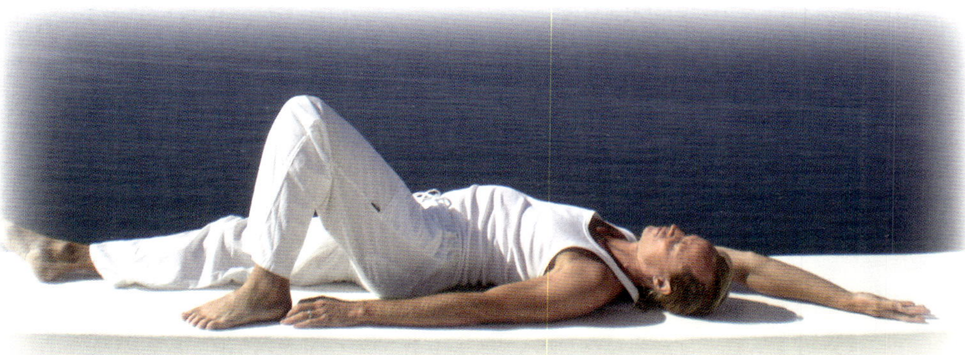

Foto 4

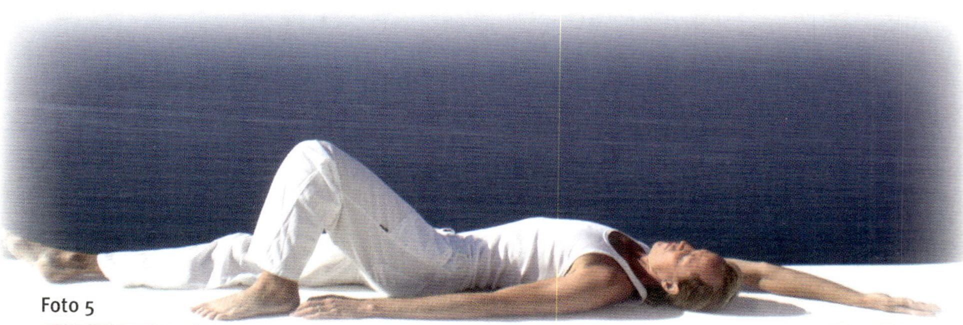

Foto 5

Foto 6, 7 und 8

Gehen Sie nun bitte in den Vierfüßlerstand. Stellen Sie Ihre Hände schulterbreit und die Knie hüftbreit auseinander.

Bewegen Sie Ihren Rücken nach oben und unten, indem Sie zwischen Rundrücken und Hohlkreuz abwechseln. Erweitern Sie den Umfang der Bewegung bis an die Grenzen. Führen Sie die Bewegungen so gleichmäßig wie möglich aus. Dann reduzieren Sie die Bewegung, machen Sie sie immer kleiner, bis Sie das Gefühl haben, dass Ihr Rücken gerade ist.

Führen Sie nun in dieser Position wieder die oben erwähnten drei Schritte aus.

Sie werden bemerken, dass die Atembewegung Ihren Rücken biegt und streckt. Erlauben Sie Ihrem Körper, sich im Rhythmus des Atmens zu schaukeln.

Foto 6

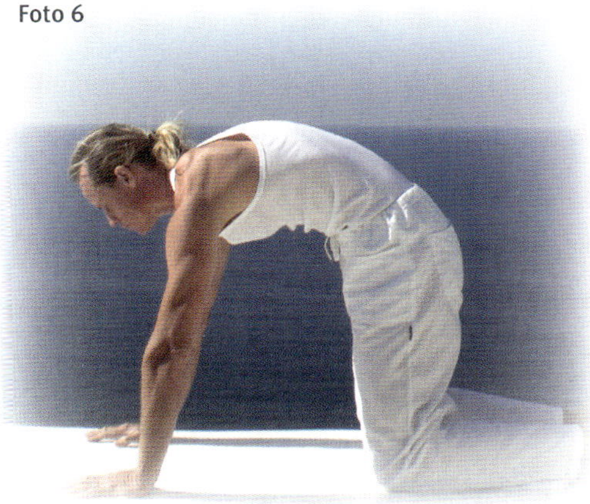

Foto 7

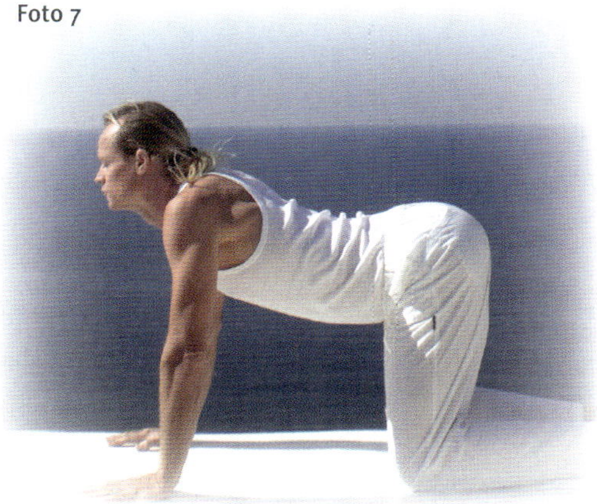

Foto 8

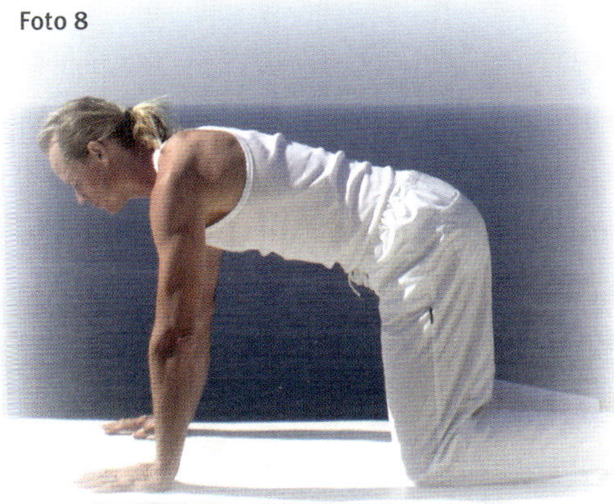

Foto 9

Ruhen Sie sich aus und beugen Sie den Oberkörper langsam nach vor, indem Sie das Becken hinten auf die Fersen setzen. Stützen Sie sich mit Ihren Unterarmen am Boden ab und legen Sie Ihre Stirn entspannt auf den Boden. Beobachten Sie, wie sich Ihr Rücken und der Bauch bewegen, während Sie in dieser Stellung tief ein- und ausatmen. Wiederholen Sie auch in dieser Position ein paar Schaukelbewegungen. Am Anfang indem Sie zuerst einatmen, dann indem Sie zuerst ausatmen.

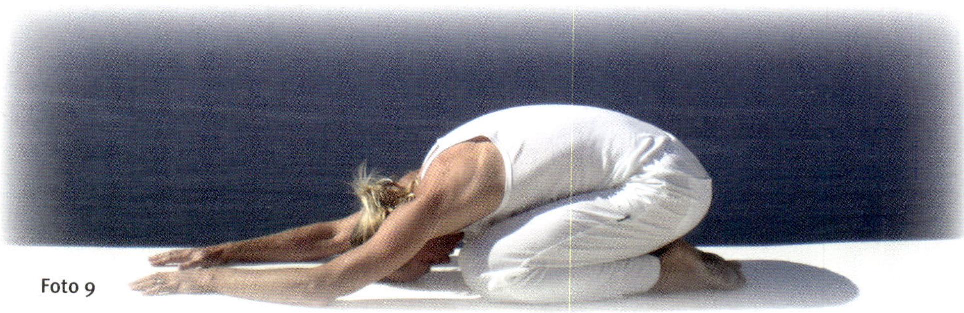
Foto 9

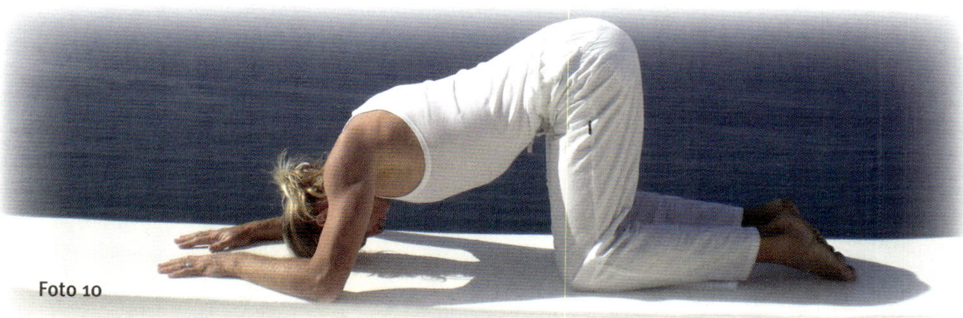
Foto 10

Foto 10

Heben Sie nun Ihr Becken gerade über Ihren Knien hoch. Die Ober- und Unterschenkel sollten in einem 90-Grad-Winkel zueinander stehen. Legen Sie Ihre Stirn auf den Boden und stützen Sie Ihr Gewicht bequem mit den Unterarmen ab. Die Einatmung braucht in dieser Position mehr Zeit als die Ausatmung, weil die Lungen in Relation zur Schwerkraft eine umgekehrte Haltung haben als im aufrechten Stand. Atmen Sie nun tiefer ein und aus. Sie werden bemerken, dass die Ausatmung in dieser Stellung mit Muskelarbeit verbunden ist. Spüren Sie, wie Ihr Rücken durch die größere Einatmungsphase länger wird?

Führen Sie nun wieder die drei Schaukelschritte in dieser Position aus. Legen Sie sich danach entspannt auf Ihren Rücken und beobachten Sie, wie die Atmung sich immer weiter in Ihrem Körper ausdehnt.

Foto 11 und 12

Drehen Sie sich auf Ihre linke Seite und stützen Sie sich auf Ihrem linken Unterarm ab. Ziehen Sie beide Knie an und legen Sie sie aufeinander. Halten Sie die rechte Hüfte mit der rechten Hand.

Atmen Sie ein, und mit angehaltener Atmung schieben Sie die Luft nach unten in den Bauch. Drücken Sie mit der rechten Hand gleichzeitig die rechte Hüfte nach unten in Richtung der Füße, sodass sich die rechte Seite Ihres Körpers nach oben wölbt. Um es noch intensiver zu machen, können Sie das rechte Bein dabei strecken.

Beim Hochziehen der Luft hinauf zur Brust biegen Sie sich gleichzeitig in umgekehrte Richtung. Spüren Sie, wie die Schaukelbewegung Ihren ganzen Körper seitlich biegt? Übertreiben Sie das Gefühl der seitlichen Beugung.

Wechseln Sie nun die Seite und wiederholen Sie die Bewegung, diesmal stützen Sie sich auf dem rechten Unterarm ab.

Spüren Sie Ihre Atmung in Ihrem Rücken? Was ist nach diesen Variationen beweglicher? Sie werden jetzt spüren, wie sich Ihr Körper beim Ausatmen in alle Richtungen dehnt. Beobachten Sie das Gewicht des Brustkorbs beim Ausatmen und lassen Sie es tiefer und tiefer in den Boden sinken.

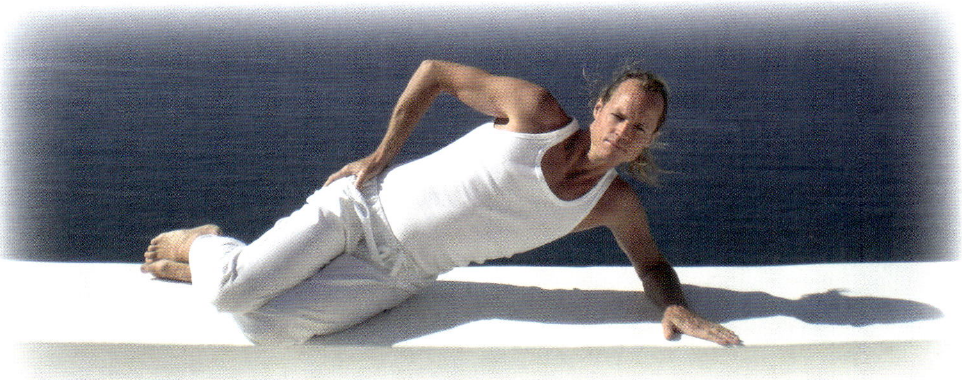

Foto 11

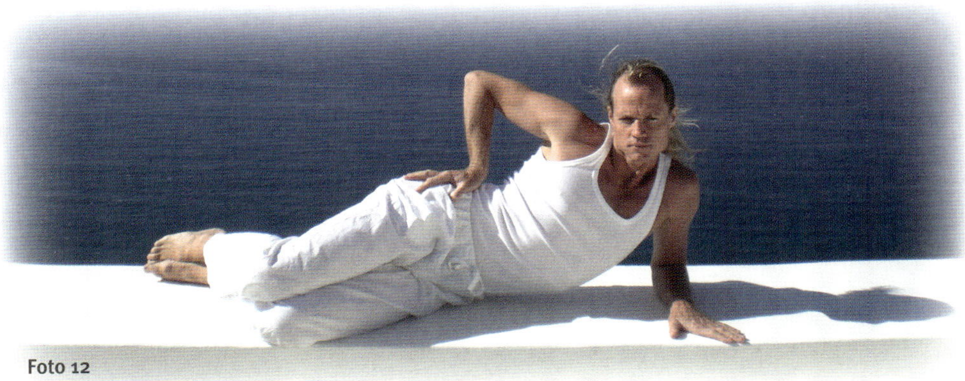

Foto 12

Foto 13

Setzen Sie sich auf einen Stuhl. Umarmen Sie sich selbst, indem Sie die rechte Schulter mit der linken Hand und die linke Schulter mit der rechten Hand halten. Lassen Sie Ihren Kopf nach unten sinken und machen Sie Ihren Rücken rund. Atmen Sie tief ein und aus. Spüren Sie, wie sich die oberen Rippen und die Schulterblätter bewegen?

Foto 14

Nun richten Sie sich auf und heben den Kopf. Atmen Sie tief ein, beobachten Sie, wie Ihr Rücken länger wird und die Schultern sich von selbst heben. Bleiben Sie aufrecht, atmen Sie aus, so lange Sie können. Achten Sie auf Ihren Bauch. Spüren Sie, wie Ihre Bauchmuskeln arbeiten?

Foto 13

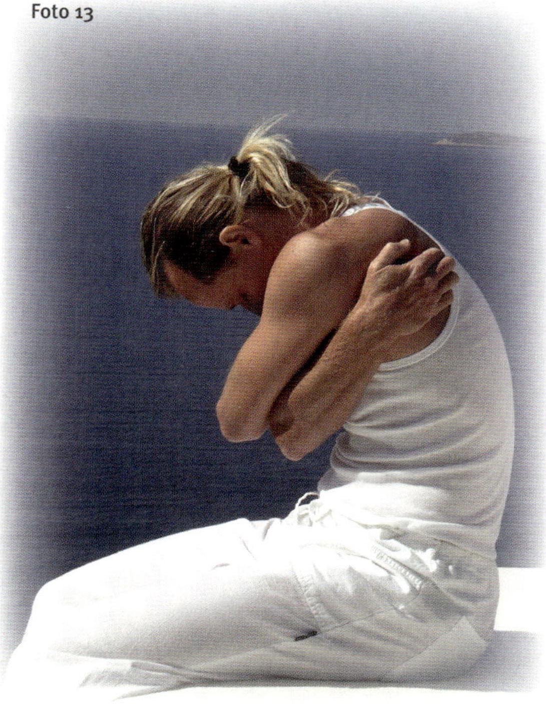

Foto 14

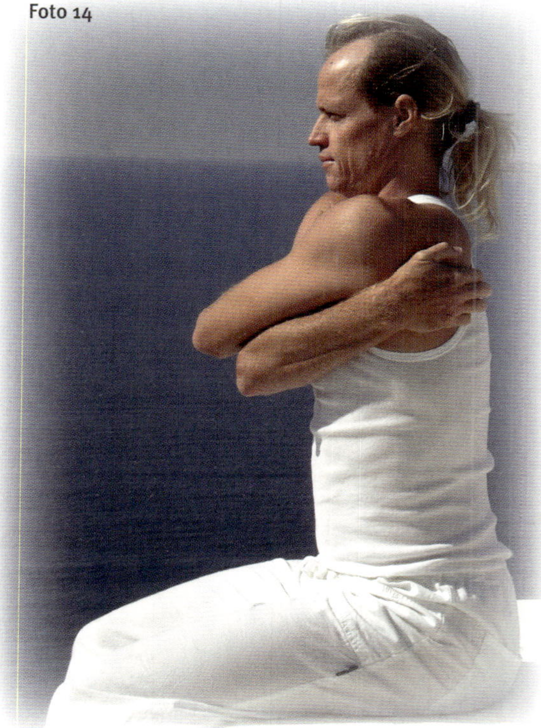

Foto 15 und 16

Stehen Sie auf und stützen Sie sich mit Ihren Händen auf den Knien ab. Strecken Sie Ihre Arme durch. Atmen Sie tief aus und halten Sie den Atem an. Ziehen Sie den Bauch tief in sich hinein und drücken Sie ihn wieder weit hinaus. Führen Sie die bekannten Schaukelbewegungen durch. Wiederholen Sie jetzt alle drei Bewegungsschritte in dieser Stellung.

Foto 15

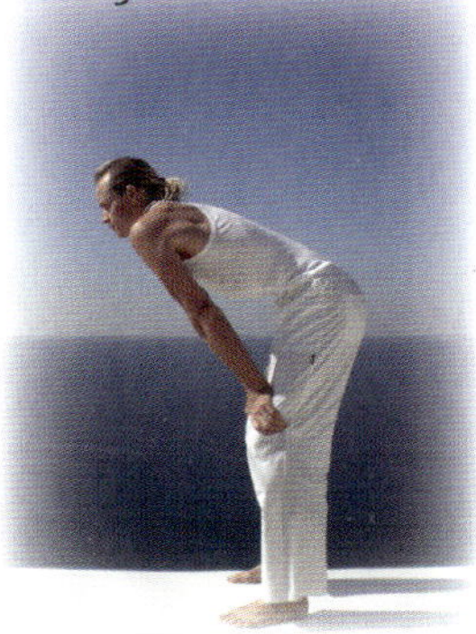

Foto 16

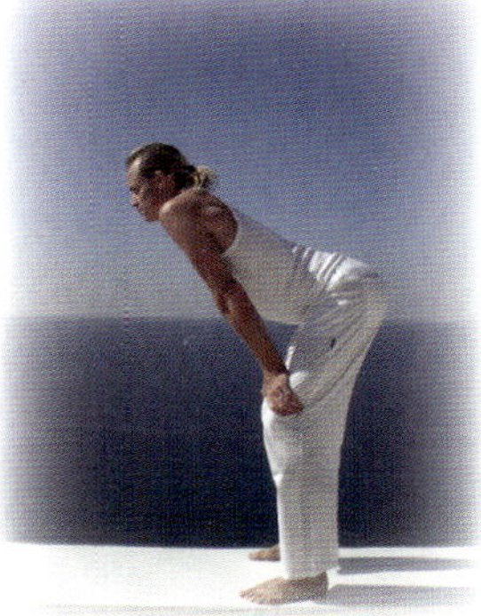

Foto 17, 18 und 19

Stellen Sie sich gerade hin. Atmen Sie in die Brust ein. Halten Sie die Luft an, schieben Sie sie nach unten in den Bauch und drücken Sie Ihren Bauch weit heraus. Dann ziehen Sie die Atemluft wieder hinauf zur Brust. Wiederholen Sie das einige Male. Danach machen Sie eine entspannte Pause.

Atmen Sie nun ein und beobachten Sie, wie Ihr ganzer Körper länger wird. Sie werden durch Ihre Atmung größer. Wippen Sie auf den Fußballen auf und ab, um Ihr Gewicht nach vorne zu verlagern, und stellen Sie die Fersen wieder hin. Spazieren Sie umher und beobachten Sie, wie Sie beim Atmen immer größer werden.

(Im Geh- und Laufkapitel werden wir dies noch weiter vertiefen.)

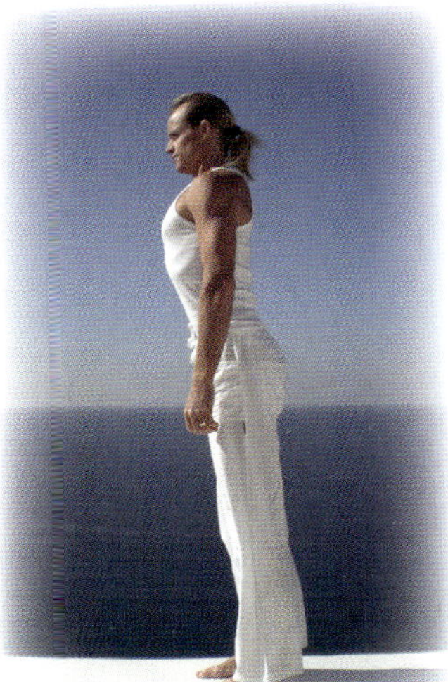

Foto 17

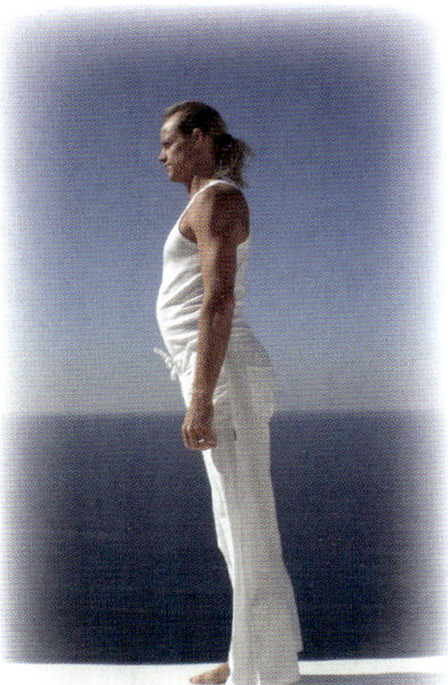

Foto 18

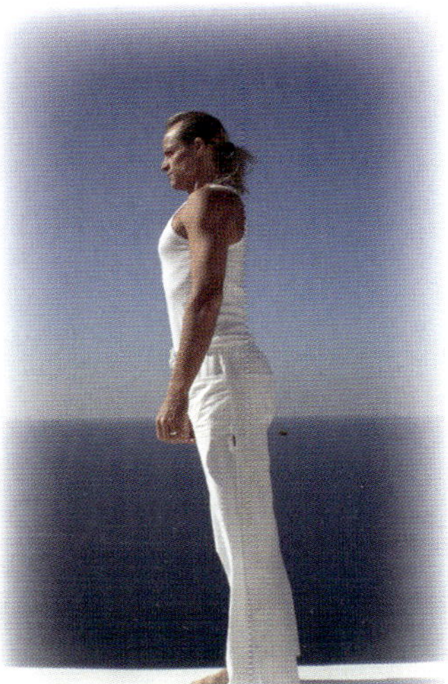

Foto 19

Selbst-Bewusstes Gehen

Man sagt, dass Gehen die natürlichste menschliche Fortbewegungsart ist. Das stimmt zwar, trotzdem fahren die meisten Menschen aber lieber mit dem Auto. Ich verstehe, warum: Weil das Gehen für die meisten Menschen anstrengend ist. Obwohl jeder Mensch irgendwie geht, ist die Art, wie man geht, von Mensch zu Mensch sehr unterschiedlich.

Unser Gang ist genauso individuell wie die Art, wie wir sprechen, stehen, laufen, ja sogar atmen. Beobachten Sie Menschen beim Gehen genauer, dann sehen Sie, wo der Hund begraben ist. Gefühle und Denkweisen manifestieren sich im Gang eines Menschen. Das haben Sie schon im Bewegungs-Kapitel gelernt. Glauben Sie mir: Hätten Sie die Wahl anders zu gehen als in Ihrer gewohnten Art, dann würden Sie das sofort tun. Jeder Mensch, der zu meinen Seminaren kommt, lernt zuerst einen neuen Gang. Das ist die Basis, um leicht zu leben und zu laufen. Nach zwei Tagen will keiner jemals wieder so gehen, wie er zum Seminar gekommen ist. Nicht nur das, er kann es auch nicht mehr, denn wenn man sich seines Körpers bewusst wird, ist es unmöglich, diese neue Bewusstheit wieder über Bord zu werfen.

Beherzigen Sie beim Gehen folgende Tipps:

Foto 1 und 2

Machen Sie sich groß. Stellen Sie sich vor, dass ein Faden an Ihrem Scheitel befes-

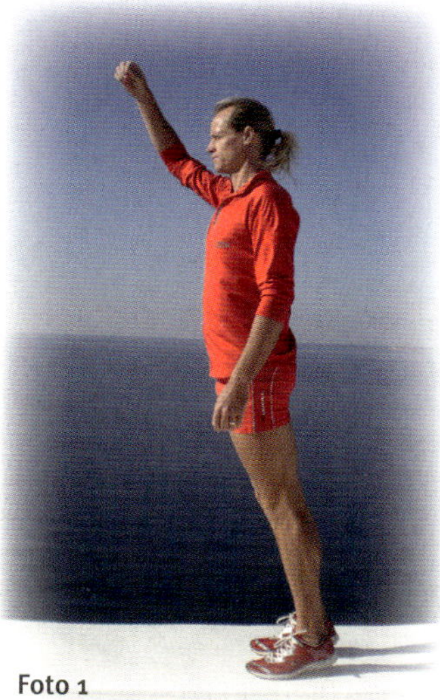

Foto 1

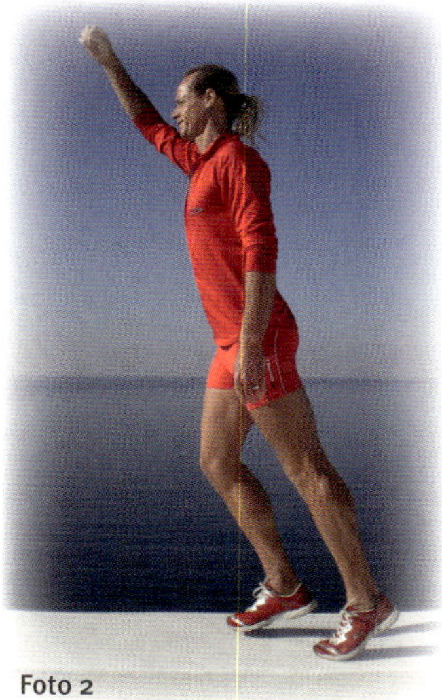

Foto 2

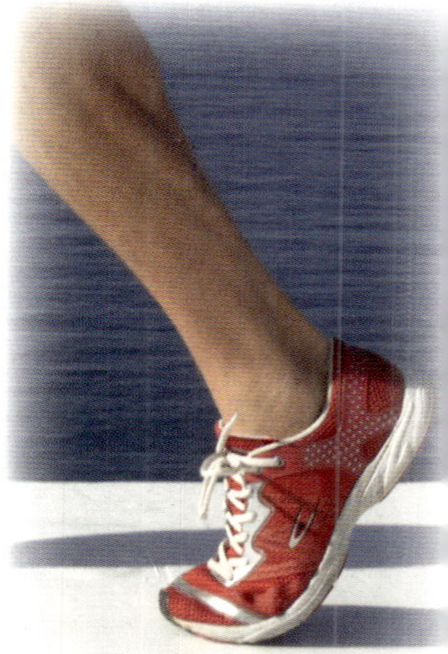

Foto 3

tigt ist. Dieser Faden zieht Sie nach oben und nach vorne. Mit der richtigen Atmung können Sie das Gehen enorm erleichtern. Atmen Sie tief durch die Nase ein, um das Gefühl von Übergröße zu spüren. Beim Gehen kommt ein Zug nach vorne, also stellen Sie sich vor, dass der Faden Sie leicht schräg nach vorn zieht.

Foto 3

Drücken Sie sich mit dem Fußballen und den Zehen ab. Konzentrieren Sie sich auf den Abdrückpunkt zwischen der ersten und zweiten Zehe.

Foto 4

Strecken Sie vom Abdrückpunkt aus das Bein nach hinten durch. Sie sind sogar mit einem Turbo ausgestattet. Dieser befindet sich im Gesäßmuskel. Spannen Sie diesen ganz kurz beim Strecken des Beines nach hinten an, werden Sie nach vorne geschleudert. Und als Benefit bekommen Sie zusätzlich ein knackiges Hinterteil.

Machen Sie kleine, schnelle Schritte, sodass der Körperschwerpunkt über Ihren Füßen bleibt. Der Trick ist, den Fuß nicht zu weit vor dem Schwerpunkt aufzusetzen, weil sonst der Oberkörper ausgleichen muss. Der knickt ein und es kommt zu mehr Belastung auf Knie und Oberschenkel als nötig.

Foto 5 und 6

Gehen ist eine fließende, ganzkörperliche Bewegung, die nicht nur mit den Beinen ausgeführt werden darf. Lassen Sie Ihre Schultern leicht und locker mit den Armen mitschwingen.

Unsere Gedanken beeinflussen unseren Gang und unser Gang beeinflusst unsere Gedanken. Gehen Sie bewusst, werden Sie auch selbstbewusster. Das können Sie täglich trainieren. Für das Training lesen Sie bitte das 3-Stufen-Programm.

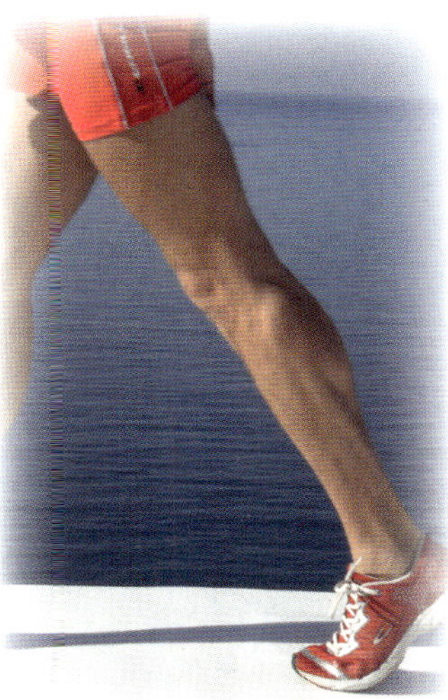

Foto 4

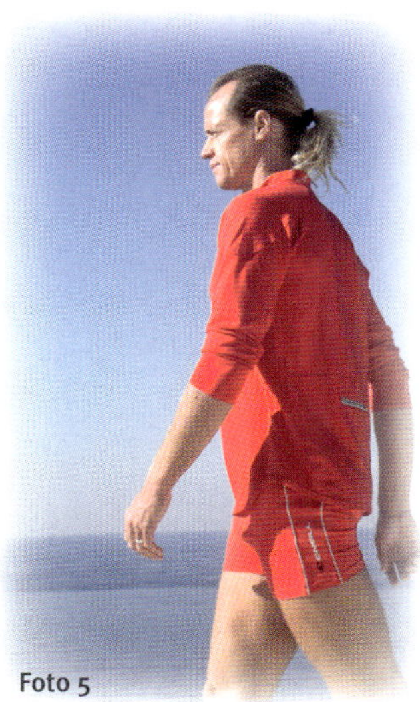

Foto 5

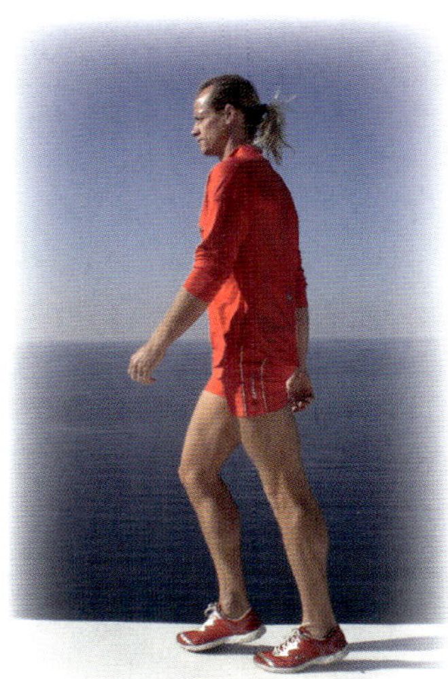

Foto 6

Leichter laufen

Laufen ist im Grunde leichter als gehen. Kleine Kinder sehen Sie selten gehen, sie laufen immerzu. Gehen ist für sie viel mühevoller, weil sie ihr Gewicht bei jedem Schritt abbremsen müssen. Das braucht Muskelkraft, die sie noch nicht haben. Wollen sie also irgendwohin, laufen sie.

Kinder sind schlau und lassen die Schwerkraft für sie arbeiten, indem sie sich einfach fallen lassen. Dadurch entsteht der Impuls die Füße zu heben, und schon laufen Sie. Das Einfachste und Lustvollste auf der Welt ist, im freien Fall die Umgebung zu erkunden. Wir Erwachsenen haben das verlernt. Kaum ein ausgewachsener Mensch läuft mit dieser natürlichen Unbeschwertheit der Kinder. Warum? Weil wir die Überzeugung haben, ein ernstes und beschwertes Leben führen zu müssen, und das drückt sich auch in unserem Laufstil aus. Erwachsene glauben auch, dass man sich anstrengen muss, um etwas zu erreichen, und wenn man diese Anstrengung nicht spürt, dann bringt das auch nichts. Welch ein Irrglaube! Wir müssen wieder lernen, uns so zu bewegen, wie wir es zuletzt als Kinder getan haben.

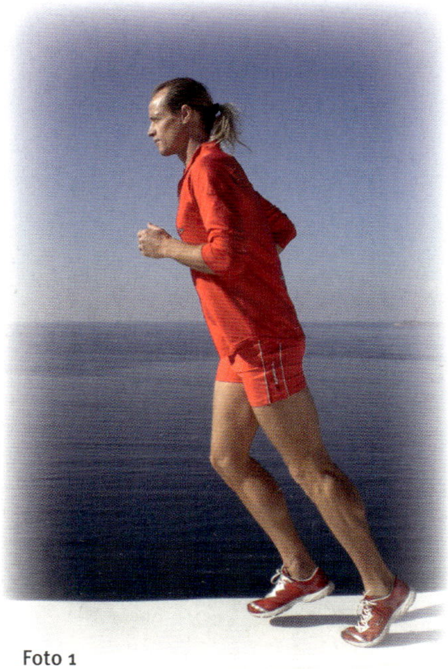

Foto 1

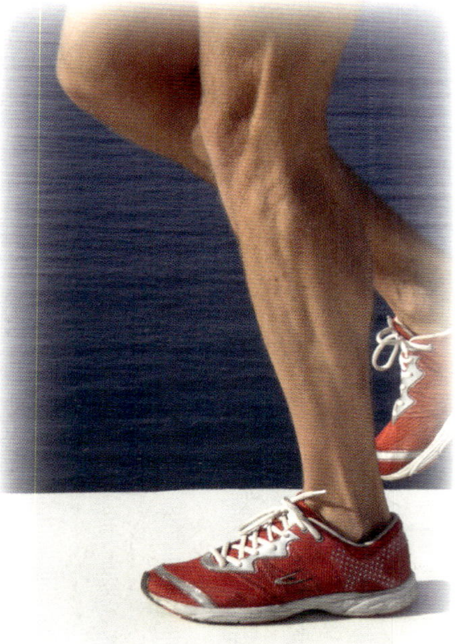

Foto 2

Leicht, locker, lachend und körpergerecht. So wie es von Mutter Natur gedacht war.

Kleiner Laufkurs

Foto 1

Laufen Sie Brust voraus und lassen Sie sich nach vorne fallen. Nicht die Beine bringen uns nach vor, es ist die Schwerkraft, die uns nach vorne treibt. Voraussetzung: wir geben uns die Chance, sie zu nützen. Das funktioniert nur, wenn wir unseren Schwerpunkt nach vorne verlagern und loslassen.

Foto 2

Laufen Sie auf Ihren Füßen, nicht mit Ihren Füßen. Ein kleiner, aber wichtiger Unterschied. Setzen Sie den ganzen Fuß, also Ballen und Ferse, gleichzeitig auf den Boden. Es gibt kein Abrollen im herkömmlichen Sinn. Es gibt nur ein Aufkommen und ein Abheben.
Heben Sie Ihre Füße im Takt eines schnellen Rhythmus. Optimal sind um die 170 bis 180 Schritte pro Minute. Am einfachsten ist das im Rhythmus einer passenden Musik zu lernen. „Rock around the Clock“ von Bill Haley and the Comets ist optimal.

Foto 3 und 4

Winkeln Sie die Arme an. Ein langer Hebel bewegt sich langsamer als ein kurzer. Wir wollen kleine, schnelle Schritte machen, also müssen wir diese mit den Armen dementsprechend angleichen. Die Hände sollten sich ungefähr in Brusthöhe mit dem Rumpf mitbewegen.

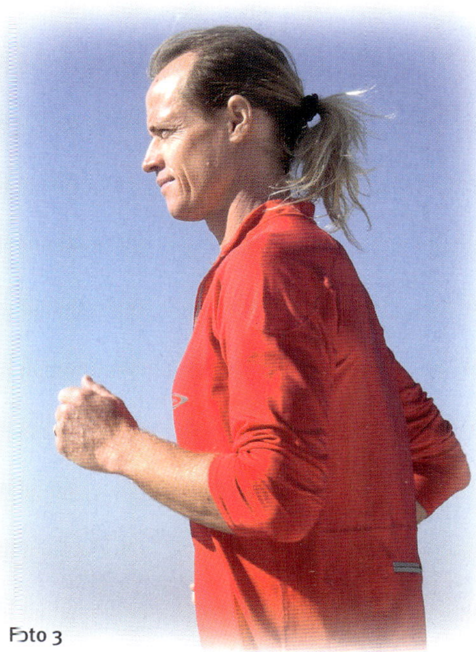

Foto 3

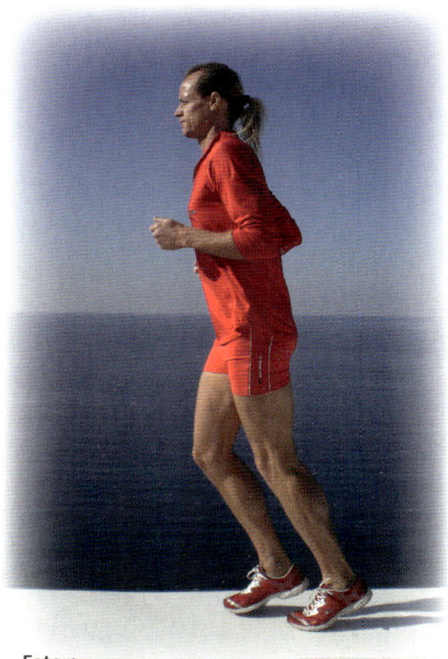

Foto 4

Mehr über die Kunst des leichten, ökonomischen Laufens erfahren Sie im Buch „BioRunning – Laufen für die Seele“, Orac Verlag.

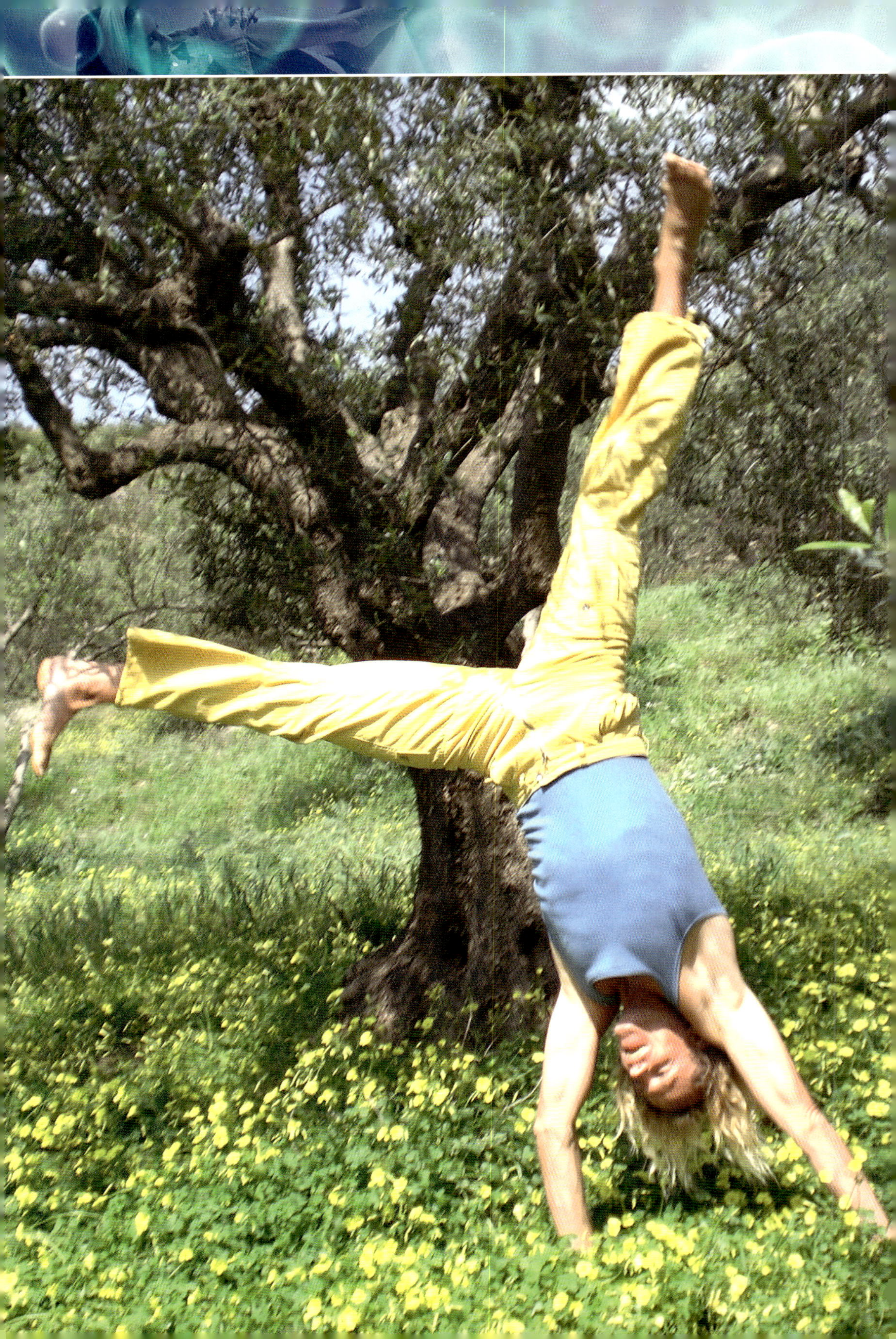

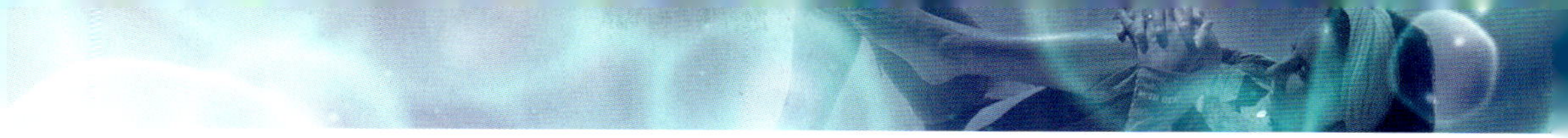

Das leichte 3-Stufen-Bewegungs-Programm

Das 3-Stufen-Bewegungs-Programm wurde von mir für Menschen entwickelt, die mühelos mehr Bewegung in ihren Alltag einbauen möchten. Sie werden zuerst mit dem Gehen beginnen und sich dann steigern, bis Sie ins Laufen kommen. Leistung spielt dabei keine Rolle. Es hängt eher davon ab, wie gut Sie schon durch die Nase atmen können.

Beim Lesen oder Arbeiten durch die Nase zu atmen, ist für jeden Menschen leicht nachvollziehbar. Beim Laufen braucht es allerdings ein wenig Konzentration. Fangen Sie zuerst langsam, während eines Spazierganges damit an. Gehen Sie mit geschlossenem Mund, atmen Sie durch die Nase langsam, tief ein und aus. Sie werden dadurch gezwungen, mehr auf den Atem zu hören und sich auf Ihren Rhythmus zu konzentrieren. Nach drei- oder vierhundert Metern winkeln Sie die Arme an und fangen Sie ganz langsam mit winzigen, kleinen Schritten an zu laufen. Atmen Sie tief und ruhig weiter durch die Nase.

Spüren Sie, dass die Luftzufuhr knapp wird, gehen Sie wieder, aber bleiben Sie bei der Nasenatmung. Sie werden bemerken, dass es nicht nötig ist, den Mund aufzumachen. Sie haben es nicht eilig und Sie sind auch nicht in Atemnot. Für manche Menschen kann das bedeuten, dass sie zu Beginn der Umstellung nur 20, 30 oder 50 Meter laufen können. So können Sie auch nicht sagen, dass Sie keine Zeit zum Laufen haben. Ein paar Minuten hat jeder Zeit.

Das ist das perfekte Training. Im Sauerstoffüberschuss und mit dem Gefühl der Leichtigkeit. Wechseln Sie zwischen Gehen und Laufen ab. Lassen Sie Ihren Atemrhythmus und Sauerstoffbedarf entscheiden, wie lange Sie laufen. Hören Sie nur auf Ihr inneres Gefühl. Lassen Sie sich von niemandem sagen, dass Sie schneller oder länger laufen

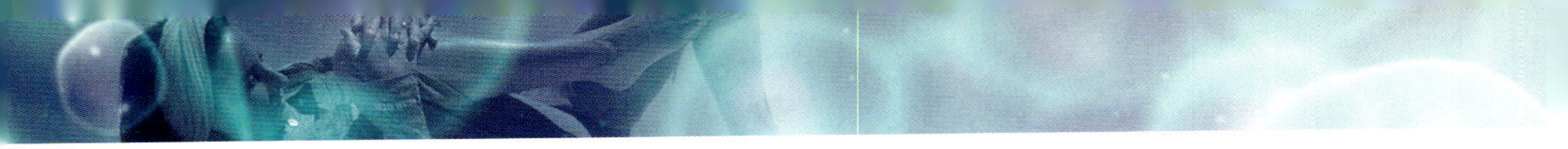

sollten! Ihre Grenze ist immer nur Ihr eigenes Wohlbefinden.

Viele der Seminarteilnehmer berichten mir, dass durch die Nase einzuatmen am Anfang keine Probleme bereitet, man muss nur langsam genug laufen. Das Ausatmen hingegen fällt vielen wesentlich schwerer. Das kommt daher, dass die Bauchmuskeln sich anspannen müssen, um die verbrauchte Luft rauszupressen. Das ist für viele ungewohnt. Zwischendurch können Sie selbstverständlich einmal kräftig durch den Mund ausatmen, allerdings sollten Sie anstreben, dass es bald auch mit der Nase geht. Durch ein bewusstes Ausatmen kräftigen Sie gleichzeitig die Bauchmuskeln – ein Workout ganz nebenbei. Vielen Menschen fällt es schwer, beim Sport nur durch die Nase Luft zu bekommen. Das ist in unserer Kultur inzwischen ganz normal. Nicht verzweifeln! Es gibt kein besseres Training als dieses. Ein halbes Leben ohne die Nase zu verwenden, spiegelt sich im Zustand des Zwerchfells wider. Das erschlafft durch den zu geringen Luftwiderstand, den die Mundatmung verursacht. Akzeptieren Sie, dass Sie mehr Zeit für die Umstellung brauchen, und bleiben Sie geduldig. Manche Menschen lernen leichter, den Mund geschlossen zu halten, wenn sie die Zungenspitze sanft an den vorderen Gaumen legen. Andere dagegen finden es angenehm, Kaugummi zu kauen. Wenn der Mund schon beschäftigt ist, muss die Nase ran.

Es gibt viele vermeintliche Gründe, warum Menschen denken, sie könnten nicht durch die Nase atmen. Etwa eine Nasenscheidewand-Verkrümmung oder Polypen. Die Nase muss sich erst langsam umstellen, und das ist nur möglich, wenn man auch sehr langsam mit der Nasenatmung läuft. Die Nase befreit sich selbst und wird im Laufe des Trainings wieder luftdurchlässig. Mit Gefühl und Konsequenz verschwinden alle Probleme mit der Zeit. Wie heißt es so schön: Use it or lose it. Sie werden die Fortschritte gut erkennen, wenn Sie es ganz gemütlich angehen, nichts lässt sich erzwingen. Die Nasenatmung können Sie nicht mit Willenskraft verbessern. Jeder fängt bei seinem Ist-Zustand an, und mit Gefühl verbessert sich dieser von Tag zu Tag. Sie werden bald länger und schneller laufen können und dabei völlig mühelos und ganz bequem durch die Nase atmen. Sie bewegen sich für Ihre Seele.

Das 3-Stufen-Training

STUFE 1: GEHEN SIE

Gehen Sie hinaus in die Natur und richten Sie Ihre Aufmerksamkeit voll und ganz auf die Atmung. Atmen Sie langsam und tief durch die Nase ein und aus. Versuchen Sie während jedes Atemzugs so viele Schritte wie möglich zu machen, aber nur soweit Sie sich wohlfühlen. Konzentrieren Sie sich darauf, dass die Atmung vom Bauch hinauf zur Brust gezogen wird, sodass der Sauerstoff in jeden Bereich Ihrer Lungen gelangt.

Machen Sie sich beim Gehen groß, indem Sie sich mit den Ballen abdrücken. Gehen Sie langsam, stolz und atmen Sie dabei bewusst, gute zehn Minuten lang. Sie werden ganz natürlich Ihre Schritte an die Atmung angleichen. Finden Sie einen für Sie angenehmen Rhythmus.

STUFE 2: LAUFEN SIE

Jetzt winkeln Sie die Arme an und laufen Sie langsam, mit ganz kleinen Schritten. Die Geschwindigkeit wird höchstwahrscheinlich ungefähr beim gleichen Tempo liegen wie beim Gehen vorher. Atmen Sie ganz bewusst weiter und versuchen Sie auch, sich auf den schnellen Rhythmus der Füße zu konzentrieren. Das ist für viele leichter gesagt als getan, weil wir zuvor noch nie versucht haben, unseren Atemrhythmus von unseren Bewegungen zu differenzieren. Zwei unterschiedliche Rhythmen in einem Körper könnten Sie leicht überfordern.

Sind wir in Eile, bewegen wir uns schnell und hektisch. Unsere Atmung ist, wenn sie nicht differenziert von unseren Bewegungen abläuft, flach und genauso hektisch. Unsere Empfindung ist Stress. Lernen wir aber langsam zu atmen und uns dabei schnell zu bewegen, dann sind wir schnell, ohne es eilig zu haben, und geraten nicht auf das gewohnte Stressniveau. Für den Alltag, in dem wir uns leicht überfordern, ein gutes Werkzeug zu haben, ist für Ihre Gesundheit Gold wert. Immer schön langsam durch die Nase atmen!

Sobald Sie spüren, dass die Luft knapp wird oder dass Ihre Schritte langsamer werden, schalten Sie einen Gang zurück und gehen Sie wieder. Bleiben Sie dabei in der tiefen Nasenatmung. Wenn Sie die Zunge leicht gegen den oberen, vorderen Gaumen drücken, hilft das den Mund geschlossen zu halten. Das ist die Ruhestellung der Zunge.

Wechseln Sie ab zwischen Gehen und Laufen. Versuchen Sie immer länger zu laufen und sich beim Gehen wieder zu erholen. Diese zweite Stufe kann zwischen fünf und fünfzehn Minuten variieren. Steigern Sie Ihr Programm langsam jede Woche, indem Sie länger laufen und weniger gehen.

STUFE 3: GEHEN SIE

Gehen Sie langsam aus, atmen Sie bewusst durch die Nase und versuchen Sie sich dabei zu beruhigen. Die Herzfrequenz wird langsamer und Sie werden eine innere Befriedigung empfinden, weil Sie sich bewegt haben, ohne dabei außer Atem zu geraten. Hören Sie immer mit dem Gefühl auf, dass Sie locker noch weiter laufen könnten. Das ist der Trick, um motiviert zu bleiben.

Ein ruhiger Sonnengruß am Schluss rundet das ganze Trainingsprogramm sehr schön ab.

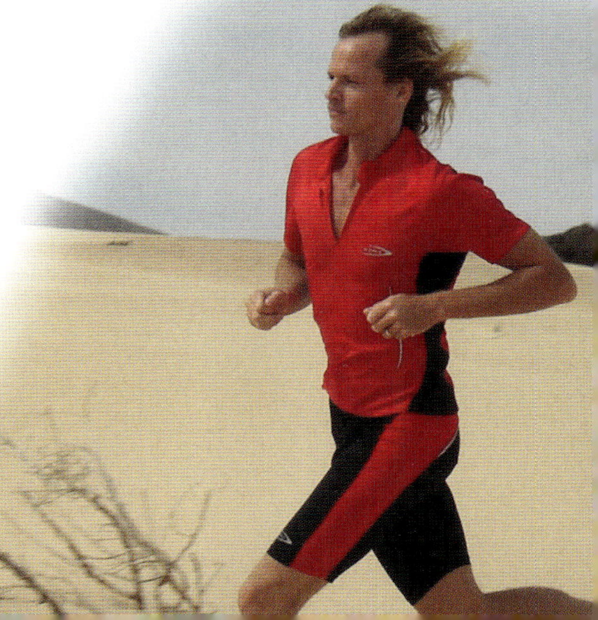

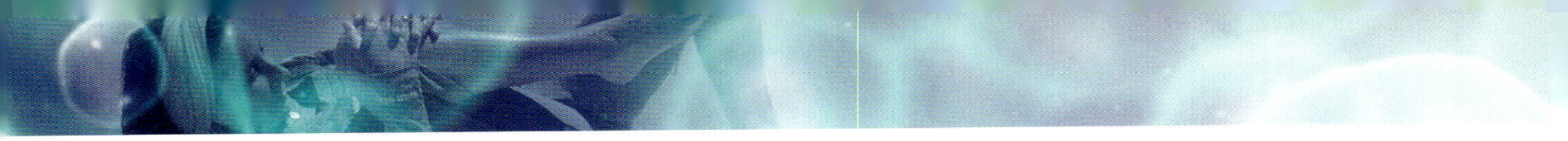

Der Sonnengruß

Yoga für jeden Tag

Der Sonnengruß wird seit mehr als 5000 Jahren in Indien als eine fließende Reihe von Yoga-Positionen praktiziert. Er ist eine der effizientesten Übungen, weil er den Körper dehnt und streckt und dabei den Kreislauf langsam, aber stetig in Schwung bringt. Langsam ausgeführt, wirkt er beruhigend und entspannend, dynamischer wirkt er energetisierend. Der Sonnengruß verbindet den Körper mit dem Geist durch Bewegung und die Nasenatmung, außerdem fördert er die Achtsamkeit. Die wichtigsten Sehnen und Muskeln werden dabei gedehnt und die gesamte Stützmuskulatur, die für das Gleichgewicht zuständig ist, wird gestärkt.
Der Sonnengruß besteht aus einer Abfolge von Positionen, die im Atemrhythmus durchgeführt werden.
Sie benötigen ein wenig Zeit, um sich die einzelnen Stellungen einzuprägen. Es ist sinnvoll, in jeder der zwölf Positionen eine Zeit lang zu verweilen, damit sie verinnerlicht werden können. Der Sonnengruß fängt erst an, richtig

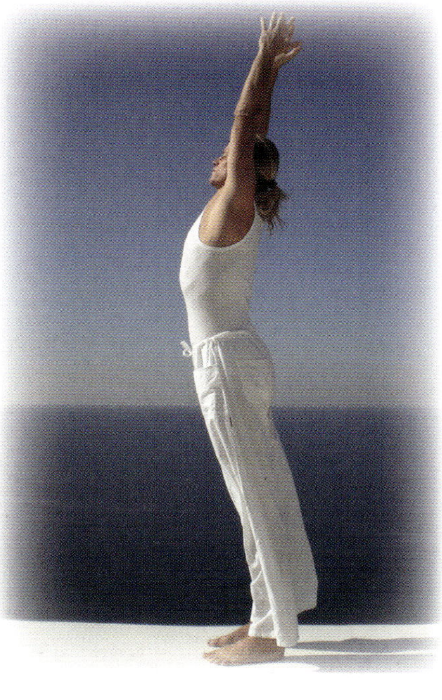

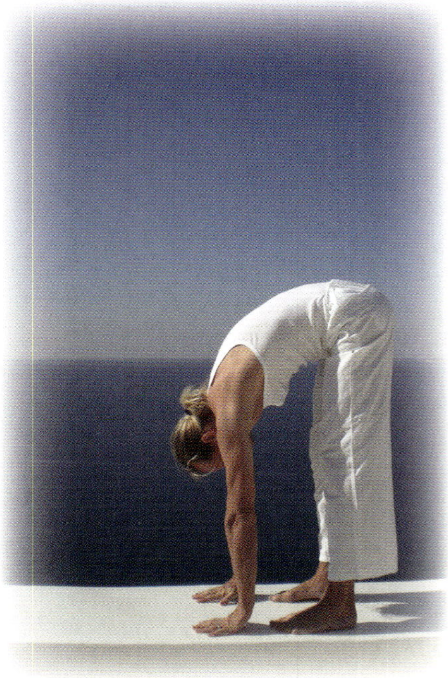

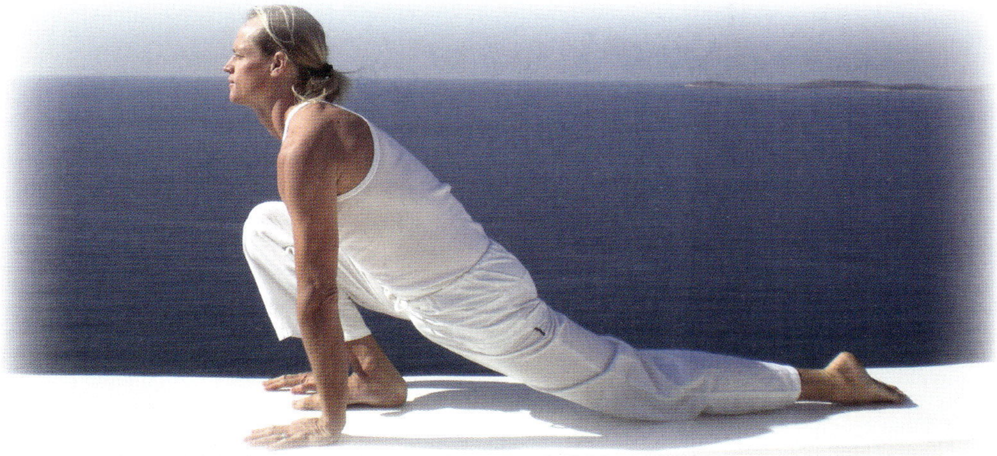

schön zu werden, sobald Sie den Ablauf integriert haben und ohne zu denken praktizieren können. Durch regelmäßiges Üben werden auch Sie so geschmeidig wie eine Katze.
Ich empfehle Ihnen, die einzelnen Positionen einige Tage isoliert zu üben, ohne dabei perfekt sein zu wollen. Lassen Sie Ihrem Körper Zeit, sich an diese neuen Bewegungen zu gewöhnen. Danach verbinden Sie immer zwei oder drei Positionen, bis Sie den ganzen Ablauf systematisch zu einer Einheit verschmelzen. Der Reiz dabei ist, den Sonnengruß ständig weiter zu perfektionieren.

Stehen Sie gerade, Beine hüftbreit auseinander. Arme hängen entspannt nach unten. Atmen Sie langsam, vollständig aus.

Hände zum Himmel

Beim Einatmen strecken Sie die Arme seitwärts und dann nach oben über den Kopf. Schauen Sie auf die Fingerspitzen, während Sie den Oberkörper leicht nach hinten strecken. Nur so weit, wie es Ihnen angenehm ist.

Hände zur Erde

Im Ausatmen bringen Sie die Arme wieder seitlich und weiter nach unten zum Boden vor die Füße. Beugen Sie sich dabei aus den Hüften nach vorne, zuerst mit gestreckten Beinen. Ihre Knie dürfen sich beugen, wenn sie das fordern. Bleiben Sie in dieser Stellung und atmen Sie wieder ein.

Ausfallschritt links

Beim Ausatmen strecken Sie Ihr linkes Bein nach hinten. Lassen Sie das linke Knie den Boden berühren und stellen Sie den Fuß mit den Zehenspitzen auf. Stützen Sie sich mit beiden Händen seitlich am Boden ab. Atmen Sie ein, während Sie den Rücken strecken. Schauen Sie nach oben in Richtung Himmel.
Beim zweiten Durchgang machen Sie den Ausfallsschritt mit dem rechten Bein.

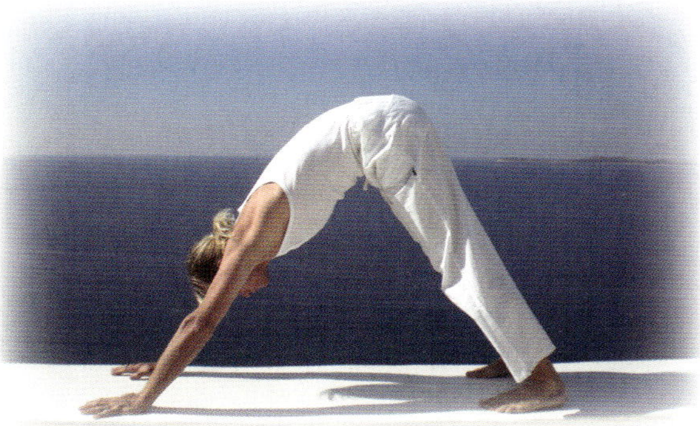

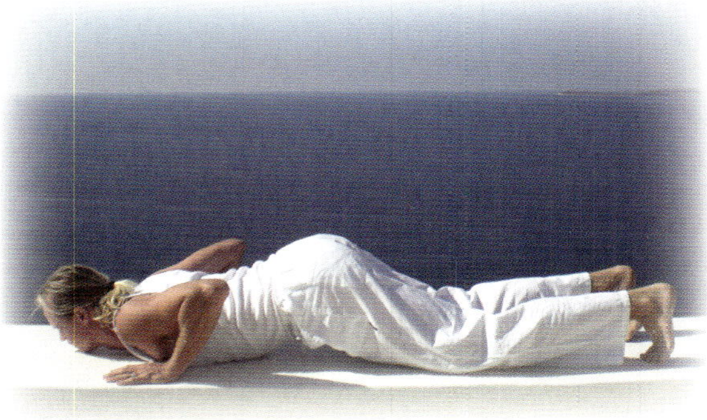

Gesäß zum Himmel

Beim Ausatmen strecken Sie das rechte Bein auch nach hinten, parallel zum linken. Drücken Sie mit beiden Händen das Gesäß nach hinten oben in Richtung Himmel. Die Arme und Beine werden möglichst durchgestreckt. Versuchen Sie dabei die Fersen am Boden zu lassen. Der Kopf hängt zwischen den Armen locker nach unten.

Acht-Punkte-Kontakt

Lassen Sie sich langsam zum Boden sinken. Zuerst die Knie zum Boden, dann in einen halben Liegestütz. Auch die Brust und das Kinn berühren den Boden. Jetzt müssten acht Körperpunkte Kontakt mit dem Untergrund haben: Kinn, Brust, beide Hände, beide Knie und die Fußspitzen. Halten Sie in dieser Stellung den Atem an.

Die Kobra

Atmen Sie ein und lassen Sie das Becken zum Boden sinken. Heben Sie den Kopf und strecken Sie den Rücken dabei nach hinten. Helfen Sie ein wenig nach, indem Sie mit beiden Händen leicht nachdrücken.

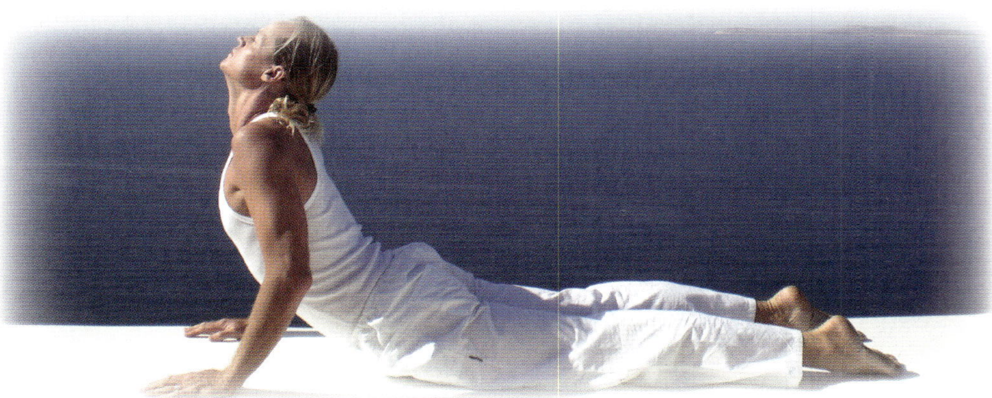

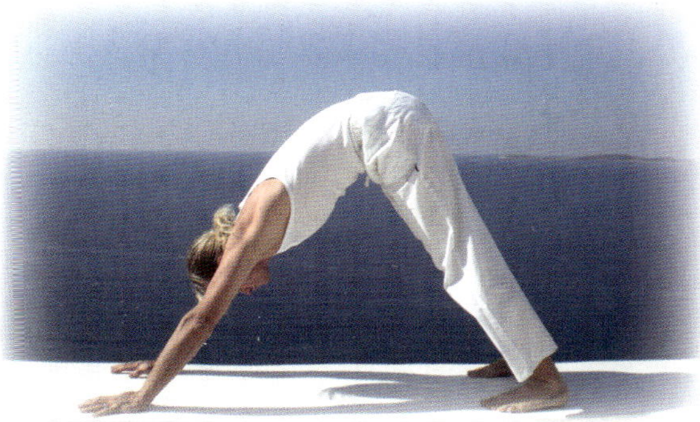

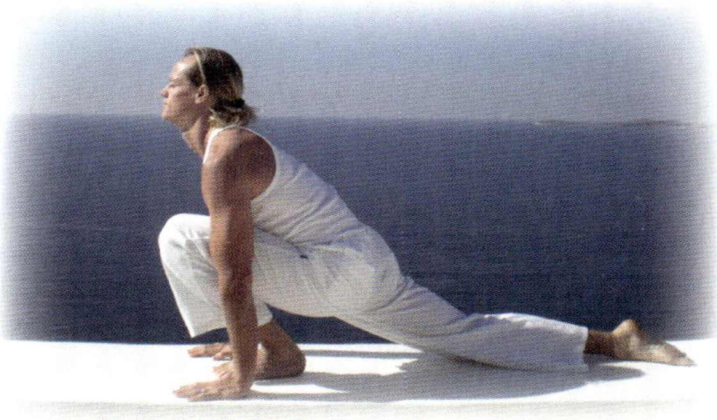

Gesäß zurück zum Himmel

Beim Ausatmen bewegen Sie den Kopf nach unten, während Sie das Becken wieder nach hinten oben in Richtung Himmel heben. Strecken Sie die Arme und Beine, der Kopf hängt entspannt nach unten, verweilen Sie ein paar Atemzüge in dieser Stellung. Dann heben Sie den Kopf wieder und atmen ein.

Ausfallschritt rechts

Beim Ausatmen ziehen Sie das linke Bein nach vorne. Stellen Sie den linken Fuß auf den Boden zwischen beide Hände. Das rechte Knie berührt den Boden. Atmen Sie ein und heben Sie den Kopf. Strecken Sie den Rücken ein wenig.

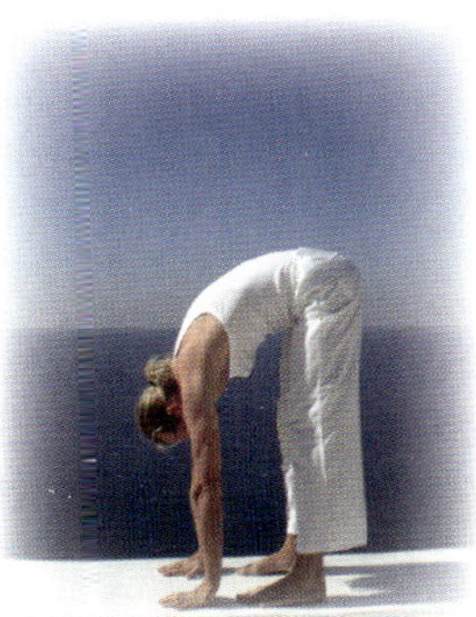

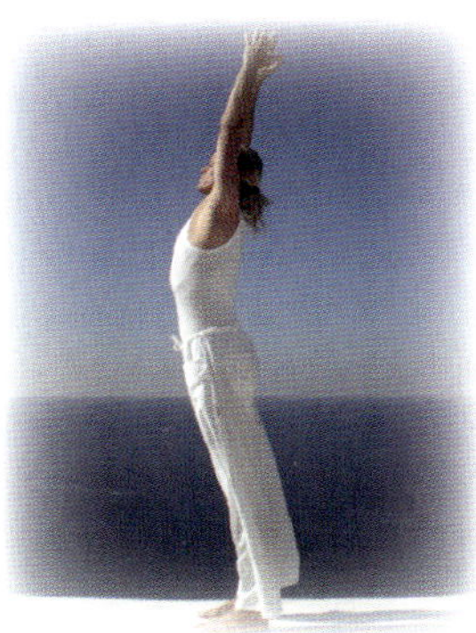

Beim zweiten Durchgang machen Sie den Ausfallschritt links.

Hände zur Erde

Beim Ausatmen ziehen Sie das rechte Bein nach vorne und stellen beide Füße nebeneinander auf den Boden. Atmen Sie in dieser Stellung ein und aus.

Hände zum Himmel

Beim Einatmen richten Sie sich langsam auf. Strecken Sie beide Arme wieder seitlich in großem Bogen zum Himmel, der Blick geht mit.

Atmen Sie aus, indem Sie die Arme wieder kreisförmig an die Seiten bringen und lassen Sie sie entspannt nach unten hängen.

Vier Durchgänge sollten es mindestens sein, um die Wirkung zu entfalten. Mehr und öfter ist immer erlaubt.

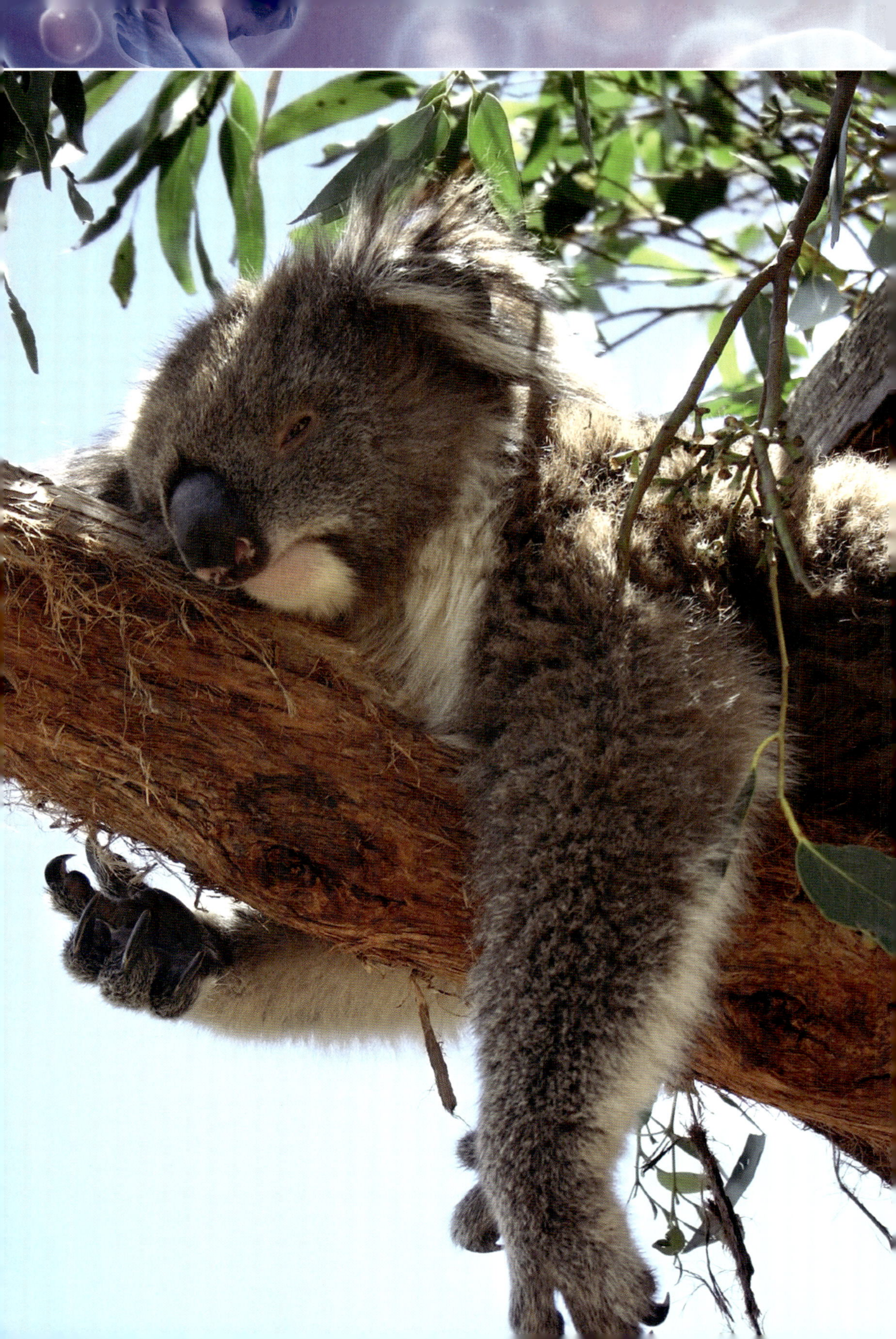

Der Schlaf – Aktivzeit für unser Gehirn

Etwa 25 Jahre unseres Lebens verschlafen wir. Und das ist gut so, denn wer auf Dauer zu wenig schläft, wird dick, dumm und krank. Ausreichender Schlaf, sieben bis neun Stunden täglich, ist notwendig, um gut zu leben und alle Körperfunktionen optimal am Laufen zu halten.
Das Gehirn arbeitet im Schlaf auf Hochtouren, um Gedächtnis zu bilden und alle Erlebnisse des Tages zu verarbeiten.

Der Schlaf durchläuft während der Nacht verschiedene Stadien.

Das Tiefschlafstadium I: Hier registrieren wir zwar noch das meiste, die Stimmen rücken aber bereits in die Ferne und wir antworten auf Fragen oft schon mit einem aus dem Zusammenhang gerissenen Blödsinn.

Tiefschlafphase II: In dieser befinden sich z. B. Mütter mit kleinen Kindern. Sie schlafen zwar, hören vorbeifahrende Autos nicht, wachen aber sofort auf, wenn das Kind einen kleinen Laut von sich gibt.

Tiefschlafphase III und IV: Hier schlafen wir tief und fest und erholen uns so richtig.

REM-Schlaf: Im Rapid Eye Movement-Schlaf bewegen sich die Augen. Da sich in den REM-Schlafphasen unsere Träume abspielen und es darin mitunter ziemlich wild zugeht, sind vorsorglich alle anderen Muskeln (außer Herz und Atmung) gelähmt. Wenn diese Schutzlähmung nicht funktioniert, können wir für den Bettnachbarn und auch uns selbst gefährlich werden. Eine vollendete Version der fehlenden Muskellähmung ist das Schlafwandeln.

Im Schlaf werden die Lernprozesse quasi vom Arbeitsspeicher auf die Festplatte installiert. In den Tiefschlafphasen, die hauptsächlich in der ers-

ten Nachthälfte auftreten, werden intellektuelle Lernprozesse verarbeitet. Gehen wir also meist sehr spät zu Bett, fehlt uns diese Zeit und wir bekommen Probleme mit dem Erlernen von Wissen. In den REM-Schlafphasen, in denen wir träumen und die die zweite Nachthälfte frequentieren, verarbeiten wir Bewegungsabläufe wie Sport und Koordination. Wachen wir regelmäßig sehr früh auf, fehlt uns dieser Lernprozess und wir bekommen Probleme mit neuen Tanzschritten und diversen Sportarten.

In jeder Nacht träumen wir. Erinnern können wir uns an unser Kopfkino nur, wenn wir nach einem Traum für länger als drei Minuten aufwachen.
Der Schlaf ist die wichtigste Regenerationszeit für unser Immunsystem und die Zellerneuerung. Chronischer Schlafmangel erhöht die Anfälligkeit für Infektionen.

Neuere Studien zeigen, dass wir im Schlaf leichter Gewicht abnehmen als im Wachzustand. Die Annahme, dass wir wach mehr Kalorien verbrennen, stimmt nur, wenn wir uns dabei mehr bewegen. Zwei Ursachen sind für dieses Phänomen verantwortlich:

1. Schlaf reduziert Stress und Entzündungsphänomene. Beides verändert den Stoffwechsel in Richtung Sparsamkeit und erleichtert eine Gewichtszunahme. Im Stress nehmen wir bei gleicher Kalorienzufuhr leichter Gewicht zu als in ausgeglichener Entspannung.
2. In der Nacht schlief der Urmensch auf kaltem Boden in einer kalten Höhle. Noch aus dieser Zeit ist unser Stoffwechsel im Schlaf auf mehr Wärmeproduktion und somit Kalorienverbrennung programmiert.

Schlafstörungen:

Schlaf wird durch viele Faktoren behindert:

- Abendliche Völlerei und übermäßiger Alkoholkonsum belasten nachts den Verdauungstrakt und die Leber. Beide wecken uns regelmäßig. Die Zeit zwischen 01:00 und 03:00 Uhr ist die Leberzeit, 03:00 bis 05:00 Uhr die der Lunge und 05:00 bis 07:00 Uhr die des Darms.
- Eine Schwäche der Rumpfmuskulatur lässt die dadurch instabile Wirbelsäule durch Wirbelgleiten schmerzen.
- Ein Magnesiummangel meldet sich nachts mit ziehenden Schmerzen in den Beinen bis hin zu Wadenkrämpfen, die bei Bewegung sofort verschwinden.
- Bei Fruktoseintoleranz oder Laktoseintoleranz leidet unser Bauch nicht nur unter Blähungen mit Zwerchfellhochstand und flacher Atmung. Wenn Fruktose oder Laktose nicht aus dem Darm ins Blut gelangen können, verbinden sich diese Zucker mit der Aminosäure Tryptophan und verhindern damit auch ihre Aufnahme in den Körper. Nun fehlt der Rohstoff zur Bildung von Serotonin, aus dem schließlich

das Schlafhormon Melatonin gebildet werden müsste. Der resultierende Melatoninmangel lässt uns nicht einschlafen und immer wieder aufwachen.

- Bewegungsmangel lässt unseren Körper nicht wirklich ermüden. Wozu soll er schlafen, wenn er noch nichts Richtiges zu tun hatte?
- Abendliche Reizüberflutung durch gewalttätige Filme im Fernsehen oder Internetsurfen hält unser Sensorium in Alarmbereitschaft. Das Unterbewusstsein weiß nämlich nicht, dass der grausame Mord nur gespielt war, und versucht verzweifelt, die Flut der Informationen aus dem World Wide Web zu verarbeiten.
- Ängste und Sorgen scheinen uns nicht loszulassen. In Wirklichkeit können wir sie nicht loslassen.

Tipps für besseren Schlaf:

- Abendessen nicht nach 19:00 Uhr, wenig und nur leichte Kost, kein Salat oder Obst.
- Bei Fruktoseintoleranz Fruktose meiden.
- Bei Laktoseintoleranz Laktose meiden.
- Abendspaziergang machen, laufen oder tanzen, damit sich eine genüssliche körperliche Müdigkeit einschleicht.
- Beruhigende Tees (Melisse, Hopfen) trinken.
- Wenn nächtlicher Harndrang den Schlaf unterbricht, ab 19:00 Uhr nichts mehr trinken.
- Vor Mitternacht einschlafen.
- Lassen Sie Ihren Alltag los und lernen Sie den inneren Dialog zu stoppen. Die Übung dazu finden Sie im Denkkapitel.
- Entspannen Sie sich und lenken Sie Ihre Aufmerksamkeit auf Ihre Atmung. Übungen dazu im Atmungs-Kapitel.

Das schönste Leben wird mühsam und instabil, wenn wir uns zu wenig Schlaf gönnen. Also lieber etwas mehr Zeit zum Schlafen einplanen und dafür die verbleibende Zeit intensiver und aktiver genießen!

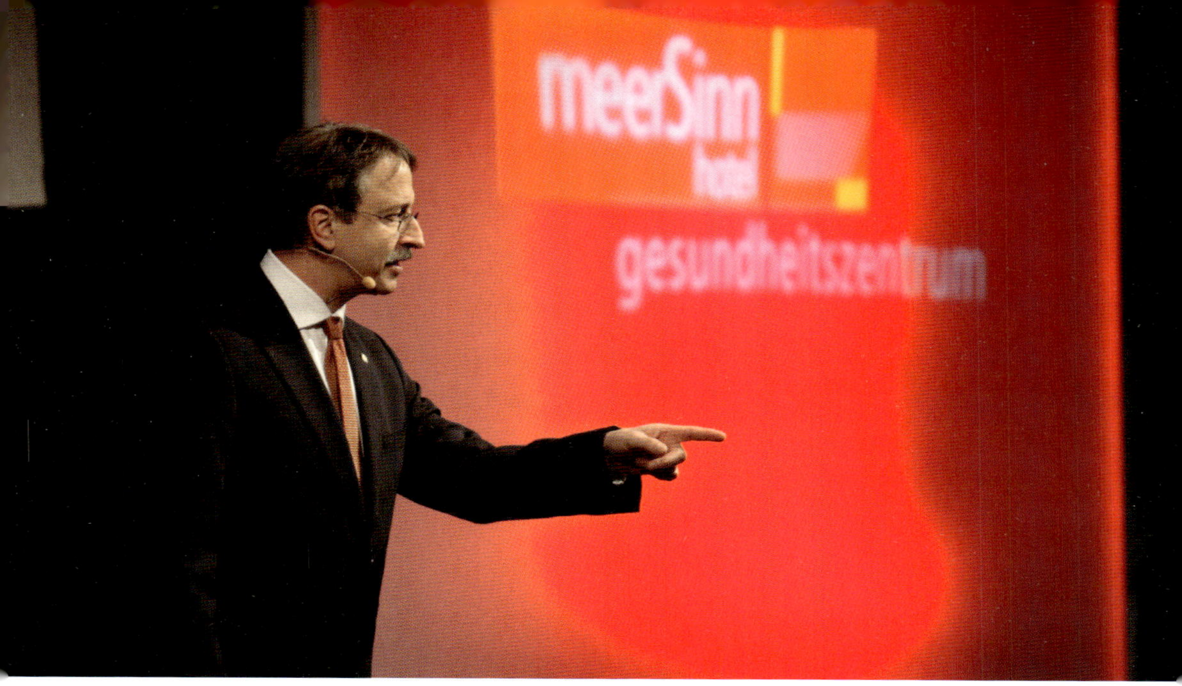

Dr. med. Alex Witasek – Live

Dr. Alex Witasek gibt sein Wissen in Seminaren und Vorträgen weiter. Er leitet Projekte der Vorsorgemedizin in Gesundheitshotels und hält firmeninterne wie auch öffentlich zugängliche Vortäge.

Themen der Vorträge:

- Glückssache Gesundheit
- Die 7 goldenen Regeln für Leistungssteigerung und Wohlbefinden
- Die 7 goldenen Regeln für körperliche und mentale Fitness
- Fit for the Job
- Gesunder Darm – gesunder Mensch
- Wirbelsäulenbeschwerden – ein Darmproblem
- Immunsystem – eines für alles
- Schlafstörungen
- Das Metabolische Syndrom, Todesursache Nr. 1 in Europa
- Das Privileg eine Frau zu sein
- Die moderne Regenerationsmedizin
- Better-Aging
- Wellmed statt Wellness

Consulting-Tätigkeit für Gesundheitszentren und Gesundheitshotels

Dr. Alex Witasek prägen 22 Jahre Erfahrung, davon 19 als ärztlicher Leiter in führenden Gesundheitshotels. Er bietet Consulting für: Raumkonzepte von Medical Wellness Abteilungen und maßgeschneiderte Medical Wellness Konzepte.

Nähere Informationen:
Email: dr.witasek@aon.at | www.dr-witasek.at | Telefonkontakt: 0049/172 162 3366

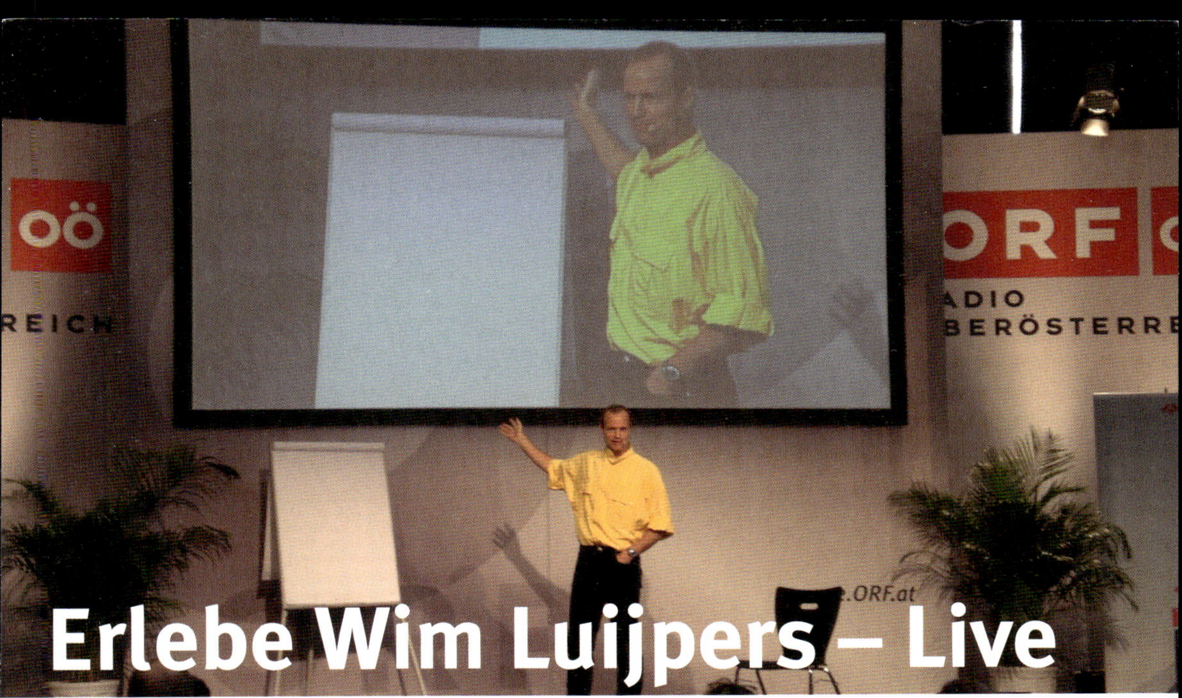

Erlebe Wim Luijpers – Live

Wim Luijpers gibt sein Wissen in Seminaren, Workshops und Vorträgen weiter. Er leitet Projekte zur betrieblichen Gesundheitsvorsorge und macht öffentlich zugängliche Veranstaltungen in ganz Europa.

Gentle Running & Gentle Moving Seminare
Mit der Kraft der Bewusstheit

- Ein- bis viertägige Wochenend-Seminare in Deutschland, Österreich und der Schweiz.
- Intensivseminare am Meer, eine Woche in Griechenland/Südpeloponnes, Spanien/Andalusien und Kanarische Inseln/Fuerteventura.

Gentle Moving Professional Training Programm

Viersemestrige Ausbildung zum/zur Bewegungs- und LauftrainerIn, 10 Wochenenden Freitag bis Sonntag.
Trainingsorte: Rust/Neusiedlersee und Strobl/Wolfgangsee, Österreich

Body&Mind – Vorträge und Trainings zu den Themen:

- Die Macht der Gedanken – Bewusstheit macht stark
- Aktivierung der Selbstheilungskräfte – Veränderung der Gewohnheiten
- Gentle Moving – Die Kunst ökonomischer Bewegung
- Gentle Running – Laufen für die Seele

Nähere Informationen und Seminartermine:
www.wim-running.com oder www.wiml.at
E-mail: wimluijpers@hotmail.com
Tel. Office Austria 0043/ 699/12 62 10 38
Tel. Office Griechenland: 0030/ 27250/ 51 401

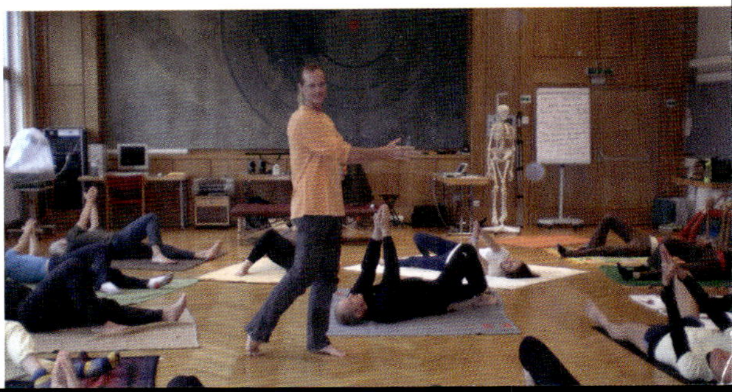